针灸临床经典用穴荟萃

杨朝义　编著

辽宁科学技术出版社

·沈 阳·

图书在版编目（CIP）数据

针灸临床经典用穴荟萃/杨朝义编著 . —沈阳：
辽宁科学技术出版社，2023.8
ISBN 978-7-5591-3080-8

Ⅰ．①针… Ⅱ．①杨… Ⅲ．①中医临床—经验—
中国—现代 Ⅳ．①R249.7

中国国家版本馆 CIP 数据核字（2023）第 116807 号

出版发行：辽宁科学技术出版社
　　　　　（地址：沈阳市和平区十一纬路 25 号　邮编：110003）
印 刷 者：辽宁新华印务有限公司
经 销 者：各地新华书店
幅面尺寸：170 mm×240 mm
印　　张：20.5
字　　数：400 千字
出版时间：2023 年 8 月第 1 版
印刷时间：2023 年 8 月第 1 次印刷
责任编辑：丁　一
封面设计：刘冰宇
责任校对：黄跃成

书　　号：ISBN 978-7-5591-3080-8
定　　价：88.00 元

联系电话：024-23284363
邮购热线：024-23284502
E-mail：191811768@qq.com
http://www.lnkj.com.cn

前　言

通过大量的文献考证，针灸疗法是现有疗法中最早的医学疗法，一直长盛不衰。当今，随着经济的快速发展，科学文化的日益精进，健康需求的不断提高，某些慢性疾病的"泛滥成灾"，尤其是党和国家对中医文化的高度重视，提振中医的强烈使命感正日益突显，在此背景下推广与发展针灸疗法显得尤为重要且具有时代意义。

针灸疗法与中药疗法皆属于中医疗法，二者之间既有一定的相同之处，也有某些巨大的差别，其中针灸疗法中的可复制性就是其一大特点。笔者根据长期的临床实践及教学经验，结合古今医家之经验，将临床中常见病的针灸治疗精华汇集于此书，供大家临床参阅。精穴疏针是针灸治病的重要内容之一，尤其是独穴单行和对穴治疗，不仅具有取穴少而精的优势特点，而且见效快捷，可谓效如桴鼓。所谓"兵不在多而在于勇，穴不在多而在于精"，因此本书对于众多疾病皆备有经典单穴和经典对穴的运用，这些用穴皆经过了长期临床实践验证，具有可靠性、实效性和普遍性。本书对于众多疾病不仅提供了经典单穴、对穴及多穴组合之处方，而且还提供了具体的操作方法及用穴的精解分析，这是保障临床运用有效的前提。更重要的是，通过参阅本书能够使医者明确用穴原理，知其然，更知其所以然，"授人以鱼不如授人以渔"。

对于复杂疾病、疑难顽症和痼疾，必须要多穴组合运用。本书提供的处方组合具有一定的规律性和科学性，其组成并非简单的拼凑，其犹如中药中的中药方剂有君臣佐使的相互配合。书中对各穴位的运用也具有一定的协同性，可谓珠联璧合，相辅相成，相反相成，开阖相济，动静相随，升降相乘，这些是针灸治病的有效处方所必须具备的基本特征。

本书既吸取了古今医家之经验，博采众长，又有余长期临床实践经验之积累，可谓理论与实践高度结合的临床用书，供各位同仁验证。由于笔者水平所限，其谬误与不当之处请各位同仁批评指正，在此不胜感激！

杨朝义

于沂源寓所

2021 年 11 月 28 日

目　录

第一章　内科病 …………………………………………………………… 001

　第一节　感冒 …………………………………………………………… 001

　第二节　发热 …………………………………………………………… 005

　第三节　疟疾 …………………………………………………………… 008

　第四节　咳嗽 …………………………………………………………… 010

　第五节　哮喘 …………………………………………………………… 015

　第六节　心悸 …………………………………………………………… 020

　第七节　胸痹 …………………………………………………………… 023

　第八节　高血压 ………………………………………………………… 027

　第九节　低血压 ………………………………………………………… 032

　第十节　呃逆 …………………………………………………………… 035

　第十一节　呕吐 ………………………………………………………… 041

　第十二节　胃痛 ………………………………………………………… 044

　第十三节　腹痛 ………………………………………………………… 049

　第十四节　泄泻 ………………………………………………………… 053

　第十五节　便秘 ………………………………………………………… 058

　第十六节　胁痛 ………………………………………………………… 062

　第十七节　黄疸 ………………………………………………………… 065

　第十八节　水肿 ………………………………………………………… 069

　第十九节　癃闭 ………………………………………………………… 072

第二十节　淋证 ……………………………………………… 077

第二十一节　尿失禁 ………………………………………… 080

第二十二节　遗精 …………………………………………… 083

第二十三节　阳痿 …………………………………………… 087

第二十四节　不寐 …………………………………………… 090

第二十五节　癫狂 …………………………………………… 095

第二十六节　痫病 …………………………………………… 100

第二十七节　痴呆 …………………………………………… 105

第二十八节　头痛 …………………………………………… 108

第二十九节　眩晕 …………………………………………… 114

第三十节　面瘫 ……………………………………………… 119

第三十一节　面肌痉挛 ……………………………………… 123

第三十二节　面痛 …………………………………………… 126

第三十三节　高脂血症 ……………………………………… 130

第三十四节　贫血 …………………………………………… 134

第三十五节　消渴 …………………………………………… 136

第二章　外科病 ……………………………………………… 141

第一节　落枕 ………………………………………………… 141

第二节　颈椎病 ……………………………………………… 146

第三节　肩周炎 ……………………………………………… 152

第四节　急性腰扭伤 ………………………………………… 157

第五节　慢性腰痛 …………………………………………… 163

第六节　肘劳 ………………………………………………… 168

第七节　坐骨神经痛 ………………………………………… 171

第八节　膝痛 ………………………………………………… 176

第九节　踝痛 ………………………………………………… 180

第十节　足跟痛 ……………………………………………… 185

第十一节　脱肛 ……………………………………………… 188

第三章　皮肤病 ……………………………………………… 191

第一节　荨麻疹 …………………………………………… 191

第二节　湿疹 ……………………………………………… 195

第三节　痤疮 ……………………………………………… 198

第四节　黄褐斑 …………………………………………… 200

第五节　神经性皮炎 ……………………………………… 203

第六节　蛇串疮 …………………………………………… 205

第四章　五官科病 …………………………………………… 210

第一节　目赤肿痛 ………………………………………… 210

第二节　麦粒肿 …………………………………………… 212

第三节　眼睑下垂 ………………………………………… 216

第四节　耳鸣、耳聋 ……………………………………… 219

第五节　过敏性鼻炎 ……………………………………… 224

第六节　鼻衄 ……………………………………………… 228

第七节　牙痛 ……………………………………………… 231

第八节　咽喉肿痛 ………………………………………… 235

第五章　妇产科病 …………………………………………… 240

第一节　月经不调 ………………………………………… 240

第二节　痛经 ……………………………………………… 244

第三节　闭经 ……………………………………………… 250

第四节　崩漏 ……………………………………………… 254

第五节　绝经前后诸症 …………………………………… 259

第六节　乳少 ……………………………………………… 262

第七节　乳癖 ……………………………………………… 266

第八节　乳痈 ……………………………………………… 270

第九节　带下病 …………………………………………… 274

第十节　阴痒 ……………………………………………… 278

第十一节　子宫肌瘤 ……………………………………… 281

第十二节　不孕症 …………………………………………………… 284

第十三节　妊娠恶阻 ………………………………………………… 289

第十四节　阴挺 ……………………………………………………… 291

第六章　儿科病 ……………………………………………………… 295

第一节　小儿疳积 …………………………………………………… 295

第二节　小儿遗尿 …………………………………………………… 298

第三节　小儿惊风 …………………………………………………… 301

第四节　小儿泄泻 …………………………………………………… 306

第五节　小儿注意缺陷多动障碍 …………………………………… 310

第六节　小儿脑性瘫痪 ……………………………………………… 314

第七节　小儿夜啼 …………………………………………………… 316

参考文献 ……………………………………………………………… 319

后记 …………………………………………………………………… 320

第一章　内科病

第一节　感冒

❀ 概述 ❀

感冒俗称"伤风"，是日常中最常见的疾病之一。针灸治疗感冒有较好的作用，尤其早期正确施治可迅速治愈。针灸施治具有操作简便、起效迅速、无任何副作用的优势，可谓是首选治疗方法，值得临床推广运用。

祖国医学认为，感冒是以风邪为主的六淫邪气、时行戾气，在人体正气不足、卫外功能失司时，从皮毛、口鼻入侵肺卫，引发一系列肺卫症状的疾病。感冒的发生是因感受外邪而致，所以因感受邪气的不同，可分为风寒感冒、风热感冒、暑湿感冒。本病临床主要以鼻塞、流涕、咳嗽、头痛、恶寒发热、全身酸痛等为主症。本病病位在肺卫。基本病机为卫表失和，肺失宣肃。

在临床中如果外邪较重或者是因误治失治，身体不能抵抗外邪，则会使疾病由表入里，产生他证，造成严重的后果，如逆传心包等变证，因此对感冒也不可轻视，正确合理地进行及时治疗极为关键。

感冒归属于现代医学中的上呼吸道感染、流行性感冒之范畴。

❀ 经典用穴 ❀

一、经典单穴

1. 液门

操作方法：取用双侧穴位，常规消毒，施以平补平泻法，针刺 0.5~0.8 寸，每次留针 20~30 分钟，每 5~10 分钟行针 1 次，每日 1 次，一般 1~3 次可愈。

注解：液门为手少阳三焦经之荥穴，具有清热、解表、调和表里的作用，所以对于治疗感冒十分有效，因此在临床有"感冒第一穴"之称。

2. 大椎

操作方法：常规消毒，针刺时向上斜刺 0.5~1 寸，得气后留针 20~30 分钟，每5~10分钟行针1次，每日1次。

本穴治疗感冒不仅可以毫针刺，在临床中可根据风寒、风热的不同分别施以艾灸或刺血疗法。风寒感冒可施以灸法，每次灸20分钟左右，或灸到微微出汗为度；风热感冒可施以刺血，点刺后，加拔火罐5~10分钟，使之出血2~3mL，每日1次。若早期正确合理运用，一般1~3次可愈。

注解：大椎为督脉之穴，本穴为诸阳经与督脉之所会，具有疏风、清热、解表的作用，故治疗感冒效佳。正如《素问·骨空论》所载："灸寒热之法，先灸项大椎，以年为壮数。"寒热皆可以用之。

3．风池

操作方法：取用双侧穴位，常规消毒，向鼻尖方向刺入0.5~0.8寸，得气后，施以泻法，每次留针20分钟，每5~10分钟行针1次，每日1次，3次为1个疗程。

注解：风池属足少阳胆经，且为手少阳、阳维、阳跷之所会，为风邪停蓄之处，祛风之要穴，具有疏风、解表、宣肺之效，所以针刺此穴对外感风邪所致的感冒可有佳效。

4．合谷

操作方法：取用双侧穴位，常规消毒，直刺1~1.5寸，得气后，施以泻法，每次留针20~30分钟，每5~10分钟行针1次，每日1次，一般1~3次可愈。

注解：合谷为手阳明大肠经之原穴，其性升而能散，轻清走表，能发表解热，疏散风邪，清泻肺气，因此针刺合谷对于风寒、风热感冒皆有特效，一般用之可立效。

二、经典对穴

1．风门与肺俞

操作方法：二穴均双侧取穴，常规消毒，施以直刺或斜刺，分别直刺0.3~0.5寸，注意针刺深度，或斜刺，针尖向椎体方向斜刺，针刺0.5~1.2寸，每次留针20分钟，每5分钟行针1次，每日1次，一般1~3次可愈。

注解：风门位居肩背部，风邪易袭之处，故名，具有疏风散寒、清热解表、宣肺止咳的作用；肺俞为肺的背俞穴，具有宣肺散邪、补益肺气的作用，凡肺气不足，风寒侵袭，经络凝滞，由表入里之病证，皆可取之。风门具有升的特点，肺俞具有降的特点，二穴相互配用，具有疏风散寒、解表清热、宣肺止咳、肃肺平喘的作用，故治疗感冒甚效。

二穴配用最早记载可见于《行针指要歌》中，其载曰："或针嗽，肺俞、风门兼用灸。"故二穴不仅治疗感冒甚效，而且治疗咳嗽、哮喘也具特效，是治疗外感病症之常用组合。

2. 合谷与曲池

操作方法：

合谷：双侧取穴，常规消毒，直刺0.5~1.2寸，得气后，施以平补平泻法。

曲池：双侧取穴，常规消毒，直刺1~1.5寸，得气后，施以平补平泻法。

每次留针20~30分钟，每5~10分钟行针1次，每日1次，3次为1个疗程。

注解：合谷为手阳明大肠经之原穴，具有疏风解表、清热开窍的作用。其性轻清走表，升而能散，泻而能降，补而能发汗解表，托邪外出，泻而能清热止汗，祛邪固表；曲池为手阳明大肠经之合穴，且为该经之母穴，其性善游走通导，由表达里，走而不守，功专清热解表，祛风止痒，调和气血，舒筋利节，调理肠胃。二穴伍用为本经之原合配穴法，合谷其性善升而能散，曲池其性能走而不守，两穴组合，以合谷载曲池之走，上行到头面诸窍而行其解表退热之效。二穴伍用则为对穴运用之典范，其运用由来已久，早在《杂病穴法歌》中就有记载："头面耳目口鼻病，曲池、合谷为之主。"这说明二穴运用有广泛的作用，治疗头面五官之疾具有特效。

3. 风池与风府

操作方法：

风池：取穴时正坐或俯伏位，双侧取穴，常规消毒，针尖微向下，向鼻尖方向斜刺0.5~1寸。

风府：针刺时取正坐位，头微前倾，项部放松，向下颌方向缓慢刺入0.5~1寸，不可向上深刺。

注意二穴，严格掌握针刺角度与深度。一般每次留针20~30分钟，5~10分钟行针1次，每日1次，一般1~3次可愈。

注解：风池为足少阳脉气之所发，手足少阳、阳维、阳跷之所会，为风邪停蓄之处，祛风之要穴；风府为督脉之要穴，位于风居之府，且为阳维、足太阳之交会。督脉由此上行入脑，而内通于脑。本穴既可以疏散外风，又能平息内风、醒神开窍，是治疗一切风邪诸疾之常用穴，风证之要穴。二穴均为风邪侵入之要塞，均为祛风之要穴，合用之祛风散邪之效力倍增，用于治疗一切风疾。

二穴伍用也是经典对穴之代表，在临床中有较早的记载，早在《伤寒论》中就载有"太阳病初服桂枝汤，反烦不解者，先刺风池、风府，却与桂枝汤则愈"的临床经验，可谓是临床宝贵之经验。

4. 合谷与列缺

操作方法：

合谷：双侧取穴，常规消毒，直刺 0.5~1 寸，得气后，施以平补平泻法。

列缺：双侧取穴，常规消毒，向手腕方向平刺 0.5~0.8 寸，得气后，施以平补平泻法。

每次留针 20~30 分钟，每 5~10 分钟行针 1 次，每日 1 次。

注解：合谷为手阳明大肠经之原穴，列缺为手太阴肺经之络穴，二穴一表一里，一原一络，故二穴伍用则为经典配穴运用方法，属于表里经之原络配穴法。二穴配用，祛风解表、清利头目、宣肺利咽止咳的作用协同加强，故二穴同用治疗感冒简单而实效。

三、经典多穴

风池、外关、合谷、大椎、列缺

配穴：风寒者，加风门、肺俞；风热者，加曲池、尺泽；暑湿者，加中脘、阴陵泉；反复感冒者，加足三里、气海；咳嗽者，加尺泽、肺俞；咽痛者，加少商、鱼际。

操作方法：诸穴宜浅刺，以泻法为主。风寒证宜加用灸法，风热证宜在大椎穴点刺拔罐。余穴常规刺，每日 1 次，每次留针 20~30 分钟，每 5~10 分钟行针 1 次。

注解：感冒是风邪侵袭肺卫所致，风池为祛风之要穴，故是祛风解表之首选穴位；外关通于阳维脉，阳维主一身之表，"阳维为病苦寒热"，与风池相配其效益彰；列缺、合谷表里经之原络配穴，具有祛风解表、清利头目、宣肺止咳之效；大椎为诸阳经与督脉之交会，具有疏风、清热、解表之效，风热感冒刺血可起到清泻热邪之效，风寒感冒灸之可起到通阳散寒作用。

❀ 小结 ❀

感冒为最常见的疾病之一，人的一生中几乎都会经历过感冒。现代医学治疗对其尚缺乏见效快、无副作用的有效方法，而针灸治疗有较好的疗效。针灸治疗不仅具有见效快、无副作用、治症广泛的特点，而且还能有效改善体质，达到标本兼治，尤其感冒后早期合理正确施治，其效更为令人满意，一般经过 1~3 次的治疗即可获得痊愈。

治疗感冒一般常用主穴有液门、风池、大椎、合谷等穴，再根据其症状及辨证调加相关穴位。在施治时应当正确诊断，须与某些传染疾病正确鉴别，在治疗时要根据患者之病因选择最为合适的方法，如：风寒感冒、虚人感冒，最宜配合灸法；风热感冒，宜配用刺血、刮痧等疗法；严重的感冒，可多种方法相互配合。

第二节　发热

❀ 概述 ❀

发热是因致热原的作用使体温调定点上移而引起的调节性体温升高。发热是众多疾病中常见的一个临床表现，诸多疾病皆会引起发热的症状。现代医学将发热分为感染性发热和非感染性发热两大类。感染性发热包括细菌、病毒、真菌等引起的发热，非感染性发热包括变态反应、内分泌紊乱、代谢疾病等引起的发热。

祖国医学又有"壮热""灼热""内热""实热""日晡潮热"等名称。祖国医学根据发热的原因将其分为外感发热和内伤发热。外感发热多与外感六淫疫毒之邪，尤其是火热、湿热、暑热之邪有关；内伤发热的发生多因脏腑功能失调致郁遏化热引起。基本病机是正邪相争，或体内阳热之气过盛。

在临床施治时应首先明确导致发热的病因，针灸治疗发热主要针对外感疾病而致的发热，对于其他原因导致的发热可参阅其他相关章节以针对处理。

❀ 经典用穴 ❀

一、经典单穴

1. 曲池

操作方法：取用双侧穴位，常规消毒，直刺 1~1.5 寸，得气后，施以泻法，每次留针 30 分钟，每 10 分钟行针 1 次，轻度发热每日 1 次，重度发热每日 2~3 次。

注解：曲池为手阳明大肠经之合穴，具有疏风清热、调和营血的作用，是祛风退热之特效穴，无论热邪在表还是热入阳明或热在半表半里，本穴均有较好的作用。

2. 大椎

操作方法：常规消毒，向上斜刺 0.5~1 寸深，得气后留针 20~30 分钟，每5~10 分钟行针 1 次，轻证每日 1 次，重证每日 2~3 次。

在临床中要根据病证的不同，可以分别施以点刺放血加拔罐或者施以艾灸的方法。

注解：大椎为手足三阳与督脉之会穴，具有疏风、清热、解表的作用，可治在表之热邪。若是风热之邪而致，点刺放血加拔罐可收立愈之效；若是风寒之发热，可以艾灸而能速愈。早在《黄帝内经》中就载有："灸寒热之法，先灸项大椎，以年为壮数。"

3. 耳尖

操作方法：双侧取穴，先将耳尖充分按揉，使其充血，常规消毒，一手捏紧耳尖，然后另一手点刺出血，使之出血数滴，每日 1 次。

注解：耳尖虽为经外奇穴，但是与诸经脉相联系。《灵枢》记载："十二经脉，三百六十五络，其气血皆上注于面而走空窍。"本穴临床作用广泛，是重要的经外奇穴之一。在此处点刺放血可有清热解毒、活血消肿、开窍泻热、养血安神的作用，用之对发热有特效。

4. 液门

操作方法：双侧取穴，常规消毒，向上斜刺 0.5~1 寸，得气后，施以泻法，每次留针 20~30 分钟，每 5~10 分钟行针 1 次，每日 1~2 次。

注解：液门为三焦之荥水穴，"荥主身热"，水能克火，性善清热，有清三焦郁火之效，故针刺该穴对发热有很好的治疗功效。

5. 十宣

操作方法：根据病情轻重选择一侧穴位，或两侧交替用穴，先充分按揉指尖部，使其充血，常规消毒，再迅速点刺，然后分别使其出血数滴，每日 1 次。

注解：十宣为经外奇穴，位于四肢末端，为阴阳经交接之所，点刺出血既能清热泻火解毒，又能凉血解毒安神，使血脉中过盛的邪热得泻，机体气血在短时间内趋于平衡，则高热自平，本穴一般用于高热患者。

二、经典对穴

1. 曲池与合谷

操作方法：

曲池：双侧取穴，常规消毒，直刺 1~1.5 寸，得气后，施以泻法，每次留针 20 分钟，每 5 分钟行针 1 次。

合谷：双侧取穴，常规消毒，直刺 0.5~1 寸，得气后，施以较强的平补平泻法，每次留针 20 分钟，每 5 分钟行针 1 次，每日 1 次。

注：本穴组已在感冒章节叙述，故不再赘述，其运用可参考这一章节。

2. 曲泽与委中

操作方法：

曲泽：常规消毒，取用双侧穴位，直刺 0.5~0.8 寸，或点刺放血加拔罐。

委中：常规消毒，取用双侧穴位，直刺 0.8~1.2 寸，或点刺放血加拔罐。

注解：曲泽为心包经之合穴，本穴具有清心火、除血热、降逆气、止吐泻、通心络等作用；委中又名血郄，为足太阳之合穴，膀胱腑之下合穴，具有舒筋活络、凉血活血、清热解毒等作用。手厥阴属阴，主里，足太阳属阳，主表。曲泽以清里邪为特点，委中以散表邪为特点。二穴同用可起到清热解毒、活血散瘀、行气活血、和解表里的作用，尤其对邪入营血之高热可有特效。

三、经典多穴

大椎、曲池、合谷、十二井或十宣

配穴：风寒者，加风池、风门；风热者，加外关、尺泽；气分热盛者，加支沟、内庭；热入营血者，加曲泽、委中；神昏谵语者，加水沟、内关。

操作方法：大椎、十二井或十宣施以点刺放血，余穴常规针刺，施以泻法，每日 1~2 次。

注解：大椎为督脉之穴，与手足三阳交会，能宣散全身阳热之气；曲池、合谷分别为手阳明大肠经之合穴、原穴，能清泻阳明和气血分的热证；十二井或十宣位于四肢末端，既能清热泻火解毒，又能凉血解毒调神。

❀ 小结 ❀

发热是临床极为常见的症状，诸多的疾病都会引起发热，严格来说发热只是一个症状而已，在临床施治时应当明确发热的具体原因，明确原发疾病。针灸治疗发热有很好的疗效，既能迅速解除发热的症状，也能从根本上加以处理，针灸施治没有任何副作用，且取穴较少，临床常取用大椎、耳尖、曲池、十宣等穴。尤其刺血疗法对发热的处理有更好的作用，是发热之特效治疗方法，临床根据具体症状也可以配合拔罐、刮痧、耳穴等方法，这些方法简单而实效，值得临床推广运用。

第三节　疟疾

❀ 概述 ❀

疟疾是由疟原虫通过蚊子叮咬传播而引起的一种传染性疾病，多因受凉而诱发，俗称"打摆子"，又有"冷热病""脾寒"之称。由于疟原虫种类不同，发热周期和症状亦不同，有一日一发的（日疟）、隔日一发的（间日疟）、三日一发的（三日疟），还有经年累月而不愈的，在胁下形成积块，称为疟母。典型的患者发有定时，发作时先冷后热，最后汗出热退。发冷时全身寒战，发热时全身发烫，面红耳赤，体温可高达 40℃ 以上，同时可有头痛、呕吐等相关症状，亦有一直高热在 40℃ 以上而其他症状不明显者。

祖国医学认为，本病的发生多因感染疟邪所致；或兼受风湿等邪伏于半表半里，营卫相搏，正邪交争而成。基本病机是邪伏半表半里，出入营卫之间，正邪交争。邪入与阴相争则寒，邪出与阳相争则热，疟邪伏藏则寒热休止。祖国医学治疗，当以宣统阳气、祛邪解表为主。

❀ 经典用穴 ❀

一、经典单穴

1. 大椎

操作方法：常规消毒，向上斜刺 0.8～1.2 寸，得气后，施以较强的泻法，每次留针 30 分钟，每 10 分钟行针 1 次，于发作前 1～2 小时或发作时施以针刺。

注解：本穴位于颈部阳位，为诸阳经之所会，性善向上向外，泻之可宣通阳气，驱邪达表，有通阳截疟的作用，是临床治疗疟疾最常用的要穴之一。

2. 间使

操作方法：双侧取穴，常规消毒，直刺 0.5～1 寸，得气后，施以泻法，使针感向上传导，每次留针 20～30 分钟，每 5～10 分钟行针 1 次，于发病前 1～2 小时施以针刺为佳。

注解：间使为手厥阴心包经之经穴，少阳主调和，厥阴主寒热，本穴善调理手厥阴经气，通里达表，祛邪截疟，为治疗疟疾之特效穴。

3. 疟门

操作方法：双侧取穴，常规消毒，向手背方向斜刺 0.8～1 寸，使针感至手掌或指尖，每次留针 20～30 分钟，每 5～10 分钟行针 1 次，于发病前 1～2 小时或发作时针刺。

注解：本穴为经外奇穴，专用于治疗本病，因此称为"疟门"。在手背，位于第 3 与第 4 掌指关节前缘，在趾蹼缘稍后之赤白肉际处。针刺本穴可由里达表，通调少阳经气，使三焦和畅，寒热而解。

4. 后溪

操作方法：双侧取穴，常规消毒，直刺 0.5～1 寸，得气后，施以泻法，每次留针 20～30 分钟，每 5～10 分钟行针 1 次，一般于发作前 1～2 小时施以针刺。

注解：本穴是治疗疟疾之效验穴，本穴为手太阳小肠经之输穴，且为八脉交会穴之一，通于督脉，针刺后溪可宣发太阳与督脉之阳气，可宣阳驱邪，使疟邪由太阳而解。

5. 身柱

操作方法：常规消毒，向上斜刺 0.5～1 寸，得气后，施以较强手法，每次留针 20～30 分钟，每 5～10 分钟行针 1 次，起针后再点刺拔罐出血少许即可，一般于发作前 1～2 小时施以治疗。

注解：本穴为督脉之穴，针刺可疏导一身之阳，使邪从表解，所以对疟疾治疗效果明显。

二、经典对穴

大椎与身柱

操作方法：

大椎：常规消毒，向上斜刺 0.8～1.2 寸，得气后，施以泻法。

身柱：常规消毒，向上斜刺 0.5～1 寸，得气后，施以泻法。

每次留针 20～30 分钟，每日 1 次，于发作前 1～2 小时施以治疗。

注解：大椎为督脉与诸阳经之所会，有"诸阳之会"之称，其穴在阳位，阳中之阳，具有宣通诸阳、调和营卫、疏散表邪、解肌清热的作用；身柱亦为督脉之穴，具有通督镇静、清热宣肺的作用。二穴伍用，可有很强的通督镇静、清热祛风、息风止惊的作用，所以对疟疾治疗有特效作用。

三、经典多穴

大椎、陶道、后溪、间使、液门、足临泣

配穴：温疟者，加曲池、外关；寒疟者，加至阳、期门；劳虐者，加足三里、三阴交；疟母者，加章门、痞根；神昏谵语者，加水沟、中冲、涌泉；高热者，加十宣、委中。

操作方法：常规消毒，诸穴常规针刺，针刺泻法，每次留针 20~30 分钟，每 5~10 分钟行针 1 次，于发作前 2 小时施以治疗，每日 1 次。

注解：大椎是手足三阳经与督脉之交会穴，可宣通诸阳气而祛邪，配以陶道，能通督，调阴阳，为治疟之效穴；液门、足临泣为少阳经之穴，可和解少阳；后溪为手太阳之输穴，且为八脉交会穴之一，通于督脉，用之可宣发太阳与督脉之气祛邪外出；间使为心包经之经穴，是治疗疟疾之经验效穴。诸穴合用，可通阳祛邪，表里双解，调和营卫，从而疟止病解。

❀ 小结 ❀

祖国医学对本病记述甚早，且有着丰富的经验，尤其在针灸学中有着成熟可靠的方法。早在《黄帝内经》一书中就有《刺疟论》专篇，在此篇中载："凡治疟，先发如食倾乃可以治，过之则失时也……一刺则衰，二刺则知，三刺则已。不已，刺舌下两脉出血；不已，刺郄中盛经出血；又刺项以下夹脊者，必已。"之后诸多的医籍记载了本病的针灸治疗，如《针灸聚英》载："疟，先寒后热用绝骨、百会、膏肓、合谷；先热后寒用曲池、绝骨、百会；热多寒少用后溪、间使、百劳、曲池；寒多热少用后溪、百会、曲池。"可见古医家在针灸学中对本病的认识非常深入，针灸治疗有较好的作用，在针灸施治时一定要掌握住治疗时机，一般在发作前 1~2 小时施治为佳。在高发季节可以艾灸足三里、关元、气海等穴，可起到很好的预防作用。

第四节　咳嗽

❀ 概述 ❀

咳嗽是临床常见症状之一，在日常中十分常见。严格来说，咳与嗽是两种疾病，祖国医学认为有声无痰谓之"咳"，有痰无声谓之"嗽"，因为一般多是痰声并见，难以截然分开，所以临床常将其并称。引起咳嗽的原因十分复杂，在《素问·咳论》中载："五脏六腑皆令人咳，非独肺也。"所以在临床施治时应当准确辨证，明确病变脏腑。祖国医学将咳嗽分为了外感咳嗽与内伤咳嗽两类。外感咳嗽常由风寒热燥等外邪从口鼻、皮毛侵袭肺卫，肺失宣肃而引起；内伤咳嗽常因饮食、情志失调、体虚等引起的脏腑功能失调所致。临床施治时应首先分清是内伤还是外感所致，针对性施治，方能发挥疗效。本病病位在肺，基本病机是肺失宣降。

咳嗽一证可见于现代医学中的上呼吸道感染、急慢性支气管炎、慢性阻塞性肺病、支气管扩张、咳嗽变异性哮喘、肺炎、肺结核、肺癌等疾病。

经典用穴

一、经典单穴

1. 天突

操作方法：坐位或者去枕仰卧位，常规消毒，先直刺 0.2~0.3 寸，当针尖超过胸骨柄内缘后，即针尖向下紧靠胸骨柄后缘，气管前缘缓慢向下刺入 1 寸左右，不施以手法，每次留针 10~20 分钟，隔日 1 次。针刺时一定注意针刺的角度和深度。

注解：天突位于颈部，上连咽喉，内应气道，是任脉与阴维脉之交会穴，针之可起到降逆化痰、清利咽喉的作用，是治疗咳嗽的特效穴。

2. 尺泽

操作方法：双侧取穴，常规消毒，直刺 1~1.5 寸，得气后，施以泻法，每次留针 30 分钟，每 10 分钟行针 1 次，每日或隔日 1 次，7 次为 1 个疗程。

注解：尺泽为肺经之合穴，肺经之子穴，"合主逆气而泄"，咳即为肺气之上逆。《黄帝内经》中载有，"心肺有邪其气留于两肘"，故针刺本穴治疗咳喘极效，尤其对于实证之咳为首选穴位。

3. 肺俞

操作方法：双侧取穴，常规消毒，向脊柱方向斜刺 0.5~1 寸，注意针刺的角度与深度。得气后，施以捻转手法，每次留针 20~30 分钟，每 5~10 分钟行针 1 次，每日或隔日 1 次，急性患者 5 次为 1 个疗程，慢性患者 10 次为 1 个疗程。

注解：肺俞为肺的背俞穴，是肺脏之气输注于背部的腧穴，《素问·长刺节论篇》载："迫脏刺背，背俞也。"背俞与相应的脏腑位置接近，治疗相应脏腑具有相对的特异性，可调理肺气。《素问·阴阳应象大论篇》载："阴病治阳。"
五脏病取之背俞为首选用穴，因此咳嗽取用肺俞有特效。

4. 鱼际

操作方法：双侧取穴，常规消毒，直刺 0.5~0.8 寸，得气后，根据虚实施
以捻转提插补泻手法，每次留针 30 分钟，每 10 分钟行针 1 次，每日 1 次，7 次
为 1 个疗程。

注解：鱼际为手太阴肺经之荥穴，具有双向调节作用，补之可养阴润肺，泻
之清肺利咽，无论虚实之咳皆可治之。

二、经典对穴

1. 列缺与照海

操作方法：

列缺：双侧取穴，常规消毒，向肘部方向斜刺 0.3~0.5 寸，得气后，施以
平补平泻法。

照海：双侧取穴，常规消毒，直刺 0.3~0.5 寸，得气后，施以平补平泻法。

每次留针 30 分钟，每 10 分钟行针 1 次，每日 1 次，7 次为 1 个疗程。

注解：列缺为手太阴肺经之络穴，别走手阳明大肠经，且为八脉交会穴之
一，通于任脉而上咽；照海为足少阴肾经之穴，且为八脉交会穴之一，通于阴跷
脉。二穴可沟通阴跷脉、任脉、肺经与肾经四条经脉，二穴配用为八脉交会穴之
配穴法，功效强大，正如《八脉交会穴歌》所言："列缺任脉行肺系，阴跷照海
隔喉咙。"用于治疗胸膈、咽喉等疾病，具有宽胸理气、疏泄肺热、滋阴养阴、
清利咽喉的作用，故对咳嗽效佳。

2. 肺俞与中府

操作方法：

肺俞：双侧取穴，常规消毒，向脊柱方向斜刺 0.5~0.8 寸，根据虚实施以
补泻手法。

中府：双侧取穴，常规消毒，向外斜刺 0.5~0.8 寸，根据虚实施以补泻
手法。

每次留针 30 分钟，每 10 分钟行针 1 次，每日 1 次，7 次为 1 个疗程。

注解：肺俞为肺的背俞穴，中府为肺的腹募穴，二穴伍用则为经典的俞募配
穴法，二穴一前一后，一阴一阳，相辅相成，功效协同加强，其宣肺降气、止咳
平喘作用故而强大。

3．天突与尺泽

操作方法：

天突：常规消毒，先直刺 0.2～0.3 寸，当针尖超过胸骨柄后缘，缓慢向下刺入 0.5～1 寸，不施以手法。

尺泽：双侧取穴，常规消毒，直刺 1 寸左右，得气后，施以泻法。

每次留针 30 分钟，每 10 分钟行针 1 次，每日或隔日 1 次，5 次为 1 个疗程。

注解：天突为任脉之穴，居于喉结下，具有宣肺化痰、下气平喘、利咽开喑的作用；尺泽为肺经之合穴，具有降气平喘、清肺泻火、舒筋止痛的作用。天突以宣肺为主，尺泽以降气为要。二穴合用，一宣一降，宣降协同，止咳平喘之力大增。

4．风门与肺俞

操作方法：均双侧取穴，常规消毒，二穴向脊柱方向斜刺 0.5～0.8 寸，每次留针 30 分钟，每 10 分钟行针 1 次，每日 1 次，5 次为 1 个疗程。

注：本穴组已在感冒章节叙述，故不再赘述，其运用可参考这一章节。

5．肺俞与丰隆

操作方法：

肺俞：双侧取穴，常规消毒，向脊柱方向斜刺 0.5～0.8 寸，根据虚实施以补泻手法。

丰隆：双侧取穴，常规消毒，直刺 1.5 寸左右，得气后，施以泻法。

每次留针 30～40 分钟，每 10 分钟行针 1 次，每日 1 次，10 次为 1 个疗程。

注解：肺俞为肺的背俞穴，具有调肺气、止咳喘、清虚热、补劳损、和营卫、实腠理之功；丰隆为足阳明胃经之络穴，别走足太阴，沟通脾胃两经。脾为生痰之源，本穴有清降痰浊之功，为治痰之要穴。二穴伍用可起到宣肺祛痰、降逆止咳的作用，因此用之止咳平喘的作用极效，正如《玉龙歌》言："肺俞、丰隆，痰咳嗽称奇。"为痰多之咳首选用穴。

6．丰隆与列缺

操作方法：

丰隆：双侧取穴，常规消毒，直刺 1～2 寸，得气后，施以泻法。

列缺：双侧取穴，常规消毒，向肘部斜刺 0.5～0.8 寸，得气后，施以平补平泻法。

每次留针 30～40 分钟，每 10 分钟行针 1 次，每日 1 次，7 次为 1 个疗程。

注解：丰隆为足阳明胃经之络穴，别走足太阴，沟通脾胃两经，以健脾胃、化痰浊、和胃气、降浊逆、清神志、安心神；列缺为手太阴肺经之络穴，别走手阳明，能沟通肺、大肠两经，具有疏风解表、宣肺平喘、通经活络的作用。丰隆以化痰降浊为主，列缺以宣肺止咳为要。二穴伍用，一降一宣，宣降合法，理气和中，燥湿化痰，下气平喘之力倍增。

三、经典多穴

（一）外感咳嗽

肺俞、中府、列缺、合谷

配穴：风寒咳嗽者，加风门、外关；风热者，加大椎、尺泽；风燥者，加照海、廉泉。

操作方法：施以泻法，诸穴常规刺，每次留针 30 分钟，每 10 分钟行针 1 次，每日 1 次，5 次为 1 个疗程。

注解：咳嗽病变在肺，取其背俞肺俞与腹募中府，此为特效配穴法中的俞募配穴；列缺为肺经之络穴，合谷为手阳明大肠经之原穴，二穴为表里经原络配穴，原络相配，表里相应，疏风祛邪，宣肺止咳。

（二）内伤咳嗽

天突、肺俞、中府、太渊、三阴交

配穴：痰湿阻肺者，加丰隆、阴陵泉；肝火犯肺者，加行间、鱼际；肺阴亏耗者，加膏肓、太溪；脾肾阳虚者，加脾俞、肾俞；咽喉干痒者，加照海；痰中带血者，加孔最；盗汗者，加阴郄；胸痛、胸胀者，加膻中。

操作方法：天突、肺俞、中府、三阴交施以平补平泻法，太渊施以补法。每次留针 30~40 分钟，每 10 分钟行针 1 次，每日 1 次，10 次为 1 个疗程。

注解：天突为任脉之穴，居于喉结下，具有宣肺化痰、下气平喘、利咽开喑的作用，治疗咳与喘皆能速效；肺俞与中府则为俞募配穴，可调肺止咳；太渊为肺之原穴，五脏有疾取之十二原；三阴交为脾、肝、肾三经之交会穴，可疏肝健脾，使肝脾共调，肺气肃降，故咳而愈。

🎀 小结 🎀

咳嗽虽是临床常见疾病，但病因较复杂，因此在施治时明确辨证是关键，首先要辨是外感咳嗽还是内伤咳嗽。外感咳嗽其主要病变脏腑在肺，施治时主要取用本经穴位，如尺泽、鱼际、孔最、少商等。内伤咳嗽的病因可在不同脏腑而及肺，一般方法治疗较为棘手，病程较长，易反复发作，因此临床必须明确病变脏腑。根据患者的病变脏腑及病证特点，可以多方法联合运用，其中艾灸、刺血、火针、贴敷、埋线、拔罐、皮肤针叩刺等皆可以运用，要根据患者的病证特点合理地联合运用不同的方法，可明显地提高临床疗效。

为有效预防本病的复发，平时要加强锻炼，增强体质，提高机体防御疾病的能力，做好防寒、防尘、防大气污染，戒烟对本病的恢复和预防复发有重要的意义。

第五节　哮喘

概述

哮喘是哮与喘的并称，哮是指喉中有哮鸣音，喘是指呼吸急促，二者常相互并存，故称为哮喘，有哮必有喘，有喘但不一定有哮。临床主要表现为反复发作的喘息、气促、胸闷和咳嗽等症状，一般多在夜间或凌晨发生。祖国医学认为本病的发生是由于宿痰内伏于肺，因外感风寒、饮食不当、情志所伤或劳累过度而诱发。其病位在肺。根据临床发病特点分为发作期与缓解期，发作期以实证表现为主，缓解期以虚证表现为多。

本病常见于现代医学中的支气管哮喘、慢性喘息性支气管炎、心源性哮喘等。现代医学认为，本病是由于嗜酸性粒细胞、淋巴细胞、肥大细胞、中性粒细胞和气道上皮细胞等多种细胞发生炎症引起的一种气道慢性炎症性疾病。

自古就有"内不治喘，外不治癣""医生不治喘，治喘丢手段"等说法，这皆说明本病难以治疗，针灸治疗具有操作简单、见效快、作用好、标本兼治的特点，值得临床推广运用。

经典用穴

一、经典单穴

1. 鱼际

操作方法：取用双侧穴位，常规消毒，向掌心方向斜刺 0.5~0.8 寸，得气后，施以泻法，每次留针 20~30 分钟，每 5~10 分钟行针 1 次，每日 1 次，10 次为 1 个疗程。

注解：鱼际为手太阴肺经之荥穴，"荥主身热"，本穴虚热、实热皆可以治疗，针刺本穴可清肺泻热，止咳平喘，因此哮喘之证针之可有立效。

2. 定喘

操作方法：取用双侧穴位，常规消毒，直刺 0.5~0.8 寸，施以较强的捻转手法，每次留针 30 分钟，每 10 分钟行针 1 次，每日 1 次，10 次为 1 个疗程。

注解：本穴为经外奇穴，是治疗喘证之特效穴，具有很好的定喘止咳之效，因此针之可有佳效。

3. 天突

操作方法：常规消毒，先直刺 2 分深，然后再将针尖向下方紧贴胸骨后缘缓缓刺入 1 寸左右，施以捻转手法，得气后留针 5~10 分钟，每日 1 次，7 次为 1 个疗程，不施以任何手法。

注解：本穴为任脉与阴维脉之交会穴，其穴位于颈部，上连咽喉，内应气道，针之可起到疏调肺气、降逆化痰、止咳平喘、清利咽喉的作用，是治疗喘咳证之特效穴，尤其对急性发作可效如桴鼓。

4. 孔最

操作方法：取用双侧穴位，常规消毒，针尖微向上斜刺 1~1.5 寸，得气后，施以较强的手法，使针感向胸部方向传导，每次留针 30 分钟，每 10 分钟行针 1 次，每日 1 次，7 次为 1 个疗程。

注解：孔最为手太阴肺经之郄穴，郄穴为经脉气血深聚之处，善治急性病，针刺孔最可有宣肺止咳、降逆平喘的作用。

5. 神阙

操作方法：根据患者的虚实可选择艾灸法或闪罐法。对于虚寒证患者艾灸本穴，施以隔姜灸，每次灸 20~30 分钟，每日 1 次；闪罐法用于实喘患者，用闪火法在神阙穴闪罐，闪至皮肤潮红为度，每次留罐 10~15 分钟，每日 1 次。

注解：神阙为先天之结蒂，真气之所系，人体气机升降出入之总枢纽，联系五脏六腑四肢百骸。灸之可达温阳补肾、散寒平喘的作用；施以闪罐、拔罐可疏通经络，通达脏腑，扶正祛邪，调整阴阳，从而调节全身气机，达到平喘目的。

6. 膻中

操作方法：常规消毒，向下平刺 0.5~1 寸，根据虚实施以补泻，虚证、寒证配合灸法，每次留针 30 分钟，每 10 分钟行针 1 次，10 次为 1 个疗程。

注解：膻中为心包之募穴、八会之气会，具有调气降逆、宣肺化痰的作用，因此可用于喘咳之证，尤其对喘证有特效，正如《行针指要歌》所言："或针气，膻中一穴分明记。"其运用早有记载，《玉龙歌》言："哮喘之症最难当，夜间不睡气遑遑，天突妙穴宜寻得，膻中着艾便安康。"

7．丰隆

操作方法：双侧取穴，常规消毒，直刺 1~2 寸，得气后，施以泻法，每次留针 30 分钟，每 10 分钟行针 1 次，每日 1 次，10 次为 1 个疗程。

注解：丰隆为足阳明胃经之络穴，为化痰第一要穴，有祛痰化痰、止咳平喘、宁心安神的作用。针刺丰隆穴可有清化痰浊、降逆平喘的作用。正如《肘后歌》言："哮喘发来寝不得，丰隆刺入三分深。"

二、经典对穴

1．天突与膻中

操作方法：

天突：常规消毒，沿胸骨柄后缘，气管前缘向下方斜刺 1~1.2 寸，不施以任何手法。

膻中：常规消毒，针尖向下斜刺 0.5~0.8 寸，施以较强的捻转手法。

每次留针 30~40 分钟，每日或隔日 1 次，7 次为 1 个疗程。

注解：二穴运用由来已久，古代医籍中早有丰富的临床经验记载，正如《玉龙歌》中所言："哮喘之症最难当，夜间不睡气遑遑，天突妙穴宜寻得，膻中着艾便安康。"天突为咳喘之特效穴，针之立效；膻中为八会之气会，具有调气降逆、清肺化痰、止咳平喘、宽胸利膈的作用。二穴伍用功效协同，相辅为用，平喘降逆、宽胸理气、止咳化痰的作用益彰。

2．天突与尺泽

操作方法：

天突：常规消毒后，先直刺 0.2~0.3 寸，再将针沿胸骨柄后缘直刺 1 寸左右，注意针刺手法，不可施以较强的手法，每次留针 10~15 分钟，不施以手法。

尺泽：常规消毒后，直刺 1~1.5 寸，施以泻法，或施以点刺放血，每次留针 30 分钟，每 10 分钟行针 1 次。

每日 1 次，7 次为 1 个疗程。

注：本穴组已在咳嗽章节叙述，故不再赘述，其运用可参考这一章节。

3．肺俞与中府

操作方法：

肺俞：双侧取穴，常规消毒后，向脊柱方向斜刺 0.5~0.8 寸，得气后根据虚实施以补泻手法。

中府：双侧取穴，常规消毒后，向外斜刺 0.5~0.8 寸，得气后根据虚实施以补泻手法。

每次留针 30 分钟，每 10 分钟行针 1 次，每日或隔日 1 次，10 次为 1 个疗程。

注：本穴组已在咳嗽章节叙述，故不再赘述，其运用可参考这一章节。

4. 膻中与气海

操作方法：

膻中：常规消毒，向下平刺 0.8~1 寸，得气后，施以泻法。

气海：常规消毒，直刺 1~1.5 寸，得气后，施以补法，或加用艾灸。

每次留针 30 分钟，每 10 分钟行针 1 次，每日 1 次，10 次为 1 个疗程。

注解：膻中为任脉之穴，八会之气会，具有调气降逆、宣肺化痰、宽胸通乳之效。《针灸甲乙》载："咳逆上气，唾喘短气不得息，不能言，膻中主之。"治疗喘咳气逆皆效，主治一切气机失调疾病，正如《行针指要歌》言："或针气，膻中一穴分明记。"有"上气海"之称；气海为任脉之穴，元气所生之处，具有大补元气、升举阳气、益肾固精、调理气机之效。二穴均为任脉之穴，一称"上气海"，在上焦；一称"下气海"，在下焦，都能理气、益气，可治疗气虚、气逆所致病证。二穴相用同经相应，作用协同，上宣下纳，标本兼顾，达到补虚平喘之目的。

5. 肺俞与太渊

操作方法：

肺俞：双侧取穴，常规消毒，向脊柱方向斜刺 0.5~0.8 寸，根据虚实施以补泻。

太渊：双侧取穴，常规消毒，直刺 0.5~0.8 寸，得气后，施以补法。

每次留针 30 分钟，每 10 分钟行针 1 次，每日 1 次，10 次为 1 个疗程。

注解：肺俞为肺的背俞穴，根据"阴病行阳""治脏者治其俞"的原理，五脏病首取用背俞穴；太渊为肺经之原穴、输穴，且为本经之母穴，原穴是脏腑原气经过和留止的部位，具有调补肺气、止咳平喘、疏理肺气的作用。二穴一为背俞穴，一为原穴，二穴配用则为经典的俞原配穴法，俞原配穴则为脏病的首选用穴原则，可起到宣肺理气、止咳平喘之功效。

三、经典多穴

（一）发作期

天突、膻中、定喘、肺俞、孔最

操作方法：定喘与肺俞配合刺血拔罐，每穴出血 2~3mL，余穴常规针刺。每次留针 30 分钟，每 10 分钟行针 1 次，每日 1~2 次。

注解：天突是治疗咳喘之特效穴，无论咳与喘皆效，尤其急性发作时针之立效；膻中为八会之气会，具有宽胸理气、止哮平喘的作用；定喘为经外奇穴，专治喘证，为喘证之效穴；肺俞为肺的背俞穴，具有调理肺脏、降肺气的作用；孔最为气血深在之郄穴，善治疗急性病证，有肃肺化痰、降逆平喘之效。诸穴合用可降气化痰，止哮平喘。

（二）缓解期

肺俞、中府、太渊、太溪、足三里

配穴：风寒外袭者，加风门、列缺；风热犯肺者，加曲池、鱼际；痰热犯肺者，加丰隆、尺泽；肺脾气虚者，加脾俞、气海；肺肾阴虚者，加膏肓、太溪；心肾阳虚者，加心俞、命门；痰多者，加丰隆、中脘。

操作方法：常规消毒，肺俞向脊柱方向斜刺，中府向外斜刺，余穴常规针刺。每次 30 分钟，每 10 分钟行针 1 次，每日 1 次，10 次为 1 个疗程。

注解：肺俞为肺的背俞穴，中府为肺的募穴，二穴合用为俞募配穴，俞募配穴是脏腑疾病的特效配穴法；太渊为肺的原穴，五脏有疾，应取之十二原，与肺俞、中府协同运用，可起到调肺气、止哮平喘的作用；太溪为肾的原穴，具有益肾纳气的作用；足三里具有扶正培元、调补气血的作用。

⚖ 小结 ⚖

针灸治疗哮喘有较好的效果，在施治时要根据患者的病情缓急确定治疗方法和治疗原则，本病急性发作时，患者痛苦性极大，需要及时平喘，根据"急则治其标"的理论施治，以控制症状为主，常以刺血、毫针、火针为主，临床常取用天突、大椎、定喘、肺俞、风门等穴为主穴。缓解期的施治则是为了有效地治本，防止复发，施治以扶助正气、提高抗病能力为原则，临床常以毫针配合艾灸、埋线、贴敷、耳针等方法，一般需要较长的时间巩固治疗。平时一定加强体质锻炼，改善体质，有效防范过敏物质，合理饮食，这是达到有效防范复发最基本的方法。

第六节　心悸

🎗 概述 🎗

心悸是患者一种自我感觉症状，以表现为心中惶惶不安为主证，俗称"心慌"，属于祖国医学中"惊悸"与"怔忡"之范畴。惊悸多为功能性问题所致，一般病情较轻；怔忡多为器质性疾病而致，病情往往较重，可呈持续性。祖国医学认为，本病的发生多因体质虚弱、饮食劳倦、七情所伤、感受外邪及药食不当等因素，导致了气血阴阳亏虚、心神失养，发为心悸；或痰、饮、火、瘀，阻滞心脉，扰乱心神，心悸不宁，而发本病。本病病位在心。基本病机是气血阴阳亏虚，心失濡养，或邪扰心神，心神不宁。

诸多疾病可引发这一症状的出现，可见于现代医学中的多种疾病，如各种心脏病（如冠心病、高心病、肺心病、先心病、风心病等）、各种心律失常（如各种早搏、心动过缓、心动过速等）、贫血、低钾血症、心脏神经症等，尤其是各种心律失常最易引发心悸症状。因此临床施治时应积极查找原发病，明确原发病极为关键。在临床凡见以心悸为主症的患者，皆可以参阅本节的施治方法进行治疗。针灸治疗不仅仅能控制心悸症状，而且对疾病的本身也能起到调整与治疗作用，所以推广针灸疗法治疗本病有着重要的价值。

🎗 经典用穴 🎗

一、经典单穴

1. 内关

操作方法：双侧取穴，常规消毒，直刺 0.5~1.2 寸，施以平补平泻法，施以中强度刺激手法，每次留针 20~30 分钟，每 5~10 分钟行针 1 次，每日 1 次，7 次为 1 个疗程。

注解：内关为手厥阴心包经之络穴，八脉交会穴之一，通于阴维脉，具有宽胸理气、和胃降逆、宁心安神的作用，无论对于心动过速还是心动过缓皆有很好的调治作用，因此对于治疗心悸有特效。

2．神门

操作方法：双侧取穴，常规消毒，直刺 0.3~0.5 寸，施以平补平泻法，施以轻度手法，每次留针 20~30 分钟，每 5~10 分钟行针 1 次，每日或隔日 1 次，7 次为 1 个疗程。

注解：神门为手少阴心经之原穴，心主神明，五脏有疾，应取之十二原。本穴有镇静安神、宁心通络的作用。《针灸大成》载："神门主惊悸呕血及怔忡。"

3．心俞

操作方法：双侧取穴，常规消毒，向脊柱方向斜刺 0.5~0.8 寸，根据虚实施以补泻手法，每次留针 30~40 分钟，每 10 分钟行针 1 次，每日 1 次，10 次为 1 个疗程。

注解：心俞为心气转输、输注之处，可补可泻，补之益气养血、宁心安神，泻之疏通心络、化瘀定志，虚实所致的心悸皆可治之。

二、经典对穴

1．神门与三阴交

操作方法：

神门：双侧取穴，常规消毒，直刺 0.3~0.5 寸，得气后，施以平补平泻法，施以轻度手法。

三阴交：双侧取穴，常规消毒，直刺 1~1.5 寸，得气后，施以补法。

每次留针 30 分钟，每 10 分钟行针 1 次，每日或隔日 1 次，7 次为 1 个疗程。

注解：神门为心经之原穴，针之可有补心气、宁心神、养心血之功；三阴交为脾、肝、肾三经之交会穴，有健脾、补肾、疏肝的作用。二穴伍用可有补益心脾、养血安神之效，因此对于心悸可有很好的治疗作用。

2．内关与心俞

操作方法：

内关：双侧取穴，常规消毒，直刺 0.5~1.2 寸，得气后，施以平补平泻法。

心俞：双侧取穴，常规消毒，向脊柱方向斜刺 0.5~0.8 寸，根据患者虚实施以补泻法。

每次留针 30~40 分钟，每 10 分钟行针 1 次，每日 1 次，10 次为 1 个疗程。

注解：内关为心包经之络穴，且为八脉交会穴之一，通于阴维脉，具有宁心、安神、调神、定悸、理气、宽胸、降逆、和胃等诸多作用，为治疗心脏病之第一要穴；心俞为心脏之气输注于背部的俞穴，有疏通心络、调理气血、养心安神、宁心定志之功。二穴伍用协同为力，宁心安神、养心强心、疏通心络之功倍增。

3. 巨阙与心俞

操作方法：

巨阙：常规消毒，向下斜刺 0.5~0.8 寸，施以平补平泻捻转手法。

心俞：双侧取穴，常规消毒，向脊柱方向斜刺 0.5~0.8 寸，根据虚实施以补泻。

每次留针 30~40 分钟，每 10 分钟行针 1 次，每日 1 次，7 次为 1 个疗程。

注解：巨阙为任脉之穴，且为心之募穴，具有宁心安神、宽胸和胃的作用；心俞为心之背俞穴，补之益气养血、宁心安神，泻之疏通心络、化瘀定志。二穴伍用一前一后，一阴一阳，一募一俞，前后呼应，作用于心，相协用之，具有通心络、益心气、养心血、宁心神、定神志之功。

4. 大陵与内关

操作方法：

大陵：双侧取穴，常规消毒，直刺 0.5~0.8 寸，施以平补平泻法。

内关：双侧取穴，常规消毒，直刺 1~1.5 寸，施以平补平泻法。

每次留针 20~30 分钟，每 5~10 分钟行针 1 次，每日 1 次，10 次为 1 个疗程。

注解：大陵为心包之原穴、输穴，本经之子穴，且为十三鬼穴之一，具有宁心安神、清心泻火之效；内关为心包经之络穴，八脉交会穴之一，通于阴维脉，"阴维为病苦心痛"。二穴皆为心包经之穴，一原一络，原络相合，共奏活血通络、宁心安神的作用。

三、经典多穴

神门、内关、膻中、心俞、巨阙、厥阴俞

配穴：心脾两虚者，加脾俞、足三里，并加灸；阴虚火旺者，加太溪、复溜；心虚胆怯者，加内关、胆俞；心阳不振者，加神阙、至阳，并加灸；心血瘀阻者，加曲泽、血海；水气凌心者，加关元、阴陵泉、水分，并加灸。

操作方法：常规消毒，背俞穴向脊柱方向斜刺 1 寸，不可直刺深刺，余穴常规针刺。每次留针 30 分钟，每 10 分钟行针 1 次，每日或隔日 1 次，7 次为 1 个疗程。

注解：神门为心之原穴，心为君主之官，神明出焉，具有宁心安神而定悸的

作用；内关为心包经之络穴，心包代心受邪，其功在宁心通络，安神定悸；巨阙与膻中分别为心与心包之募穴，心俞与厥阴俞分别为心与心包之背俞穴，其运用皆为俞募配穴法，调整心脏之气血。

❀ 小结 ❀

严格来说，心悸只是多种疾病所表现出的一个常见症状，在临床中患者凡以心悸为主证的皆可以按照上述方案施治。以心悸为主证的患者疾病轻重悬殊极大，在中医临床上根据症状的轻重分为了惊悸和怔忡，在西医临床上分为了功能性和器质性。有些患者可因情绪激动、过于劳累、失眠等因素而引起，有些则是由严重的心脏疾病导致，因此临证时必须合理辨证，正确诊断，针对病因合理治疗。若能诊断正确，辨证合理，施治得当，心悸针灸治疗则有较佳的疗效。临床以心经及心包经原穴、背俞穴、腹募穴为常用，如神门、大陵、心俞、巨阙、内关等穴。

余在临床曾针灸治疗多例相关患者，均获疗效，多数患者治疗一次即可见效，故值得临床推广针灸施治。

第七节　胸痹

❀ 概述 ❀

胸痹是指胸部之疼痛，这是由于邪阻心络、气血不畅而致，一般多表现为胸部闷痛感，严重者胸痛彻背，喘息不得卧为临床主证。轻证患者仅有胸部闷胀，短气，严重者可出现心痛彻背，背痛彻心。胸痹之病名首见于《金匮要略》中，在古代归属于"心痛""真心痛""厥心痛"等范畴。古代医学对其有较早的认识，且有丰富的临床经验记载，如《灵枢·五邪》中载："邪在心，则病心痛。"《素问·藏气法时论》载："心痛者，胸中痛，胁支满，胁下痛，膺背肩胛间痛，两臂内痛。"本病病位在心，与肝、肾、脾、胃关系密切。祖国医学认为，本病的发生多与寒邪内侵、饮食失调、情志内伤、劳倦内伤、年迈体虚等因素有关。病机则为本虚标实，发作期以标实为主，缓解期以本虚为主。基本病机是心脉失养，或心络不畅。

胸痹一证主要见于现代医学中的冠心病、心肌梗死、急性冠状动脉综合征、肥厚型心肌病、心包炎、二尖瓣脱垂综合征、心肌炎、肺心病、慢性肺系疾病、食道疾病、神经官能症等多种疾病中。

❀ 经典用穴 ❀

一、经典单穴

1. 内关

操作方法：常规消毒后，针刺0.5~1.2寸，得气后，施以较强的平补平泻法，每次留针30分钟，每日1次，10次为1个疗程。

注解：内关穴为心包经之络穴，又为八脉交会穴之一，具有理气止痛、活血通络、宁心安神、降逆止呕等作用。针刺促使经脉气血运行，调整脏腑功能，是治疗心痛之要穴，正如临床所言"心胸内关谋"。确为临床之经验，治疗胸痛确具特效。

2. 至阳

操作方法：本穴可以指压，也可以针刺。指压时用右手拇指在穴位上重度按压，以患者耐受为度，并施以顺时针按揉法，持续操作5~10分钟，或者使疼痛消失为度。针刺时常规消毒，常规针刺，每次留针20~30分钟。

注解：至阳为督脉之穴，为阳气充盛之处，运用本穴，可有畅通气血、通达阳气、理气宽胸、活血止痛的作用，故用之极效。

3. 郄门

操作方法：常规消毒，直刺0.5~1寸，得气后，施以平补平泻法，每次留针30分钟，每日或隔日1次。

注解：郄门为心包经之郄穴，心包代心受邪，郄穴善治急证、痛证，因此本穴善治心痛。

4. 膻中

操作方法：常规消毒，向下平刺0.5~0.8寸，得气后，施以较强的平补平泻法，每次留针30分钟，每10分钟行针1次，每日1次，7次为1个疗程。

注解：膻中为心包之募穴，八会之气会，本穴具有调气降逆、宽胸理气、宣肺化痰等作用，针刺可起到疏通气机、调理心气、化瘀止痛的功效，因此可使胸痹立止。

5. 曲泽

操作方法：双侧取穴，常规消毒，根据发作缓急施以刺血或毫针针刺，急性患者点刺放血加拔罐，缓解期可施以毫针刺，施以泻法，每次留针30分钟，每

10 分钟行针 1 次，毫针针刺每日 1 次，刺血每周 2 次。

注解：曲泽为心包经之合穴，心包代心受邪，合主逆气而泄，针刺本穴可起到活血化瘀、清热泻火、凉血解毒、通络止痛的作用，本穴活血化瘀作用极强，可解决一切瘀滞，尤对心脏瘀滞作用最强。《黄帝内经》中载："心肺有邪其气留于两肘。"

二、经典对穴

1. 心俞与巨阙

操作方法：

心俞：双侧取穴，常规消毒，直刺 0.3~0.5 寸，或斜向脊柱针刺 1 寸，得气后，施以平补平泻法。

巨阙：常规消毒，向下斜刺 0.5~1 寸，得气后，施以平补平泻法。

每次留针 30 分钟，每日或隔日 1 次，7 次为 1 个疗程。

注解：心俞为心的背俞穴，巨阙为心之募穴，二穴同用为经典的俞募配穴法。背俞穴与腹募穴皆为五脏六腑之背俞与腹募，是治疗相应脏腑之疾的首选穴。

2. 大陵与内关

操作方法：

大陵：双侧取穴，常规消毒，直刺 0.3~0.5 寸，得气后，施以泻法。

内关：双侧取穴，常规消毒，直刺 0.5~1 寸，得气后，施以平补平泻法。

每次留针 30 分钟，每日或隔日 1 次，7 次为 1 个疗程。

注：本穴组已在心悸章节叙述，故不再赘述，其运用可参考这一章节。

3. 内关与郄门

操作方法：二穴均双侧取穴，常规消毒，分别直刺 0.5~1.5 寸，得气后，施以较强的平补平泻法，每次留针 30 分钟，每 10 分钟行针 1 次，每日 1 次，7 次为 1 个疗程。

注解：内关为心包经之络穴，是治疗心脏病之第一要穴，具有宽胸理气、宁心安神、化瘀通络、行气止痛的作用；郄门为心包经之郄穴，郄穴善治急证，具有祛瘀止痛、凉血止血之效。二穴伍用通经接气，功效相合，作用协同，使得宽胸理气、活血止痛作用相得益彰。

4. 大陵与神门

操作方法：

大陵：双侧取穴，常规消毒，向内关穴方向斜刺 1~1.5 寸，施以较强的平补平泻法。

神门：双侧取穴，常规消毒，直刺 0.3~0.5 寸，施以较轻的平补平泻法。

大陵施以较强的手法，神门施以较轻的手法，每次留针 30 分钟，每 10 分钟行针 1 次，每日 1 次，7 次为 1 个疗程。

注解：大陵为心包经之原穴、输穴，心包代心受邪，五脏有疾，应取之十二原，故本穴为治疗心脏病之主穴；神门为心经之原穴、输穴，可补可泻，虚实可调，为治疗心神、心脏疾病之要穴。二穴伍用君臣相伍，原原相合，虚实可调，协同为用，通络止痛之功倍增。

5. 膻中与厥阴俞

操作方法：

膻中：常规消毒，向下平刺 0.5~0.8 寸，得气后，施以较强的泻法。

厥阴俞：双侧取穴，常规消毒，向脊柱方向斜刺 0.5~1 寸，得气后，施以平补平泻法。

每次留针 30 分钟，每 10 分钟行针 1 次，每日 1 次，7 次为 1 个疗程。

注解：膻中为心包之募穴、八会之气会，具有宽胸理气、宣肺化痰之效，具有调气降逆的作用，为心肺疾患之要穴；厥阴俞为心包之精气输注于背部之背俞穴，具有宣通心阳、宽胸宁心的作用。二穴伍用为俞募相合，前后相应，直接作用于心，故而功效强大。

三、经典多穴

膻中、巨阙、内关、阴郄、郄门

配穴：气滞血瘀者，加血海、太冲；寒邪凝滞者，加至阳、神阙（加灸）；痰浊阻络者，加丰隆、中脘；阳气虚衰者，加关元、命门。

操作方法：常规消毒，膻中向下平刺，巨阙向下斜刺，余穴常规针刺，可配合膻中、心俞、膈俞点刺放血。每次留针 30~40 分钟，每 10 分钟行针 1 次，每日或隔日 1 次，10 次为 1 个疗程。

注解：膻中为心包之募穴，且为八会之气会，针之可疏调气机，活血通络的作用；巨阙为心之募穴，针之则能调理心气，活血通络止痛；内关心包经之络穴，又为八脉交会穴之一，通于阴维脉，是治疗胸痛之特效穴；阴郄与郄门皆为郄穴，一为心经之郄穴，一为心包经之郄穴，郄穴善治痛证，故用之通络止痛作用强大。

❀ 小结 ❀

胸痹之证多为复杂性疾病，是目前发病率高、治疗难度大的疾病之一，且具有易复发的特点。无论发作期还是缓解期针灸皆有较好的疗效，针灸临床以温阳通络为治则，针灸取穴主要以心包经用穴为主，从而说明了"心包代心受邪"理论的可靠性，急性发作时以郄穴、募穴为主，缓解期以募穴、背俞穴、原穴为常用。发作期一定明确诊断原发疾病，需要及时有效处理，以免导致严重后果，缓解期针灸有较好的疗效，但是需要坚持长程治疗，可有效避免复发。

胸痹之证的发生可有诸多的诱发因素，在平时应当避免，积极治疗高血压、高血脂、肥胖等相关问题。保持舒畅的心情，切忌大喜大怒，过悲过忧；平时合理膳食，低盐低脂，少食肥甘，戒烟戒酒；平时防止过劳，注意防寒保暖。

第八节　高血压

❀ 概述 ❀

高血压是现代医学之病名，在祖国医学中尚无与之完全相应的疾病名称，可归属于祖国医学中的"头痛""眩晕""肝风""心悸"等范畴。祖国医学认为本病的发生常与情志失调、饮食失节、内伤虚损等因素有关。本病与肝、肾关系密切。基本病机则是肾阴不足、肝阳偏亢。

高血压就是患者在安静状态下以持续性动脉血压增高为主要表现的一种常见慢性病。在现代医学中将其分为原发性和继发性两类：病因不明确的，称为原发性高血压；以某一种明确而独立的疾病所引起的，则称为继发性高血压。

高血压已成为时下之常见病、高发病，并是导致心脑血管疾病发生的直接因素，也是最为常见的因素之一，对肾、心脏危害极大，常造成心、肾功能衰竭，因此高血压对人类健康已构成了严重的威胁。现代医学目前治疗高血压尚不能完全治愈，只能起到血压控制的作用，本病属于终身用药性疾病。针灸疗法对本病的施治是值得进一步深入研究与大力推广的方法之一，针灸疗法可标本兼治，具有独特的优势。

❀ 经典用穴 ❀

一、经典单穴

1. 人迎

操作方法：取用双侧穴位，常规消毒，避开动脉直刺 0.5~0.8 寸，得气后留针 5~10 分钟，不施以手法，每日 1 次，10 次为 1 个疗程。

注解：人迎为足阳明胃经与足少阳胆经之交会穴，本穴具有调气血、通经络、利咽喉的作用，本穴对血压具有双向调节作用，既能调节高血压也能调节低血压，是调节血压的特效穴。

2. 头维

操作方法：取用双侧穴位，常规消毒，以针尖 30°方向向后斜刺 2~2.5 寸，针刺入帽状腱膜下，得气后，施以快速捻针 3 分钟左右，每次留针 30 分钟，每 10 分钟按照以上方法行针 1 次，每日或隔日 1 次，7 次为 1 个疗程。

注解：针刺本穴主要针对血压较高的患者，或血压突然升高的情况，本穴为足阳明胃经与足少阳胆经之交会穴，针刺本穴可起到疏风清热、清头明目的作用，因此能够迅速使血压下降。

3. 曲池

操作方法：取用双侧穴位，常规消毒，直刺 1~1.5 寸，得气后，施以捻转或提插泻法，每次留针 30~40 分钟，每 10 分钟行针 1 次，每日 1 次，15 次为 1 个疗程。

注解：曲池为手阳明大肠经之合穴，阳明经多气多血，针刺本穴可摄纳阳明气血，使血压下降，平亢肝阳之盛，降逆之邪火，故能起到平肝潜阳、定眩降压的作用。

4. 太阳

操作方法：取用双侧穴位，常规消毒，用一次性刺血针头点刺放血，加拔罐，使之出血 3~5mL，每周 1~2 次，7 次为 1 个疗程。

注解：太阳为重要的经外奇穴，临床作用极为广泛，具有疏散风热、清头明目之效，通过点刺放血，可起到很好的泻热祛邪、疏风通络的作用，因此可使血压迅速下降。

5. 大椎

操作方法：常规消毒，直刺 1~1.5 寸，得气后，在针柄上放置上一酒精棉球并点燃，扣拔上火罐留针罐 20 分钟，隔日 1 次，10 次为 1 个疗程，每疗程间休息 1 周，一般 3 个疗程可使血压恢复正常。

注解：大椎为诸阳经之交会，是气血运行的枢纽，具有调理气血的功效，本穴对降低血压有很好的效果。

6. 太冲

操作方法：双侧取穴，常规消毒，向涌泉方向针刺 0.5~0.8 寸，得气后，施以泻法，每次留针 20~30 分钟，每 5~10 分钟行针 1 次，每日 1 次，10 次为 1 个疗程。

注解：高血压与肝关系密切，尤其初期病因多在肝，其发病常因素体阳盛，肝阳上亢；或郁怒伤肝，耗伤阴血；或肝肾阴亏，肾精不足，水不涵木，阴虚阳亢；或抑郁恼怒，气随痰阻，痰随气生，上扰清空，均可导致本病。太冲为肝经之原穴，"五脏有疾，应取之十二原"。太冲其性下降，善于疏峻开导，既能平肝息风、清热降逆，又能养血柔肝、和肝敛阴，是治疗肝之脏病、经病之要穴，因此针刺本穴既能迅速改善相关症状，而且可达到很好的降压目的。

7. 风池

操作方法：取用双侧穴位，常规消毒，向鼻尖方向针刺 0.8~1 寸，得气后，施以中度捻转手法 1~3 分钟，每次留针 30 分钟，每 10 分钟行针 1 次，每日 1 次，7 次为 1 个疗程。

注解：风池为足少阳胆经与手少阳经、阳维脉、阳跷脉之交会，针刺风池可有疏风解表、平肝潜阳、健脑宁神、清利头目的作用。

二、经典对穴

1. 曲池与丰隆

操作方法：

曲池：取用双侧穴位，常规消毒，直刺 1~1.5 寸，得后施以捻转或提插泻法。

丰隆：取用双侧穴位，常规消毒，直刺 1~2 寸，得气后，施以较强的泻法。

每次留针 30~40 分钟，每 10 分钟行针 1 次，每日或隔日 1 次，10 次为 1 个疗程。

注解：曲池为手阳明大肠经之合穴，具有清泻阳明之邪热、疏通气血的作用；丰隆为足阳明胃经之络穴，其性能通能降，引邪热从阳明而下行。高血压的发生多因阳明之邪热所致，故取用手足阳明经之曲池、丰隆伍用治疗，可降逆之邪火，在临床所用十分有效。本穴组主要用于实证之高血压。

2. 百会与太冲

操作方法：

百会：常规消毒，沿皮向后针刺 0.3~0.5 寸，得气后，施以快速捻转 1 分钟，每分钟捻转 200 次以上。

太冲：取用双侧穴位，常规消毒，直刺 0.5~0.8 寸，得气后，施以泻法。

每次留针 30~40 分钟，每 10 分钟行针 1 次，每日或隔日 1 次，10 次为 1 个疗程。

注解：百会居于人体最高之处，头顶之上，为督脉之穴，具有醒脑开窍、升阳益气、镇静安神、平肝息风、清头散风等作用；太冲为肝经之输穴、原穴，具有平肝调肝、潜阳息风、理气调血之作用。二穴伍用上下相配，可起到降逆气、平肝阳、息肝风之效，对高血压症状的缓解及血压的降低皆有显著疗效。

3. 风池与涌泉

操作方法：

风池：取用双侧穴位，常规消毒，针尖向鼻尖方向针刺 0.5~0.8 寸，得气后，施以较强的平补平泻法。

涌泉：取用双侧穴位，常规消毒，直刺 0.5~0.8 寸，得气后，施以较强的平补平泻法。

每次留针 20~30 分钟，每日 1 次，7 次为 1 个疗程。

注解：本穴组配伍可用于肝肾阴虚，虚火上炎而致的高血压，二穴伍用，一上一下协同运用，使平肝潜阳、镇静安神、通络止痛之效益彰。

4. 百会与涌泉

操作方法：

百会：常规消毒，沿皮向后针刺 0.3~0.5 寸，得气后，施以快速捻转 1 分钟，每分钟捻转 200 次以上。

涌泉：取用双侧穴位，常规消毒，直刺 0.5~0.8 寸，得气后，施以较强的手法。

每次留针 30 分钟，每 10 分钟行针 1 次，每日 1 次，10 次为 1 个疗程。

注解：百会在人体最高处，头顶之上，具有升的特性；涌泉在人体最低处，在脚心，具有降下之特效。二穴伍用，一上一下，一升一降，升降协合，滋肾平肝、潜阳降压之力故而增强，主要用于阴虚阳亢之高血压，针之不仅使血压迅速下降，而且其相关症状也随之而消。

5. 太溪与太冲

操作方法：

太溪：取用双侧穴位，常规消毒，直刺 1~1.5 寸，得气后，施以补法。

太冲：取用双侧穴位，常规消毒，直刺 0.5~0.8 寸，得气后，施以泻法。

每次留针 30 分钟，每 10 分钟行针 1 次，每日 1 次，7 次为 1 个疗程。

注解：太溪为肾经之原穴，太冲为肝经之原穴，二穴伍用为原原配穴法，太溪补之，可起到滋阴补肾的作用，太冲泻之可起到平肝潜阳的作用。二穴伍用，一补一泻，相互制约，起到滋阴降火、清上安下之效，故而使血压有效下降。本组穴位主要用于阴虚火旺、肝阳上亢而致的高血压患者。

6. 曲池与太冲

操作方法：

曲池：取用双侧穴位，常规消毒，直刺 1~1.5 寸，得气后，施以平补平泻法。

太冲：取用双侧穴位，常规消毒，向涌泉方向斜刺 0.5~0.8 寸，得气后，小幅度捻转加震颤手法。

每次留针 20~30 分钟，每 5 分钟行针 1 次，每日 1 次，10 次为 1 个疗程。

注解：曲池为手阳明大肠经之合穴，善于调气，阳明经多气多血，具有调和气血、通经活络之效；太冲属足厥阴肝经之输穴、原穴，善于调血，用之则能平肝息风，清热降逆，又能养血柔肝，和肝敛阴。二穴伍用，一上一下，气血同调，相互协同，其降压则能效如桴鼓。

三、经典多穴

百会、风池、人迎、曲池、合谷、太冲、三阴交

配穴：肝火亢盛者，加行间、侠溪；阴虚阳亢者，加太溪、行间；痰湿壅盛者，加丰隆、中脘；气虚血瘀者，加足三里、气海、膈俞；阴阳两虚者，加太溪、肾俞；眩晕头痛者，加太阳、印堂；心悸者，加神门、内关。

操作方法：人迎避开动脉直刺 0.5~0.8 寸，每次留针 10 分钟；太冲向涌泉方向针刺；余穴常规针刺；肝火亢盛者，可于太冲、百会点刺放血；痰湿壅盛者，可于丰隆处瘀络点刺放血；气虚血瘀者，可在膈俞点刺放血，并于足三里、气海施灸；阴阳两虚者，于太溪、肾俞加灸。每次留针 30~40 分钟，每日或隔日 1 次，10 次为 1 个疗程。

注解：百会居于巅顶之上，与诸阳相会，并与肝经相交，针之清泻诸阳之

气，平肝降火；风池处于颈部，针之可疏调头部之气机，平肝潜阳；人迎为调节血压之特效穴，用之十分灵验；曲池为手阳明大肠经之合穴，具有调和气血、通经活络之效；合谷与太冲为开四关之用，可起到调节气血、平冲降逆、理气降压的作用；三阴交为足之三阴之交会，可调和肝脾肾，以治其本。

小结

高血压已成为时下临床常见病、高发病，且是诸多心脑血管疾病直接诱发因素，目前现代医学对其尚无根治的方法，因此寻求一种根本的施治方法为当务之急。针灸疗法可谓是一种较为理想的方法，尤其是对于早期高血压的治疗尤为关键，治疗时间越早其疗效越佳，对于中早期患者可完全停药且使血压恢复到正常，对于病程较长血压较高的患者可有效预防并发症的发生，能减少用药量。

针灸治疗的关键必须合理地辨证，病证结合，多方法配合，如根据每个患者病证的基本情况可配合刺血疗法、艾灸疗法、贴敷疗法等，坚持施治，合理生活起居，可达到有效治疗目的。对于已服用降压药的患者，在针灸治疗时不可突然停药，应根据血压的变化逐渐合理减少用量，甚至可将药物完全停用，之会再继续巩固施治一定的时间，确保不复发。

第九节　低血压

概述

低血压是指血压持续低于 90/60mmHg（1mmHg＝0.133kPa），常伴有头晕、头昏、心悸、乏力甚至晕厥等症状。现代医学将低血压分为体质性、体位性和继发性三类，临床中以体质性低血压最为常见。

低血压之病名为现代医学之名称，在祖国医学中没有与之完全相应的病名，可归属于祖国医学中的"眩晕""头痛""虚劳""气虚""劳倦"等疾病范畴。祖国医学认为，本病的发生与禀赋不足、久病体虚、毒物所伤等因素有关。本病主要涉及心、脾、肾。基本病机是气血虚弱。

针灸治疗低血压有较好的作用，简单易操作，无任何不良反应，并能较快地达到治疗目的。

经典用穴

一、经典单穴

1. 人迎

操作方法：双侧取穴，常规消毒，避开动脉针刺 0.5~0.8 寸，得气后，施以小幅度的捻转补法，持续 1 分钟，留针 20~30 分钟，每日 1 次，7 次为 1 个疗程。

注解：人迎为足阳明胃经之穴，且与足少阳交会，功善调气血、通经络、利咽喉。足阳明多气多血，针刺可起到调补气血的作用。人迎对血压具有双向调节作用，是调理血压之特效穴。

2. 百会

操作方法：常规消毒，针与皮肤成 15°向前平刺 1~1.5 寸，得气后，施以顺时针捻转手法 1 分钟，每次留针 30 分钟，每日 1 次，10 次为 1 个疗程。若配合艾灸，其效更佳。

注解：百会属督脉经穴，且是三阳经、足厥阴之交会，本穴具有升阳固脱、醒脑开窍、镇静安神、清头散风等作用，针灸百会可对低血压起到很好的调节作用，对其症状改善也有立竿见影的效果。

3. 气海

操作方法：施以温和灸，每次 30 分钟，每日 1 次，10 次为 1 个疗程。

注解：气海为元气所生之处，低血压发生的病机主要是气虚或阳虚，升举鼓动无力，清阳不能上升，脑失所养而发病。因此对气海施灸则为对证治疗，艾灸气海具有益气助阳、扶正固本、培元补虚之功效，所以艾灸气海有极佳的疗效。

二、经典对穴

1. 涌泉与足三里

操作方法：

涌泉：双侧取穴，常规消毒，直刺 0.3~0.5 寸，并配合灸法，施以温针灸或温和灸 20~30 分钟。

足三里：双侧取穴，常规消毒，直刺 1~2 寸，并配合温针灸 20~30 分钟。

每次留针 30~40 分钟，每日 1 次，7 次为 1 个疗程。

注解：涌泉为足少阴肾经之井穴，为回阳九针之一，具有通关开窍、醒脑安神、镇静安神、滋阴泻火、引火归元之效；足三里为足阳明胃经之合土穴、胃腑之下合穴，土中之真土，回阳九针之一，四总穴之一，自古被推崇为百病皆治之要穴，具有健脾和胃、扶正培元、调补气血、通经活络的作用。二穴伍用，一泻一补，相互制约，相互为用，补不恋邪，泻不伤正，强心升压，尤其对于急性血压降低，可有立效之作用。

2. 素髎与内关

操作方法：

素髎：常规消毒，向上斜刺 0.1~0.3 寸，施以较强的平补平泻法。

内关：双侧取穴，常规消毒，针刺 0.5~1 寸，施以平补平泻法。

每次留针 30 分钟，每日 1 次，7 次为 1 个疗程。

注解：素髎属督脉，鼻为肺窍，肺于色为白，白为素色，故名为"素"也。督脉气血在此液化而降，故素髎最善除湿而降浊，湿除浊降而清气自生；内关为手厥阴心包经之络穴，八脉交会穴之一，通于阴维脉，具有宽胸理气、宁心安神、和胃降逆、理气活血、疏通经络等诸多功效。二穴伍用，并走于上，心肺同治，宣肺行气，强心升压，回阳救急功能故而增强。

3. 人迎与百会

操作方法：

人迎：双侧取穴，常规消毒，避开动脉直刺 0.5~0.8 寸，施以小幅度捻转手法，每次行针 1 分钟，每次留针 20 分钟。

百会：施以温和灸，每次灸 20 分钟。

每日 1 次，7 次为 1 个疗程。

注解：人迎为调节血压之特效穴，百会具有补阳益气之作用，通过针与灸结合，相互协同，标本兼治，升压作用显著。

三、经典多穴

百会、气海、足三里、心俞、脾俞、肾俞

配穴：心脾两虚者，加三阴交、神门；心肾阳虚者，加内关、关元；阳气虚脱者，加神阙、关元。

操作方法：诸穴可以单独施以灸法，也可以针灸并用，施以温针灸；背俞穴直刺不宜过深，宜向脊柱方向斜刺；余穴常规针刺。每日或隔日 1 次，艾灸时分为两组交替运用，一般每穴灸 20~30 分钟。

注解：百会穴属督脉，在头顶之上，具有补阳益气的作用；气海元气所生之处，具有补气升压之作用；足三里补中健脾，化生气血；心俞、脾俞、肾俞为诸脏之背俞穴，具有调补心、脾、肾之作用，益气养血升压。

❀ 小结 ❀

本节所谈的低血压主要针对体质性低血压，尤以女性为多见，夏季最为突出，针灸对其有很好的疗效，艾灸疗法也有很好的治疗效果，对继发性低血压也能有效改善症状。若要达到根本治疗，需要针对原发疾病施以处理。对于突发性低血压针刺可起到很好的救急功效；对于体位性低血压患者应当注意体位瞬间变化，不可过急过猛。针灸治疗当以健脾益气、补益心肾为主，以督脉、任脉及背俞为主。

体质性低血压患者平时应注意适当补充营养，合理地加强运动锻炼，运动不可过猛。

第十节　呃逆

❀ 概述 ❀

呃逆是以气逆上冲，冲动膈肌，在喉间呃呃连声，声短而频，不能自控为主要表现的病证。其临床极为常见，多突然发病，疾病之轻重相差极大，一时或偶然发生呃逆，多与饮食不当或感受风寒有关，多种疾病可引起呃逆症状的发生，若由于某些严重疾病突然出现呃逆之症，多为疾病加重之现象，常为重症之危候。

呃逆一症早在古代医学中就有相关记载，《黄帝内经》一书中称之为"哕"，并记载了相关的理论治疗。到了元代朱丹溪将本病称之为"呃"，在明代确定为"呃逆"之名称，一直沿用至今。祖国医学认为，呃逆之证有虚实之分，实者多因气痰火郁所致，虚者有脾肾阳虚和胃阴不足之别。本病的病机是胃气上逆动膈，凡上、中、下三焦诸脏腑气机上逆或冲气上逆均可动膈而致呃逆。

现代医学称其为膈肌痉挛。呃逆可以单独发生，称之为单纯性膈肌痉挛；也可以见于其他疾病中，在临床中可有多种疾病导致这一症状的发生，如胃神经官能症、胃炎、胃癌、肝硬化晚期、脑血管病、尿毒症等，皆可以导致呃逆症状的发生，临证时应当明确诊断，合理治疗。针灸疗法治疗本病具有简单易操作、作用迅速、疗效可靠的优势特点。

❀ 经典用穴 ❀

一、经典单穴

1. 攒竹

操作方法：本穴施以按压法，患者坐位或者仰卧位，先让患者深吸一口气，然后屏住呼吸，操作者用两手拇指同时按压攒竹，顺时针由轻至重施以按压，持续按压 5~10 分钟，一般呃逆即可立止。

注解：攒竹为足太阳膀胱经之穴，其治疗呃逆有特效，为临床之经验效穴，本穴治疗呃逆已成为临床治疗之共识，对早期呃逆可有特效作用。

2. 翳风

操作方法：本穴仍施以按压法，其操作方法与攒竹相同。

注解：呃逆的发生是因气机逆乱所致，三焦是水火气机运行的道路，三焦经主气所生病，翳风能畅通三焦气机，故按压三焦经之翳风可止呃逆。

3. 中魁

操作方法：取用双侧穴位，常规消毒，从近端指间关节沿皮刺向掌指关节，进针 0.1~0.3 寸，施以较强的捻转手法，留针 30 分钟，每 10 分钟行针 1 次。本穴施以灸法治疗本病更具特效，一般以麦粒灸为用，一般灸用 5~7 壮，每日 1~2 次。

注解：中魁为经外奇穴，其主要功效为降逆止呕止呃的作用，对噎膈、反胃、呕吐、呃逆等均具特效。

4. 内关

操作方法：取用双侧穴位，常规消毒，针刺 0.5~1.2 寸，得气后，施以轻度捻转泻法，每次留针 20~30 分钟，每 5 分钟行针 1 次。

注解：内关为手厥阴心包经之络穴，又是八脉交会穴之一，通于阴维脉，善治心、胸、胃之疾患，针刺本穴具有宣通上下气机、宽胸利膈、和胃降逆的作用，故针刺内关治疗呃逆极具特效。

5. 太渊

操作方法：取用双侧穴位，常规消毒，避开桡动脉，直刺 0.5~0.8 寸，得气后，施以提插捻转 1~2 分钟，每次留针 20~30 分钟。

注解：太渊为肺经之原穴，又是八会之气会。手太阴肺经起于中焦，下络大肠，还循胃口，上膈属肺。针刺太渊既可以调整肺胃的升降功能，同时可以使气机顺畅，升降有度，故而呃逆自止。其实这一运用原理早在《灵枢》已有相关描述。其载曰："黄帝曰：人之哕者，何气使然？岐伯曰：谷入于胃，胃气上注于肺，今有故寒气与新谷气，俱还入于胃，新故相乱，真邪相攻，气并相逆，复出于胃，故为哕。补手太阴，泻足少阴。"《针灸大成》中载："太渊穴主胸痹逆气，善哕。"

6. 天鼎

操作方法：取用双侧穴位，常规消毒，直刺 0.5~0.8 寸，得气后，施以泻法，每次留针 20 分钟，每 5 分钟行针 1 次。

注解：天鼎为手阳明大肠经之穴，本穴具有降逆止呃、舒肝和胃、利咽通滞的作用，因此呃逆用之即效。

二、经典对穴

1. 耳穴膈区与天突

操作方法：

耳穴膈区：取用双侧穴位，常规消毒，用短针或揿针针刺耳穴膈区。

天突：常规消毒，先直刺 0.2~0.3 寸，然后沿着胸骨柄后缘，气管前缘向下刺入 1 寸。

呃逆停止后留针 10 分钟即可取针。

注解：膈肌痉挛的根本原因是气机逆乱冲动膈肌，耳穴膈区是膈肌之反应点；天突主上气咳逆咳喘、喉痹、呕吐等症，善降肺胃之气，宽胸利膈而止呃。与耳穴伍用，则是耳穴与体针有效结合，经络理论与反射区学说结合运用，有相得益彰之妙，其效卓著，立竿见影。

2. 太白与足三里

操作方法：

太白：常规消毒，取用双侧穴位，直刺 0.5~0.8 寸，施以平补平泻法。

足三里：常规消毒，取用双侧穴位，直刺 1~2 寸，施以平补平泻法。

每次留针 30 分钟，每 10 分钟行针 1 次，每日 1 次。

注解：太白为脾经之原穴，足三里为胃经之合穴，脾主升清，胃主降浊。二穴伍用为表里经之原合配穴法，故二穴一表一里，一升一降，一原一合，调理气机，降逆止呕、理气止痛、健脾和胃之作用极强，故对呃逆可有特效。

3. 膻中与巨阙

操作方法：

膻中：常规消毒，向下斜刺 0.5～0.8 寸，得气后，施以泻法。

巨阙：常规消毒，向下斜刺 0.5～1 寸，得气后，施以泻法。

每次留针 20～30 分钟，每 5～10 分钟行针 1 次，每日 1 次。

注解：膻中与巨阙伍用早在《百症赋》中有载，其载曰："膈疼饮蓄难禁，膻中、巨阙便针。"膻中为心包之募穴，八会之气会，具有调气降逆、宣肺化痰、宽胸通乳的功能；巨阙为任脉之穴，心之募穴，内应腹膜，上应膈肌，为胸腹之交关，分别清浊之格界，具有宽胸理气、和胃降逆、宁心安神的作用。二穴伍用可调气降逆，宽胸利膈，行气止痛作用倍增，具有协同之效。

4. 内关与公孙

操作方法：

内关：双侧取穴，常规消毒，直刺 0.5～1.2 寸，得气后，施以较强的平补平泻法。

公孙：双侧取穴，常规消毒，直刺 0.5～0.8 寸，得气后，施以平补平泻法。

每次留针 30 分钟，每 10 分钟行针 1 次，每日 1 次。

注解：内关为手厥阴心包经之络穴，八脉交会穴之一，通于阴维脉，作用于胃、心、胸，具有极强的降逆作用，为临床降逆第一穴；公孙为脾经之络穴，八脉交会穴之一，通于冲脉，"冲脉为病，逆气里急"。该穴作用于胃、心、胸，具有健脾和胃、理气化湿、调和冲脉之效。二穴运用由来已久，在《八脉交会穴歌》中言："冲脉公孙胃心胸，内关阴维下总同。"《席弘赋》曰："肚疼须是公孙妙，内关相应必然瘳。"《杂病穴法歌》言："腹痛，公孙内关尔。"可见二穴运用是古医家之长期实践经验。心包属火，脾属土，二穴为五行相生配穴。二穴伍用既是络穴相配，又是八脉交会穴伍用，均作用胃、心、胸，一上一下，母子相配，功效相合，直通上下，理气降逆，和中通腑，降逆止呃。

5. 列缺与照海

操作方法：

列缺：双侧取穴，常规消毒，向肘部方向斜刺 0.5～0.8 寸。

照海：双侧取穴，常规消毒，直刺 0.5～0.8 寸。

二穴均施以平补平泻手法，每次留针 30 分钟，每 10 分钟行针 1 次，每日 1 次。

注：本穴组已在咳嗽章节叙述，故不再赘述，其运用可参考这一章节。

6. 中脘与足三里

操作方法：

中脘：常规消毒，直刺 1~1.5 寸，得气后，施以泻法。

足三里：双侧取穴，常规消毒，直刺 1~2 寸，得气后，施以平补平泻法。

每次留针 30 分钟，每 10 分钟行针 1 次，每日 1 次。

注解：中脘为任脉之穴，且为胃之募、腑之会，作用广泛，具有调理脾胃，升清降浊之效；足三里为足阳明胃经之合穴、下合穴，具有健脾和胃、扶正培元、调补气血、疏风化湿、通经活络之效。二穴伍用，临床记载运用由来已久。如《杂病穴法歌》言："水肿水分与复溜，胀满中脘三里揣。"《行针指要歌》言："或针痰，先针中脘、三里间。"《玉龙经》载："黄疸四肢无力，中脘、足三里。"可见二穴运用治疗作用极为广泛，尤其消化系统疾病二穴常为基本用穴。二穴合用，升清降浊，一上一下，一近一远，从而起到健脾胃、促运化、理气机、降逆气、止呃逆的作用。

7. 中脘与胃俞

操作方法：

中脘：常规消毒，直刺 1~1.5 寸，得气后，施以较强的平补平泻法。

胃俞：双侧取穴，常规消毒，向脊柱方向斜刺 0.5~1 寸，施以平补平泻法。

每次留针 30 分钟，每 10 分钟行针 1 次，每日 1 次。

注解：中脘为任脉之穴，胃之募、腑之会，可治疗一切腑病，具有健脾和胃、升清降浊之效；胃俞属足太阳膀胱经，是胃气转输、输注之处，具有调中和胃、化湿消滞、补益胃气的作用。二穴伍用，前后相应，俞募相合，功效相近，作用协同，共奏和胃通腑降逆之功。

8. 攒竹与内关

操作方法：

攒竹：双侧取穴，常规消毒，向眉中或眼眶内缘平刺或斜刺 0.5~0.8 寸，得气后，施以较强的手法。

内关：双侧取穴，常规消毒，直刺 0.5~1.2 寸，得气后，施以泻法。

注解：攒竹属足太阳膀胱经，可调节气机升降出入，有降逆止呃的作用，是临床治疗呃逆之经验效穴；内关穴属手厥阴心包经之络穴，八脉交会穴之一，通于阴维脉，具有宽胸理气、和胃降逆、宁心安神的作用。二穴合用，可起到和胃降逆止呃之效。

三、经典多穴

天突、中脘、足三里、内关、膻中、膈俞

配穴：胃寒积滞者，加胃俞、神阙；胃火上逆者，加内庭、天枢；胃阴不足者，加三阴交、胃俞；肝气郁滞者，加期门、太冲。

操作方法：常规消毒，天突先直刺 0.2 寸，再沿着胸骨柄后缘直刺 1 寸；膻中向下平刺 0.3~0.5 寸；膈俞直刺不宜过深；余穴常规针刺。

注解：本穴组主要用于呃逆已久之慢性患者。天突位于咽喉，利咽止呃之要穴；中脘、足三里和胃降逆，用于一切胃气上逆动膈之疾；内关为心包经之络穴，且为八脉交会穴之一，通于阴维脉，具有宽胸利膈、畅通三焦气机的作用，为降逆之首选穴；膻中为心之募穴，八会之气会，功善理气降逆，使气调则呃止；膈俞为膈肌之背俞穴，其病因皆是冲动膈肌而致痉挛，针刺膈俞利膈而止呃。

❀ 小结 ❀

呃逆一证在祖国医学中记述甚早，早在《黄帝内经》中已有明确的记载，并在多个章节述及到本病。如《灵枢·口问》载："人之哕者，何气使然？……谷入于胃，胃气上注于肺，今有故寒气与新谷气，俱还入于胃，新故相乱，真邪相攻，气病相逆，复出于胃，故为哕。补手太阴，泻足少阴。"之后诸多的针灸医籍均涉及了本病的相关治疗，古医家为此积累了丰富的经验，成为针灸之优势病种。本病治疗方法多，特效用穴多，如攒竹、翳风、内关、膈俞、膻中、中魁等穴均可获得显著疗效，甚或趁患者不注意猛地惊吓一下患者也能对一般性呃逆有显著疗效。现代针灸临床也总结了多种有效穴方、多种穴位刺激方法（如常用的体针、艾灸、指针、耳针、眼针等），且都获得了较为满意的疗效。

导致呃逆的原因众多，现代医学统计发现，目前有 100 种以上疾病可导致反复或持续性呃逆，因此其疗效因疾病的不同差异性极大。针灸对非器质性的呃逆有显著的疗效，具有取穴少、见效快的优势特点，且多能立竿见影；对器质性病变引起的呃逆也有较好的作用；重症所引起的呃逆多是疾病之危候，这是胃气将绝的表现，对此预后较差，需要高度注意。

第十一节　呕吐

概述

呕吐是指胃气上逆，迫使胃内容物从口吐出的一种常见病证。在古代医学中将有声有物的称为呕，有物无声的称为吐，有声无物的称为干呕。祖国医学认为，呕吐的发生主要是因外邪犯胃、饮食不节、情志失调、体虚劳倦等因素而致，其病位在胃，与肝、脾关系密切，基本病机是胃失和降、胃气上逆。

在现代医学中根据发病机制将其分为了反射性呕吐、中枢性呕吐、周围性呕吐及神经官能性呕吐四类；根据病因及常见疾病又分为了消化道器质性梗阻呕吐、消化道感染性疾病呕吐、身体功能异常呕吐、脑神经系统疾病呕吐及中毒呕吐五类。常见于胃神经官能症、急慢性胃炎、功能性消化不良、胃肠梗阻、胆囊炎、胰腺炎等疾病。针灸治疗主要针对某些消化系统性呕吐、神经官能性呕吐及妊娠性呕吐。

经典用穴

一、经典单穴

1. 尺泽

操作方法：取用双侧穴位，常规消毒，在穴区周围找怒张瘀络点刺放血，出血不畅者加拔罐使之出血，每日 1 次。

注解：尺泽为肺经之合穴，合主逆气而泄，又为本经之子穴。手太阴肺经起于中焦，下络大肠，还循胃口，上膈属肺。针刺尺泽穴既可以调整肺胃的升降功能，同时又可以使气机顺畅，升降有度，故呕吐而止。尤其对急性呕吐极效，可有血出立效的作用。

2. 内关

操作方法：取用双侧穴位，常规消毒，直刺 0.5~1 寸，得气后，施以较强的手法，每次留针 20~30 分钟，每 5~10 分钟行针 1 次，每日 1~2 次。

注解：内关为心包经之络穴，且为八脉交会穴之一，通于阴维脉，本穴宽胸理气、和胃降逆作用极为强大，是治疗降逆之要穴，故对呕吐极效。

3. 足三里

操作方法：取用双侧穴位，常规消毒，直刺 1~2 寸，得气后，施以较强的平补平泻法，每次留针 30 分钟，每 5 分钟行针 1 次，每日 1~2 次。

注解：足三里为足阳明胃经之合土穴，胃腑之下合穴，土中之真土，经气之枢纽，具有升清降浊之功，化积行滞之力，故针之治疗呕吐甚效。

4. 涌泉

操作方法：取用双侧穴位，常规消毒，直刺 0.5~0.8 寸，得气后，施以泻法，每次留针 20 分钟，每 5 分钟行针 1 次，每日 1 次。

注解：本穴为足少阴肾经之井穴，其性降泻，故有滋阴泻火、引火归元之能，治疗呕吐故效。

5. 肩井

操作方法：取用双侧穴位，常规消毒，针刺 0.5 寸左右，不可过深，防止刺入胸腔。得气后，施以较强的泻法，每次留针 20 分钟，每 5 分钟行针 1 次，每日 1 次。

注解：肩井为足少阳胆经之穴，并与手少阳、足阳明、阳维脉交会。针刺肩井穴清热泻胆，和胃降逆，故针刺本穴治疗呕吐效佳。

二、经典对穴

1. 内关与公孙

操作方法：

内关：取用双侧穴位，常规消毒，直刺 0.5~1 寸，得气后，施以较强的平补平泻法。

公孙：常规消毒，取用双侧穴位，直刺 0.5~0.8 寸，得气后，施以较强的平补平泻法。

每次留针 30 分钟，每 10 分钟行针 1 次，每日 1 次。

注：本穴组已在呃逆章节叙述，故不再赘述，其运用可参考这一章节。

2. 金津与玉液

操作方法：常规消毒，取用二穴处舌系带两侧瘀滞静脉点刺放血，使瘀血尽出。

注解：二穴是临床常用的点刺放血用穴，点刺放血可清心火、泻胃热、通瘀滞、降逆气。因此可治疗呕吐，尤其适于急性呕吐患者。

3. 中脘与足三里

操作方法：

中脘：常规消毒，直刺1~1.5寸，得气后，施以较强的平补平泻法。

足三里：取用双侧穴位，常规消毒，直刺1~2寸，施以较强的平补平泻法。

每次留针30分钟，每10分钟行针1次，每日1~2次。

注：本穴组已在呃逆章节叙述，故不再赘述，其运用可参考这一章节。

4. 足三里与内庭

操作方法：

足三里：取用双侧穴位，常规消毒，直刺1~2寸，得气后，施以补法。

内庭：取用双侧穴位，常规消毒，直刺0.3~0.5寸，得气后，施以较强的泻法。

每次留针30分钟，每10分钟行针1次，每日1~2次。

注解：二穴均为足阳明胃经之穴，足三里为胃经之合穴、胃腑之下合穴，内庭为足阳明胃经之荥穴，二穴伍用为本经配穴运用法。最早可见于《千金十一穴歌》，其言："三里、内庭穴，肚腹妙中诀。"《杂病穴法歌》言："泄泻肚腹诸般疾，三里内庭功无比。"更有《马丹阳天星十二穴治杂病歌》言："三里、内庭穴……治病如神灵，浑如汤泼雪。"二穴治疗作用甚广，足三里以补为用，内庭以泻为用，一补一泻，相互制约，疏调阳明经气，和胃降逆，清热化湿，止痛止吐功效卓著。

5. 内关与涌泉

操作方法：

内关：取用双侧穴位，常规消毒，直刺0.5~1寸，得气后，施以大幅度捻转手法，每次留针30分钟，每10分钟行针1次，每日1次。

涌泉：施以灸法，双侧取穴，用悬灸法艾灸20~30分钟。

注解：内关为降逆止呕第一穴，作用极强；涌泉为足少阴肾经之井穴，有苏厥开窍、降逆止呕的作用，通过艾灸涌泉加强了降胃气之效。二穴一针一灸，针灸配用，协同功效加强，故对呕吐作用效强。

6. 内关与足三里

操作方法：

内关：双侧取穴，常规消毒，直刺0.5~1.2寸，得气后，施以泻法。

足三里：双侧取穴，常规消毒，直刺1~2寸，得气后，施以平补平泻法。

每次留针30分钟，每10分钟行针1次，每日1~2次。

注解：内关为手厥阴心包经之络穴，八脉交会穴之一，通于阴维脉，具有和胃降逆的功效，为临床治疗气机上逆的第一要穴；足三里为胃经之合穴、胃腑下合穴，具有升清降浊、疏理胃气的作用。内关以清上、行气止痛为要，足三里则以安下、以和胃止痛为要。升降结合，清上安下，其效尤著。

三、经典多穴

中脘、足三里、内关、公孙

配穴：外邪犯胃者，加外关、合谷；饮食停滞者，加梁门、下脘；肝气犯胃者，加期门、太冲；痰饮内停者，加丰隆、阴陵泉；脾胃虚寒者，加脾俞、神阙；胃阴不足者，加三阴交、太溪。

操作方法：诸穴常规刺，每次留针 30 分钟，每 10 分钟行针 1 次，每日 1~2 次。

注解：中脘、足三里、内关是治疗各种胃病之基本方，被称为"胃三针"，此三穴合用可起到通降胃气、和胃止呕的作用。公孙为脾经之络穴，八脉交会穴之一，通于阴维脉，具有健脾和胃、调和冲脉功能，与内关合用其效协同，加强了通滞降逆之功。

❀ 小结 ❀

呕吐是多种疾病所导致的一个常见症状，原因复杂，在治疗时一定明确诊断。针灸治疗呕吐具有很好的疗效，既有明显的止吐之效，又无不良反应，可谓是治疗之佳法。对于药物反应、妊娠反应、术后呕吐、化疗反应、晕车晕船等引起的呕吐皆有较好的疗效，对于某些器质性疾病而致的呕吐，针灸也能有效地缓解呕吐症状，可参阅本篇施治。针灸对急性呕吐多能起到立效，尤其刺血疗法极佳，对于食入即吐难以服药者针灸可谓是首选之法，临床常以内关、尺泽最为常用。

第十二节　胃痛

❀ 概述 ❀

胃痛又叫胃脘痛，是指肚脐以上，剑突心口以下部位的上腹部疼痛。在古代医学中多称为"心痛""心下痛"。如《素问·六元正纪大论》载："木郁之发……民病胃脘当心而痛。"但应与"真心痛"相鉴别，真心痛属于心脏病，如《黄帝内经》中载："真心痛，手足青至节，心痛甚，旦发夕死，夕发旦死。"

祖国医学认为，胃痛发生的主要原因与寒邪犯胃、饮食伤胃、情志不畅和脾胃素虚等有关。病位在胃，与肝、脾关系密切。基本病机则是胃气失合、胃络不通或胃失温养。

胃痛可见于现代医学中的多种疾病，如急慢性胃炎、急慢性消化性溃疡、胃癌、胃神经官能症、胃下垂、胆囊炎、胆石症、胰腺炎等，均常以胃痛为主症。

经典用穴

一、经典单穴

1. 梁丘

操作方法：取用双侧穴位，常规消毒，直刺 1~1.5 寸，得气后，施以较强的捻转提插手法，每次留针 20~30 分钟，每 5~10 分钟行针 1 次。

注解：梁丘属足阳明胃经之郄穴，郄穴善治急证，阳经郄穴善治痛证，因此梁丘治疗胃痛效佳，主要针对急性胃痛。

2. 至阳或灵台

操作方法：至阳或灵台施以手指按压法，患者俯卧位，将拇指放于至阳或灵台，行圆圈状按揉，用力要垂直朝向腹部方向，用力大小以患者耐受为度，按压时嘱患者施以缓慢而深长的腹式呼吸，一般使疼痛消失再按压 1~2 分钟即可。

注解：多数急性胃痛患者在此部位会出现明显的压痛反应点，因此用之极效，临床应以按压疼痛点为治疗点。

3. 胃俞

操作方法：取用双侧穴位，常规消毒，针与皮肤成 15°~30° 向脊柱方向斜刺 0.5~1.5 寸，得气后，施以平补平泻手法，留针 30 分钟，每 10 分钟行针 1 次，每日 1 次，10 次为 1 个疗程。

注解：胃俞为胃的背俞穴，内应于胃腑，具有疏通经络、调节脏腑功能，针刺胃俞可有健脾益胃、宽中降气、通调腑气的作用。临床主要用于慢性胃痛患者，实证可配合刺血，寒证、虚证可配合艾灸。

4. 足三里

操作方法：取用双侧穴位，常规消毒，直刺 1~2 寸，得气后，施以相应的补泻法，每次留针 20~30 分钟，每日 1~2 次。急性患者 5 次为 1 个疗程；慢性患者 10 次为 1 个疗程。

注解：足三里是全身要穴之一，四总穴之一所言的"肚腹三里留"，并是胃经之合穴、胃腑之下合穴、回阳九针之一、保健要穴之一，主治十分广泛，可有"百病莫忘足三里"之说，还有"若要身体安，三里常不干"之用。因本穴为土中之土穴，为真五行，故健脾和胃功效十分强大，可用于急慢性各种胃痛。

5. 中脘

操作方法：常规消毒，直刺 1~1.5 寸，得气后，施以平补平泻法，每次留针 20~30 分钟，每 5~10 分钟行针 1 次，每日 1~2 次。急性患者 5 次为 1 个疗程；慢性患者 10 次为 1 个疗程。

注解：中脘乃是八会之腑会，胃之募穴，胃痛是胃腑病，也是六腑病之一，六腑属阳，中脘在腹部，腹部属阴，胃痛用之则是阳病行阴，也叫"从阴引阳"之用。无论急慢性胃痛，皆可用之。

6. 公孙

操作方法：取用双侧穴位，常规消毒，直刺 0.5~1 寸，得气后，施以较强的提插捻转手法，每次留针 30 分钟，每 10 分钟行针 1 次，每日 1~2 次。

注解：公孙为脾经之络穴，又为八脉交会穴之一，具有健脾和胃、理气化湿、调和冲脉的功能，针刺之可调气机，理升降，助脾胃消食导滞，使气顺食消则痛止。早在《标幽赋》中就有"脾冷胃痛，泻公孙而立愈"的记载。

二、经典对穴

1. 中脘与足三里

操作方法：

中脘：常规消毒，直刺 1~1.5 寸，施以平补平泻法。

足三里：双侧取穴，常规消毒，直刺 1~2 寸，根据虚实施以补泻手法。

每次留针 30 分钟，每 10 分钟行针 1 次，每日 1~2 次。急性患者 5 次为 1 个疗程；慢性患者 10 次为 1 个疗程。

注：本穴组已在呃逆章节介绍，不再赘述，具体运用可参考这一章节内容。

2. 下脘与陷谷

操作方法：

下脘：常规消毒，直刺 1~1.5 寸，得气后，施以较强的平补平泻法。

陷谷：取用双侧穴位，常规消毒，直刺 0.3~0.5 寸，得气后，施以泻法。

每次留针 30 分钟，每 10 分钟行针 1 次，每日 1~2 次。急性患者 5 次为 1 个疗程；慢性患者 10 次为 1 个疗程。

注解：下脘位于胃之下口处，为任脉与足太阴经之交会，性善疏通，有消食化滞、和中理气之功；陷谷为足阳明胃经之输木穴，具有健脾化湿、理气止痛、和胃降逆之效。二穴组运用早在《百症赋》中有载："腹内肠鸣，下脘、陷谷能平。"二穴合用对腹部疾病治疗作用广泛，对肚腹病颇有良效。

3. 梁门与足三里

操作方法：

梁门：取用双侧穴位，常规消毒，直刺 1 寸，得气后，施以泻法。

足三里：取用双侧穴位，常规消毒，直刺 1~2 寸，得气后，施以平补平泻法。

每次留针 30~40 分钟，每 10 分钟行针 1 次，每日 1~2 次，10 次为 1 个疗程。

注解：梁门为胃气和膏粱之物出入之门户，主开，走而不守，功善调中和胃，而助运化，破结开瘀以消积化滞；足三里为足阳明胃经之合穴、胃腑之下合穴，临床有"肚腹三里留"之用，可治疗一切胃腑疾病。二穴均为足阳明胃经之穴，二穴一上一下，一近一远，疏经通络，化滞通腑，和胃降逆之力益增。

4. 内关与公孙

操作方法：

内关：双侧取穴，常规消毒，直刺 0.5~1.2 寸，得气后，施以较强的平补平泻法。

公孙：双侧取穴，常规消毒，直刺 0.5~0.8 寸，得气后，施以平补平泻法。

每次留针 30 分钟，每 10 分钟行针 1 次，每日 1~2 次，10 次为 1 个疗程。

注：本穴组已在呃逆章节介绍，不再赘述，具体运用可参考这一章节内容。

5. 中脘与胃俞

操作方法：

中脘：常规消毒，直刺 1~1.5 寸，得气后，施以较强的平补平泻法。

胃俞：双侧取穴，常规消毒，向脊柱方向斜刺 0.5~1 寸，得气后，施以平补平泻法。

每次留针 30 分钟，每 10 分钟行针 1 次，每日 1~2 次。

注：本穴组已在呃逆章节介绍，不再赘述，具体运用可参考这一章节内容。

6. 内关与太冲

操作方法：

内关：双侧取穴，常规消毒，直刺 0.5~1.2 寸，得气后，施以平补平泻法。

太冲：双侧取穴，常规消毒，直刺 0.5~0.8 寸，得气后，施以泻法。

每次留针 30 分钟，每 10 分钟行针 1 次，每日 1~2 次，10 次为 1 个疗程。

注解：内关为手厥阴心包经之络穴，与冲脉合于胃心胸，通阴维脉而主一身之阴络，内关五脏，上可宽胸理气、宁心安神，中可和胃降逆，下可理气活血，是治疗胃心胸气机失调诸疾之常用要穴；太冲为足厥阴肝经之输穴、原穴，为木土穴，具有疏肝和胃之效。二穴伍用为同名经之配穴，一上一下，一原一络，同气相求，作用相协，其镇痛、镇静、镇痉、理气、解郁、和胃、降逆之效倍增。

三、经典多穴

中脘、梁门、内关、公孙、足三里、胃俞

配穴：寒邪犯胃者，加梁丘、神阙；饮食伤胃者，加下脘、建里；肝气犯胃者，加期门、太冲；瘀血停滞者，加膈俞、血海；脾胃虚寒者，加脾俞、神阙；胃阴不足者，加三阴交、太溪。

操作方法：诸穴常规刺，寒证或者虚证可加用灸法，实证可在胃俞与足三里处瘀络点刺放血，远端用穴宜施以强刺激。每次留针 30~40 分钟，每 10 分钟行针 1 次。急性疼痛可每日 1~2 次，3 次为 1 个疗程；慢性胃痛可每日或隔日 1 次，10 次为 1 个疗程。

注解：中脘为胃之募，腑之会，六腑病皆可治疗，尤其胃腑诸疾更为特效，与足三里合用其效更著。中脘以和胃升清为要，足三里善消积降浊，二穴相配，理气消胀，和胃止痛之效尤为显著。内关为心包经之络穴、八脉交会穴之一，通于阴维脉，有疏利三焦、宽胸理气、和胃降逆、行气止痛之功。足三里属于足阳明经之合穴、胃腑之下合穴，具有健脾和胃、通经活络、行气消胀、理气止痛的作用。内关偏于疏调上焦气机，足三里重在调理中焦气机。内关以清上、行气止痛为要，足三里则以安下、以和胃止痛为要。升降结合，清上安下，其效尤著。公孙为脾经之络穴，八脉交会之一，通于冲脉，具有健脾和胃、理气止痛的作用，当与内关配用则成为八脉交会之运用，作用更为广泛，降逆止通之效尤为明显。梁门为治疗胃腑病之重要穴位，具有调中和胃、降逆通滞的作用，与诸穴相配使滞消腑安，胃气得通。胃俞是胃气结聚于背部之背俞穴，可治疗一切胃腑之疾，尤其对慢性胃病更为特效。

🎗 小结 🎗

胃痛是诸多消化系统疾病所表现出的一个最常见的基本症状。多种疾病皆可以胃痛为主要表现症状，在这里所言的胃痛主要是指以胃部疾病而言，主要包括了急性胃痉挛、各种胃炎、消化性溃疡等疾病，一定要排除胰腺、肝胆、心肌梗死、胃出血及穿孔等相关疾病。针灸对急性胃痉挛具有特效，一般多能针之立效，对于慢性胃痛（包括现代医学所言的各种慢性胃炎及消化性溃疡）若能辨证准确，组方合理，手法得当，坚持施治也有较好的作用。针灸取穴常以中脘、足三里、内关为主穴，临床称之为胃三针，再根据其病因施以配穴，如积滞者加用下脘、梁门，肝郁气滞者加用太冲、期门等，寒邪者加用艾灸等。

俗语言"胃病三分需治七分靠养"，因此平时一定要正确合理地生活，饮食规律，不可暴饮暴食，戒烟限酒，辛辣寒凉等具有刺激性的食物尽量少食或不食。

第十三节　腹痛

❀ 概述 ❀

腹痛，俗称"肚子痛"，为胃脘以下、耻骨毛际以上部位发生疼痛为主症的病种。腹痛部位包括脘腹、胁腹、脐腹、少腹、小腹，由此可见腹痛包括的范围极为广泛，这是广义上的腹痛，即自上腹的胃脘部至小腹位置。广义的腹痛包括了现代医学中的胃、肝、胆、胰腺、肠道、膀胱、子宫、输卵管、输精管、阑尾、前列腺等多脏器的问题。狭义的腹痛不包括胃脘痛在内，专指自脐周以下的疼痛，也称为下腹痛，导致腹痛的原因极为复杂，主要见于现代医学中的各种炎症、肿瘤、出血、梗阻、穿孔、创伤及功能障碍等问题。根据发病的形式又分为了急性腹痛和慢性腹痛两种。

祖国医学认为，腹痛的发生与感受外邪、饮食不节、情志不畅、劳倦体虚等因素有关。其病位在腹，与肝、胆、脾、肾、膀胱、大小肠等有关。基本病机在于腹部脏腑经脉气机不通，或脏腑经脉失养。

❀ 经典用穴 ❀

一、经典单穴

1. 曲泉

操作方法：取用双侧穴位，常规消毒，直刺1~1.5寸，得气后，施以平补平泻法，每次留针 20~30 分钟，每 5~10 分钟行针 1 次。急性患者每日 1~2 次，5 次为 1 个疗程；慢性患者每日或隔日 1 次，10 次为 1 个疗程。

注解：曲泉为足厥阴肝经之合穴，具有疏肝、清肝、养肝之功，无论肝之虚证与实证皆能治之。本穴主要用于少腹疼痛，因为足厥阴肝经行于小腹两侧，与肝经经络所行有关。《肘后歌》言："脐腹有病曲泉针。"

2. 三阴交

操作方法：取用双侧穴位，常规消毒，直刺 1~1.5 寸，得气后，施以平补平泻，每次留针 30 分钟，每 10 分钟行针 1 次。急性患者每日 1~2 次，5 次为 1 个疗程；慢性患者每日或隔日 1 次，10 次为 1 个疗程。

注解：三阴交为脾、肝、肾三经之交会穴，既能补脾养血，又能补肾固精，滋阴养肝，是治疗男女泌尿生殖系统之常用要穴。现代临床有"小腹三阴谋"之说，也就是说小腹部有病可针刺三阴交治疗，如男女生殖系统及泌尿系统问题均在小腹部，对于此类疾病三阴交常为首选穴位。

3. 上巨虚

操作方法：取用双侧穴位，常规消毒，直刺 1~1.5 寸，每次留针 30 分钟，每 10 分钟行针 1 次。急性患者每日 1~2 次，3 次为 1 个疗程；慢性患者每日或隔日 1 次，10 次为 1 个疗程。

注解：上巨虚为大肠腑的下合穴，大肠腑病常在脐周部位出现疼痛。《灵枢·邪气脏腑病形第四》言："大肠病者，肠中切痛而鸣濯濯……当脐而痛……取巨虚上廉。"六腑病治疗原则是首取其下合穴，因此肠道疾病首选本穴治疗可有特效。

4. 下巨虚

操作方法：常规消毒，取用双侧穴位，直刺 1~1.5 寸，每次留针 30 分钟，每 10 分钟行针 1 次。急性患者每日 1~2 次，3 次为 1 个疗程；慢性患者每日或隔日 1 次，10 次为 1 个疗程。

注解：下巨虚为小肠之下合穴，小肠有疾常表现为脐下部位疼痛。《灵枢·邪气脏腑病形第四》言："小肠病者，小腹痛，腰脊控睾而痛……取之巨虚下廉。"即在这一部位出现疼痛，下巨虚故为首选穴位。

二、经典对穴

1. 足三里与三阴交

操作方法：

足三里：取用双侧穴位，常规消毒，针刺 1.5~2 寸，得气后，施以平补平泻法。

三阴交：取用双侧穴位，常规消毒，针刺 1~1.5 寸，得气后，施以平补平泻法。

每次留针 30~40 分钟，每 10 分钟行针 1 次，每日 1 次，10 次为 1 个疗程。

注解：凡针灸者皆知"肚腹三里留"之说，也就是腹部病可用足三里，这早在《黄帝内经》中就有相关记载，《灵枢·九针十二原》中载："阴阳疾者，取之下陵三里。"阴则指腹部，阳则是指六腑病，其意是说六腑病可取用足三里治疗。所以说足三里不仅治疗胃病，而且可治疗所有腑病；三阴交为足之三阴之交会穴，具有健脾、疏肝、补肾之功，有效调理脾、肝、肾三脏，尤其男女生殖系统疾病，故有"小腹三阴谋"之说。足三里善治六腑之病，三阴交善治五脏病，一阴一阳，一脾一胃，一表一里，相互协调，健脾益胃，通调气血，从而对腹部诸疾可有很好的调理作用，故疼痛自愈。

2. 天枢与上巨虚

操作方法：

天枢：取用双侧穴位，常规消毒，直刺 1~1.5 寸，得气后，施以平补平泻法。

上巨虚：取用双侧穴位，常规消毒，直刺 1~1.5 寸，得气后，施以平补平泻法。

每次留针 30~40 分钟，每 10 分钟行针 1 次，每日 1 次。急性患者 3 次为 1 个疗程；慢性患者 10 次为 1 个疗程。

注解：天枢为足阳明胃经之穴，大肠之腹募穴，其穴处为腹部之枢纽，有斡旋上下、分清理浊、职司升降之功，其特性善疏通，具有疏调肠胃、理气消滞的作用；上巨虚则为足阳明胃经之穴，大肠之下合穴，功善清热利湿，通腑化滞，调理肠胃。二穴均为足阳明经之穴，天枢为大肠之募穴，上巨虚为大肠之下合穴，因此二穴伍用为"合募配穴法"。常用于急慢性腹泻、肠痈、急慢性痢疾及便秘等而引起的腹痛腹胀。

3. 天枢与足三里

操作方法：

天枢：双侧取穴，常规消毒，直刺 1~1.5 寸，得气后，施以平补平泻法。

足三里：双侧取穴，常规消毒，直刺 1~2 寸，得气后，施以平补平泻法。

每次留针 30~40 分钟，每 10 分钟行针 1 次，每日 1 次，10 次为 1 个疗程。

注解：二穴伍用在临床也常为运用，其治疗范围要超出天枢配上巨虚，但二穴伍用与天枢和上巨虚的伍用原理基本相同，其操作也基本相同，故可参阅二穴组，不再赘述。

4. 曲池与上巨虚

操作方法：

曲池：取用双侧穴位，常规消毒，直刺 1~1.5 寸，得气后，施以泻法。

上巨虚：取用双侧穴位，常规消毒，直刺 1~2 寸，得气后，施以平补平泻法。

每次留针 30 分钟，每 10 分钟行针 1 次，每日 1 次，7 次为 1 个疗程。

注解：曲池为大肠之合穴，具有清热解表、祛风止痒、调和气血、舒筋利节、调理肠胃的作用；上巨虚为足阳明胃经之穴，且为大肠之下合穴，具有通腑化滞、调理肠胃、清热利湿的作用。二穴一为大肠之合穴，一为大肠腑之下合穴，二穴伍用具有协同之效，其清热利湿、通腑降气、行气止痛作用益彰。

5. 天枢与大肠俞

操作方法：

天枢：双侧取穴，常规消毒，直刺 1~2 寸，得气后，施以平补平泻法。

大肠俞：双侧取穴，常规消毒，直刺 1~1.5 寸，得气后，施以平补平泻法。

每次留针 30~40 分钟，每 10 分钟行针 1 次，每日 1 次，10 次为 1 个疗程。

注解：天枢属足阳明胃经，为大肠精气汇聚于腹部之募穴，是治疗大肠功能失常、腑气不通之要穴；大肠俞属足太阳膀胱经，为大肠经气输注于背部之处，是治疗大肠病之要穴。二穴均应于腹部，二穴伍用，前后相应，阴阳相合，俞募相配，以起到疏调肠腑、行气止痛之效。

三、经典多穴

中脘、天枢、关元、足三里、三阴交

配穴：饮食积滞者，加下脘、梁门；肝郁气滞者，加期门、太冲；寒邪内阻者，加神阙、气海；脐周疼痛者，加上巨虚；脐下疼痛者，加下巨虚；少腹疼痛者，加曲泉。

操作方法：一般先针刺远端穴位，后针腹部穴位，急性疼痛时施以重刺激，寒证、虚证配合灸法。急性疼痛每日 1~2 次，3 次为 1 个疗程；慢性疼痛每日或隔日 1 次，10 次为 1 个疗程。

注解：中脘为胃之募穴，位于脐上；天枢为大肠之募穴，位于脐旁；关元为

小肠之募穴，位于脐下：三穴皆为募穴，分别处于脐周，针刺三穴既可以调理腹部之气血，又能调理相应脏腑。足三里为胃经之合穴、胃腑之下合穴，可调腑止痛；三阴交为脾、肝、肾三脏交会之处，具有健脾益气、调补肝肾、调和气血、通经止痛的作用。

❀ 小结 ❀

腹痛的发生原因众多，临证时必须明确诊断，一定做到病证结合。祖国医学认为，本病主要是指脾胃肠病证，临床主要表现为胃脘至耻骨毛际部位疼痛，可分别表现为全腹痛、脐腹痛、小腹痛、少腹痛等。本病相当于现代医学中的消化不良性腹痛、胃肠痉挛、急慢性肠道疾病、急慢性胰腺炎、输尿管结石等以腹痛为主要临床症状的相关疾病。严格来说，不包括妇科、外科类疾病。若能诊断明确，辨证合理，针灸治疗腹痛则有很好的作用，尤其对于急性单纯性肠痉挛而致的腹痛，可效如桴鼓。

就其经脉来说，常与足厥阴、任脉、足太阴经、足阳明经有关，常取用中脘、天枢、足三里、上巨虚、三阴交、太冲等穴为主穴。

第十四节　泄泻

❀ 概述 ❀

泄泻即腹泻，是指排便次数增多，粪便稀薄，或者泻出如水一样。大便溏薄的则称为泄，大便如水样的则称为泻，因二者常相互转化，其病因病机相同，故统称为泄泻。泄泻与古代文献所记载的"飧泄""濡泻""洞泻""溏泻"相符。祖国医学认为，本病的发生常与饮食不节、感受寒邪、情志失调、脾胃虚弱、年老体弱等因素有关。本病病位在肠，与脾、肝、肾、胃等脏腑有关，脾失健运最为关键。基本病机是脾虚湿盛，肠道分清泌浊、传导功能失司、清浊不分，相夹而下。

泄泻一症可见于多种现代医学疾病中，其病因复杂，现代医学对此可有多种分类法。根据病理生理分类，可分为渗透性、分泌性、渗出性、吸收不良性和胃肠动力性 5 种腹泻；按照解剖部位结合病因可分为胃源性、肠源性及功能性 3 种腹泻；根据病程之长短分为了急性腹泻和慢性腹泻 2 种（超过 2 个月）。泄泻主要见于现代医学中的急慢性肠炎、功能性腹泻、吸收不良综合征、肠道菌群失调、溃疡性结肠炎等疾病，这类疾病针灸治疗皆具有较好的作用，值得临床推广运用。

❀ 经典用穴 ❀

一、经典单穴

1. 神阙

操作方法：本穴适宜灸法，常规消毒，先用食盐填满肚脐，再上置 0.3cm 厚的生姜片，将姜片中间穿数小孔，姜片上施以小艾炷，每次灸 20 分钟。急性患者每日 1 次，3 次为 1 个疗程；慢性患者每日或隔日 1 次，10 次为 1 个疗程。

注解：神阙为任脉之穴，为先天之结蒂，后天之气舍，真气之所系，功善温阳救逆，温中和胃。本穴为历代禁针之穴，是临床重要灸穴，施以艾灸，具有健脾温阳、调和气血、回阳救逆的作用。因此施灸神阙对寒证、虚证而致的腹泻具有特效。

2. 天枢

操作方法：取用双侧穴位，常规消毒，直刺 1~1.5 寸，施以提插或捻转补法，每次留针 30 分钟，每 10 分钟行针 1 次。也可以配合灸法，急性患者每日 1 次，3 次为 1 个疗程；慢性患者每日或隔日 1 次，10 次为 1 个疗程。

注解：天枢为上下腹部气机之枢纽，是水谷精微消化吸收出入的门户，故对肠胃诸疾皆有调理作用，作用十分广泛。本穴为大肠的募穴，对肠腑疾病有特效作用，急慢性腹泻皆有很好的作用。在《胜玉歌》中言："肠鸣大便时泄泻，脐旁两寸灸天枢。"《玉龙歌》也言："脾泻之证别无他，天枢二穴刺休差。"

3. 申脉

操作方法：取用双侧穴位，常规消毒，直刺 0.5~0.8 寸，得气后，施以平补平泻捻转手法，每次留针 20~30 分钟，每 5~10 分钟行针 1 次。急性患者每日 1 或 2 次，同时配合艾灸 15~20 分钟，其效更佳，3 次为 1 个疗程；慢性患者每日或隔日 1 次，7 次为 1 个疗程。

注解：本穴为足太阳膀胱经之穴，且为八脉交会穴之一，通于阳跷脉。针灸申脉既可疏通六腑，调和胃气，又能祛风散寒，化湿止痛。临床若见腹泻时在此处有按压疼痛反应，针灸用之则有特效。

4. 长强

操作方法：患者取俯卧位，充分暴露肛门，常规消毒，针尖向直肠骶骨间隙，进针 1.5~2 寸，手法以捻转为主，结合小幅度提插，施以较强的刺激，行针 1 分钟，可以出针，若再配合温和灸 20 分钟，其效更著，每日 1 次，3 次为 1 个疗程。

注解：本穴归属督脉，为督脉与足少阳、少阴之交会，且为督脉之络穴。督脉为诸阳之长，其气强盛，穴当其处，故名长强。本穴具有通调任脉、补肾壮阳、调理下焦、清热利肠的作用。针灸并用对腹泻治疗极为有效。

二、经典对穴

1. 天枢与足三里

操作方法：

天枢：双侧取穴，常规消毒，直刺 1~1.5 寸，得气后，施以补法。

足三里：双侧取穴，常规消毒，直刺 1~2 寸，得气后，施以平补平泻法。

每次留针 30~40 分钟，每 10 分钟行针 1 次。急性患者每日 1~2 次，至痊愈为止；慢性患者每日或隔日 1 次，10 次为 1 个疗程。

注：本穴组已在腹痛章节介绍，不再赘述，详细运用参考这一章节内容。

2. 天枢与上巨虚

操作方法：

天枢：双侧取穴，常规消毒，直刺 1~1.5 寸，得气后，施以补法。

上巨虚：双侧取穴，常规消毒，直刺 1.5~2 寸，得气后，施以平补平泻法。

每次留针 30~40 分钟，每 10 分钟行针 1 次。急性患者每日 1~2 次，至痊愈为止；慢性患者每日或隔日 1 次，10 次为 1 个疗程。

注：本穴组已在腹痛章节介绍，不再赘述，详细运用参考这一章节内容。

3. 命门与太溪

操作方法：

命门：常规消毒，直刺 0.5~1 寸，得气后，施以捻转补法。配以艾灸法，其效更佳。

太溪：常规消毒，取用双侧穴位，得气后，施以捻转补法。

每次留针 30 分钟，每日或隔日 1 次，10 次为 1 个疗程。

注解：命门为元气之所系，真阳之所存，针灸可补人体元阳，振奋人体之阳气，培元固本，是治疗命门火衰之要穴；太溪为肾经之原穴，功专"滋阴"，为滋阴之要穴。命门以善补肾阳为主，太溪以滋阴为要。故二穴阴阳同调，相互依赖，相互促进，以达滋阴补阳之效。

4. 天枢与神阙

操作方法：

天枢：常规消毒，取用双侧穴位，直刺 1~1.5 寸，施以捻转手法，得气后再在针柄上加用艾炷，施以温针灸，一般 30~40 分钟。

神阙：本穴施以灸法，常规消毒，先用食盐填满肚脐，然后再上置 0.3cm 的生姜片，中间穿数小孔，姜片上再放上小艾炷施灸，一般施灸 20 分钟，或使温热感透入腹内为度。

每日或隔日 1 次，10 次为 1 个疗程。

注解：天枢为大肠之募穴，善治各种肠道之疾，有疏调肠腑、消食导滞、活血化瘀、化湿和中、止泻止痛、理气通便的作用，针灸并用对肠道的调整有更强的作用；神阙温振脾阳之力强大，再加纯阳之艾灸，起到了温运脾阳、和胃理肠的作用。二穴皆在肠道所在部位，既直接疏调肠道之气血，又能温中和胃，相须为用，功效强大。

5. 天枢与大肠俞

操作方法：

天枢：双侧取穴，常规消毒，直刺 1~1.5 寸，施以平补平泻法。

大肠：双侧取穴，常规消毒，直刺 0.8~1.5 寸，施以平补平泻法。

每次留针 30 分钟，每 10 分钟行针 1 次。急性患者每日 1~2 次，至痊愈为止；慢性患者每日或隔日 1 次，10 次为 1 个疗程。

注：本穴组已在腹痛章节介绍，不再赘述，详细运用参考这一章节内容。

6. 中脘与足三里

操作方法：

中脘：常规消毒，直刺 1~1.5 寸，得气后，施以平补平泻法。

足三里：双侧取穴，常规消毒，直刺 1~2 寸，得气后，施以补法。

每次留针 30 分钟，每 10 分钟行针 1 次。急性患者每日 1~2 次，至痊愈为止；慢性患者每日或隔日 1 次，10 次为 1 个疗程。

注：本穴组已在呕吐章节介绍，不再赘述，详细运用参考这一章节内容。

7. 天枢与关元

操作方法：

天枢：双侧取穴，常规消毒，直刺 1.2~1.5 寸，得气后，施以平补平泻法。

关元：常规消毒，直刺 1~1.5 寸，得气后，施以补法。

每次留针 30~40 分钟，每 10 分钟行针 1 次。急性病每日 1~2 次，至痊愈为止；慢性患者每日或隔日 1 次，10 次为 1 个疗程。

注解：天枢穴属足阳明胃经，为大肠之募穴，具有疏肠调胃、理气消滞的作用；关元穴属任脉，小肠之募穴，为任脉与冲脉、足三阴之会，具有温肾壮阳、培元固本的作用。二穴分别为大小肠之募穴，募穴是脏腑之气所汇聚的场所，二穴伍用功专于肠腑，疏通腑气，调和胃肠。

8. 曲池与上巨虚

操作方法：

曲池：双侧取穴，常规消毒，直刺 1~1.5 寸，得气后，施以平补平泻法。

上巨虚：双侧取穴，常规消毒，直刺 1.5~2 寸，得气后，施以平补平泻法。

每次留针 30~40 分钟，每 10 分钟行针 1 次，每日 1~2 次，一般多用于急性患者，痊愈为止。

注：本穴组已在腹痛章节介绍，不再赘述，详细运用参考这一章节内容。

三、经典多穴

天枢、上巨虚、三阴交、阴陵泉、神阙、大肠俞

配穴：寒湿内盛者，加阴陵泉、关元；肠腑湿热者，加曲池、内庭；食滞肠胃者，加下脘、梁门；脾胃虚弱者，加脾俞、足三里；肾阳虚衰者，加关元、命门、肾俞；肝郁气滞者，加期门、太冲；脾气下陷者，加百会、气海；水样泻者，加水分、关元。

操作方法：神阙施以隔盐灸或隔姜灸，余穴施以常规刺，急性腹泻患者每日 1~2 次，慢性患者每日或隔日 1 次。

注解：本病病位在肠，故取其募穴天枢与背俞穴大肠俞，为经典配穴之俞募配穴。上巨虚为大肠之下合穴，合治内腑，三穴同用共调理大肠腑气；神阙处于肠道之中央，内连肠腑，故能调理肠道，无论对急慢性腹泻皆效；三阴交健脾利湿，兼调理肝肾，各种泄泻皆可用之，尤其对慢性腹泻极具特效；阴陵泉为健脾祛湿第一要穴，针之健脾而化湿。诸穴合用，标本兼治，泄泻自止。

❀ 小结 ❀

泄泻即所言的腹泻，为临床常见病，现代医学认为本病主要由细菌感染、病毒感染、食物中毒、饮食生冷、消化不良、受凉等而致。

对于慢性泄泻及功能性泄泻现代医学治疗多不理想，针灸方面具有较佳的疗效。祖国医学认为，腹泻日久，伤及脾胃；脾虚及肾，命门火衰，不能温煦脾土，更致运化失司。故临床常取：气海或气海俞以益气扶土、振奋脾阳；关元或关元俞以益命门真火；大肠俞、小肠俞、天枢、上巨虚等以分别清浊、厚肠止泻。又因久泄阳虚，清阳不升，故常加灸百会以升阳益气。诸穴相合，则运化有权，清升浊降而泄泻自止。

艾灸治疗本病具有突出的效果，尤其对慢性泄泻患者，治疗过程舒适，患者易于接受，可在临床易于推广，普遍运用。艾灸穴位则常以脐周用穴为主，如中脘、神阙、气海、关元、天枢等。治疗疗效非常满意，但需要坚持一定时间的治疗，在治疗期间注意合理饮食，忌食生冷、辛辣、不易消化之物。

第十五节　便秘

❀ 概述 ❀

便秘是指大便不通，主要表现为排便周期延长，或粪质干结，大便艰涩不畅的一种病证。在祖国医学中，可有多种相关疾病名称，如"脾约""燥结""秘结""肠结""后不利""阴结""阳结"等。祖国医学认为，本病的发生常与饮食不节、情志失调和年老体虚等因素有关。本病病位在大肠，与脾、胃、肺、肝、肾等多个脏腑有关。基本病机是大肠传导不利。

现代医学认为便秘的发生可由多种因素而致，根据发病的不同可有多种分类法。按照病程或起病方式，可分为急性便秘和慢性便秘；按有无器质性病变，分为功能性便秘与器质性便秘，此种分类用之最广，尤其在针灸临床中更适宜这一分类法；按粪块积留部位，分为结肠便秘和直肠便秘。常见于现代医学中的功能性便秘、药物性便秘、肠道激惹综合征、内分泌及代谢性疾病等。

目前现代医学对便秘仅能对症治疗，难以有效地根本治疗，针灸治疗可标本兼治，凡功能性便秘皆能起到很好的治效，是针灸临床之优势病种，值得临床广泛推广。

❀ 经典用穴 ❀

一、经典单穴

1. 支沟

操作方法：取用双侧穴位，常规消毒，直刺1~1.5寸，得气后，施以泻法，每次留针20~30分钟，每5~10分钟行针1次，每日1次，10次为1个疗程。

注解：支沟为三焦经之经穴，是临床治疗便秘之效穴，有"便秘第一穴"之称。三焦通行诸气，总司全身气机和气化，支沟通调三焦气机，疏通经络，使经气宜上导下，气机顺则腑气通，故便秘得解。

2. 天枢

操作方法：取用双侧穴位，常规消毒，直刺1~1.5寸，得气后，施以泻法，每次留针30分钟，每10分钟行针1次，每日或隔日1次，10次为1个疗程。

注解：便秘病位在肠，天枢为大肠之募穴，"阳病行阴，故令募在阴"。天枢具有双向调节作用，故治疗便秘效佳。

3. 腹结

操作方法：取用双侧穴位，常规消毒，直刺1~2寸，得气后，施以较强的捻转泻法，每次留针30分钟，每10mn行针1次，每日或隔日1次，10次为1个疗程。

注解：腹结为足太阴脾经之穴，其穴在腹部，结肠脾区附近，针刺本穴可增强脾的运化功能，腹结则是腹气结聚之处。针刺本穴可清泻大肠之热，生津润肠，调整脾胃功能，增强肠道蠕动功能，因此对便秘治疗十分特效。

4. 迎香

操作方法：施以按揉法，取用双侧穴位，用拇指或食指顶端按揉迎香穴，逐渐用力，使患者耐受为度，每次按揉100~200次，每日1次。

注解：本穴为手阳明大肠经之止穴，且为足阳明之起点，阳明经多气多血，按揉可使经气通畅，正气得以辅助，胃肠蠕动增强，故使大便而畅。

5. 承山

操作方法：取用双侧穴位，常规消毒，针尖稍向上斜刺1.5~2寸，使针感向上放散，得气后留针30分钟，每10分钟行针1次，每日或隔日1次，7次为1个疗程。

注解：承山属足太阳膀胱经，足太阳膀胱经之经别，"其一道，下尻五寸，别入于肛"。针刺承山穴能疏调膀胱经之气血，而有通经活络，理肠疗痔之功能，尤其对肛门疾病有特效。

二、经典对穴

1. 支沟与照海

操作方法：

支沟：取用双侧穴位，常规消毒，直刺 0.5～1 寸，得气后，施以泻法。

照海：取用双侧穴位，常规消毒，直刺 0.5～0.8 寸，得气后，施以补法。

每次留针 30 分钟，每 10 分钟行针 1 次，每日或隔日 1 次，10 次为 1 个疗程。

注解：《玉龙歌》言："大便秘结不能通，照海分明在足中；更把支沟来泻动，方知妙穴有神功。"支沟属三焦经之经火穴，可调理三焦气机，通腑气以助通便，为临床治疗便秘之特效穴；照海属肾经，通于阴跷脉，为滋阴养血之要穴。二穴相配，水火济济，上下呼应，使火消液足，大便自通，即为"增水行舟"之法。

2. 天枢与上巨虚

操作方法：

天枢：双侧取穴，常规消毒，直刺 1～1.5 寸，施以平补平泻法。

上巨虚：双侧取穴，常规消毒，直刺 1～2 寸，施以泻法。

每次留针 30 分钟，每 10 分钟行针 1 次，每日或隔日 1 次，10 次为 1 个疗程。

注：本穴组已在腹痛章节讲解，故不再赘述，其运用可参考这一章节相关内容。

3. 支沟与足三里

操作方法：

支沟：常规消毒，取用双侧穴位，直刺 0.5～1 寸，得气后，施以平补平泻法。

足三里：常规消毒，取用双侧穴位，直刺 1～2 寸，得气后，施以补法。

每次留针 30～40 分钟，每 10 分钟行针 1 次，每日或隔日 1 次，10 次为 1 个疗程。

注解：支沟为三焦经之经穴，三焦通行诸气，运行水液，支沟能调理诸气；足三里为足阳明胃经之合穴，土中之真土，后天精华之根，针之既能补脏腑之虚损，又能升清降浊，通上达下，消导行滞，而治气虚之便秘，合支沟以助通降之功。

4. 天枢与大肠俞

操作方法：

天枢：双侧取穴，常规消毒，直刺 1～1.5 寸，施以平补平泻法。

大肠俞：双侧取穴，常规消毒，直刺 0.8～1.5 寸，施以泻法。

每次留针 30~40 分钟，每 10 分钟行针 1 次，每日或隔日 1 次，10 次为 1 个疗程。

注：本穴组已在腹痛章节讲解，故不再赘述，其运用可参考这一章节相关内容。

5. 足三里与上巨虚

操作方法：

足三里：双侧取穴，常规消毒，直刺 1~2 寸，得气后，施以平补平泻法。

上巨虚：双侧取穴，常规消毒，直刺 1~2 寸，得气后，施以泻法。

每次留针 30~40 分钟，每 10 分钟行针 1 次，每日 1 次，10 次为 1 个疗程。

注解：足三里为足阳明胃经之合穴、胃腑之下合穴，具有健脾和胃、扶正培元、调补气血、疏风化湿、通经活络的作用；上巨虚属足阳明胃经，且为大肠之下合穴，下合穴主要治疗六腑病。《灵枢·邪气脏腑病形篇》载："合治内腑。"《素问·咳论篇》载："治腑者，治其合。"二穴伍用，通经接气，通腑降浊，调胃理肠，消积导滞，故便秘得解。

6. 承山与气海

操作方法：

承山：双侧取穴，常规消毒，直刺 1.5~2 寸，得气后，施以泻法。

气海：常规消毒，直刺 1~1.5 寸，得气后，施以补法，配用灸法其效更佳。

每次留针 30~40 分钟，每 10 分钟行针 1 次，每日或隔日 1 次，10 次为 1 个疗程。

注解：承山属足太阳膀胱经，足太阳膀胱经其经别自腘至尻，别入肛中，承山穴由此与肛相连，是治疗便秘及肛门疾患之常用要穴，具有理肠疗痔的作用；气海为任脉之穴，为生气之海，元气之所会，是治疗一切真气不足、脏器虚惫、中气下陷和下焦气机失调之要穴。二穴伍用，一上一下，一远一近，一阴一阳，一补一泻，一通一调，相辅相成，调肠理气之功益彰。

三、经典多穴

天枢、支沟、照海、上巨虚、足三里、大肠俞

配穴：热秘者，加曲池、合谷；气秘者，加中脘、太冲；虚秘者，加脾俞、气海；冷秘者，加神阙、关元。

操作方法：诸穴均常规针刺，冷秘、虚秘可用温针灸或温和灸或隔姜灸。

注解：便秘病位在肠，故取天枢与大肠俞，天枢为大肠之募穴，大肠俞大肠之背俞，二穴同用为俞募配穴，再加用下合穴上巨虚，"合治内腑"，三穴同用，可疏调大肠腑气；支沟与照海为治疗便秘之特效经验穴，支沟通泻三焦之火，照海滋补肾水以达增液行舟；大小肠皆属于胃，足三里为胃经之合穴，胃腑之下合穴，针之调理胃肠，宣通阳明腑气以通便。

৪ 小结 ৪

便秘为临床常见病症，发病率较高，目前现代医学尚无理想的方法，多以导泻药物为治，这类药物仅能起到暂时之效，且易造成依赖性。针灸治疗便秘有较好的作用，为针灸之优势病种，尤其是功能性便秘，若能辨证准确，组方合理，则能较快地达到标本兼治的目的，是便秘之有效方法。针灸取穴常以大肠之俞募穴、下合穴为主，再配以临床之经验效穴，如支沟、照海、腹结等穴，其治效极佳。

在施治期间及治疗后应当合理地生活，日常养成定时排便的习惯，杜绝在排便时久蹲的不良习惯，平时一定避免久坐，适当加强运动，饮食避免过于精细及嗜食肥甘之物，多食粗粮及蔬菜水果，适当多饮水、避免乱用药物。

第十六节　胁痛

৪ 概述 ৪

胁痛是指胁肋部位一侧或两侧出现疼痛的症状，也称为胁肋痛。导致胁痛的原因有多种，祖国医学认为，胁痛的发生常与情志不畅、跌扑损伤、饮食所伤、外感湿热、劳欲久病等因素有关。肝脉布胁肋，足少阳胆经循胁里，过季胁，胁肋部是由肝胆经络所过，故本病病位在胁肋，病变脏腑主要在肝、胆，与脾、胃、肾有关。基本病机是肝胆脉络不通或脉络失养。

胁痛若根据疼痛原因和体表部位区分，可分为体内性胁痛和体表性胁痛。体内胁痛主要见于现代医学中的肝胆脏腑疾病，如急慢性胆囊炎、胆石症、胆道蛔虫症、急慢性肝炎等；体表性胁痛主要见于肋间神经痛、肋痛、外伤等疾病。

经典用穴

一、经典单穴

1. 支沟

操作方法：取用健侧穴位，常规消毒，直刺 0.5～0.8 寸，得气后，施以提插泻法，行针时嘱患者活动其患处，每次留针 20～30 分钟，每 5～10 分钟行针 1 次，每日或隔日 1 次，7 次为 1 个疗程。

注解：支沟为手少阳三焦经之经穴，三焦通行诸气，支沟善调气，其胸胁部为足少阳胆经所行，手足少阳为同名经，同名经同气相求，因此针刺支沟治疗胁肋痛极效。正如《标幽赋》所载："胁疼肋疼针飞虎（支沟之别称）。"今人有"胁肋支沟取"之用。

2. 丘墟

操作方法：取用健侧穴位，常规消毒，针尖透向照海穴，针刺 1.5 寸，得气后，施以较强的泻法，同时嘱患者活动患处，每次留针 20 分钟，每 5 分钟行针 1 次，每日或隔日 1 次，7 次为 1 个疗程。

注解：丘墟为胆经之原穴，功善疏肝利胆，通经活络，祛风止痛，因此对于治疗胆经循行之病变具有较好的作用。

3. 阳陵泉

操作方法：取用健侧穴位，常规消毒，直刺 1.5 寸，得气后，施以泻法，同时嘱患者活动患处，每次留针 30 分钟，每 10 分钟行针 1 次，每日或隔日 1 次。

注解：阳陵泉为胆经之合穴，胆腑之下合穴，八会之筋会，针刺阳陵泉具有疏通胁肋部经气、通络止痛、理气散滞的作用，因此对胁肋痛极效。早在《杂病穴法歌》中云："胁痛只需阳陵泉。"

二、经典对穴

1. 支沟与阳陵泉

操作方法：

支沟：取用健侧穴位，常规消毒，直刺 0.5～0.8 寸，得气后，施以平补平泻法。

阳陵泉：取用健侧穴位，常规消毒，直刺 1.5～2 寸，得气后，施以平补平泻法。

每次留针 20~30 分钟，每 5~10 分钟行针 1 次，每日或隔日 1 次，7 次为 1 个疗程。

注解：支沟为三焦经之经穴，能调理本经经气；阳陵泉为胆经之合穴，主逆气而泻。三焦为气机运行之道路，主持各经气化。少阳其性冲和调畅，主调达内外，为营卫之枢。二穴伍用为同名经之配穴法，理气解郁之功甚强，对胁肋部疼痛有特效。

2. 外关与阳辅

操作方法：

外关：取用健侧穴位，常规消毒，直刺 0.5~1 寸，得气后，施以平补平泻法。

阳辅：取用双侧穴位，常规消毒，直刺 0.8~1.2 寸，得气后，施以平补平泻法。

每次留针 30 分钟，每 10 分钟行针 1 次，每日或隔日 1 次，7 次为 1 个疗程。

注解：外关为手少阳三焦经之络穴，且为八脉交会穴之一，通于阳维脉；阳辅为胆经之经穴。二穴伍用为同名经之配用，二穴一上一下，同经相应，同气相求，故作用协同，增强了通经活络、调和气血、和解少阳的作用，故对经气闭阻、气血不调而致的胁肋疼痛有显著疗效。

3. 胆俞与日月

操作方法：

胆俞：取用双侧穴位，常规消毒，向脊柱方向斜刺 0.5~1 寸，得气后，施以平补平泻捻转手法。

日月：取用双侧穴位，常规消毒，向外斜刺 0.5~0.8 寸，得气后，施以平补平泻捻转手法。

每次留针 30~40 分钟，每 10 分钟行针 1 次，每日或隔日 1 次，10 次为 1 个疗程。

注解：胆俞为胆的精气输注于背部的俞穴，日月为胆的精气输注于腹部的募穴，二穴配用，则为经典之俞募配穴法。二穴伍用其作用相合，功效增强，具有疏肝利胆、理气降逆、通络止痛的作用，对肝胆之疾而引起的胁痛可有较强的作用。

三、经典多穴

支沟、阳陵泉、期门、丘墟、日月、足三里

配穴：肝郁气滞者，加太冲、内关；瘀血阻络者，加膈俞、血海；肝胆湿热者，加阴陵泉、行间；肝阴不足者，加肝俞、太溪；恶心呕吐者，加中脘、内关。

操作方法：期门、日月注意不可直刺、深刺；丘墟透向照海；瘀血者可配合胆俞、肝俞点刺放血；余穴常规刺。每次留针30~40分钟，每10分钟行针1次，施以较强的刺激手法，每日或隔日1次。

注解：支沟为三焦经之经穴，阳陵泉为肝经之合穴、胆腑之下合穴，二穴具有通经解郁作用，是临床治疗胁痛经验之效穴；期门为肝之募穴，日月为胆的募穴，其穴均居于胁肋部，用之既可以疏泄肝胆之气机，又可以直接疏通胁肋部之气血而达止痛；丘墟为胆经之原穴，针刺透向照海，起到了清泻肝胆之火及滋水涵木之效；足三里为土中之土穴，属于真五行，具有调和气血、和胃消痞之效。

❀ 小结 ❀

胁痛是多种疾病的一个常见症状，临床根据疼痛部位的深浅分为了体表性胁痛与体内性胁痛两类，临床施治时一定先要明确。体表性胁痛部位表浅，定位明确，多为肋软骨、肌肉、肋间神经等病变所引起，如现代医学中的肋间神经痛、肋软骨炎、带状疱疹后遗神经痛、胸部的跌打损伤等均属于体表性胁痛范畴，对这一类问题针灸治疗一般多能立见速效，其病变在肝胆经，其治在肝胆经用穴为主，如支沟、阳陵泉、丘墟等穴；体内性胁痛病变多较复杂，主要见于脏腑疾病，其病位主要在肝、胆，又与脾、胃、肾有关，如现代医学中的急慢性胆囊炎、胆石症、胆道蛔虫症、急慢性肝炎等疾病，临床施治时常与黄疸一病相互参考。所以对于在临床以胁痛为主症的患者当注意鉴别诊断，明确体表性胁痛与体内性胁痛的区别，体表性胁痛以经络辨证为治，体内性胁痛以脏腑辨证为治。

第十七节 黄疸

❀ 概述 ❀

黄疸是感受湿热疫毒，肝胆之气受阻，疏泄失常，胆汁外溢所致，临床以目黄、身黄、小便黄为主要表现的肝胆病证，其中以目黄为主要特征。祖国医学认为，黄疸的发生常与感受外邪、饮食不节、脾胃虚弱等因素有关。本病病位在胆，与肝、脾、胃关系密切。基本病机是湿浊阻滞，胆汁不循常道而上犯于目，外溢肌肤，下渗膀胱。

黄疸其临床辨证有多种分类法，其中以阳黄和阴黄分类最为常用，阳黄以湿热为主，阴黄以寒湿为主。在临床也常兼有其他病证，如胁痛、胆胀、臌胀等。

黄疸在现代医学中常见于急慢性肝炎、肝硬化、肝癌、胆结石、胆囊炎、钩端螺旋体病、蚕豆病、胰腺癌、阻塞性黄疸、溶血性黄疸、肝细胞性黄疸等多种疾病。由此可见病因复杂，病证广泛，治疗棘手。

经典用穴

一、经典单穴

1. 腕骨

操作方法：取用双侧穴位，常规消毒，直刺0.3~0.5寸，得气后，施以泻法，每次留针30~40分钟，每10分钟行针1次，每日或隔日1次，15次为1个疗程。

注解：腕骨为手太阳小肠经之原穴，小肠主液所生病，分水之官，原穴为气血充盛之处，针刺腕骨穴可有清热利湿退黄的作用。本穴自古就是治疗黄疸之要穴，如《通玄指要赋》中载："固知腕骨祛黄疸。"《玉龙赋》中载："脾虚黄疸，腕骨、中脘何疑。"《卧岩凌先生得效应穴针法赋》中有"固知腕骨祛黄疸，应在至阳"之用。可见腕骨自古就是治疗黄疸之常用效穴。

2. 至阳

操作方法：常规消毒，可根据黄疸不同施以艾灸或针刺，阴黄艾灸，阳黄施以针刺，施以泻法，艾灸每次20~30分钟，针刺每次30~40分钟，每日1次，15次为1个疗程。

注解：本穴为阳气至极，"至阳赫赫"。其穴在上焦与中焦交界处，上可助胸阳以消阴翳，下可调脾脏以祛湿退黄，灸之则助脾阳以消阴黄；针刺泻之可清湿热以退黄，为治疗各种黄疸病之要穴。

3. 胆俞

操作方法：取用双侧穴位，常规消毒，向脊柱方向斜刺0.5~0.8寸，得气后，施以泻法，每次留针30~40分钟，每10分钟行针1次，每日1次，15次为

1 个疗程。

注解：胆俞为胆腑精气输注之处，内通于胆，以清泻肝胆之邪为要，针刺之清利肝胆湿热而退黄。

二、经典对穴

1. 后溪与劳宫

操作方法：

后溪：取用双侧穴位，常规消毒，直刺 0.5~0.8 寸，得气后，施以泻法。

劳宫：取用双侧穴位，常规消毒，直刺 0.3~0.5 寸，得气后，施以泻法。

每次留针 30~40 分钟，每 10 分钟行针 1 次，每日 1 次，15 次为 1 个疗程。

注解：后溪与劳宫配用治疗黄疸记载首见于《百症赋》中，其载曰："治疸消黄，谐后溪、劳宫而看。"后溪为手太阳小肠经之输穴，且通于督脉，小肠为分水之官，主液所生病，故有利湿退黄之效。《针灸大成》卷七中记载劳宫："主中风，善怒……黄疸目黄，小儿龈烂。"《外台秘要》也载有劳宫穴黄疸的治疗，其载："主热病发热……胸胁支满，黄疸目黄。"

2. 腕骨与中脘

操作方法：

腕骨：取用双侧穴位，常规消毒，直刺 0.3~0.5 寸，得气后，施以泻法。

中脘：常规消毒，直刺 1~1.5 寸，得气后，施以平补平泻法。

每次留针 30~40 分钟，每 10 分钟行针 1 次，每日 1 次，15 次为 1 个疗程。

注解：二穴治疗黄疸运用记载首见于《玉龙赋》中，其载曰："脾虚黄疸，腕骨、中脘何疑。"腕骨为手太阳小肠经之原穴，小肠主液所生病，为分水之官，原穴是气血充盛之处，针刺腕骨穴可有清热利湿退黄的作用，本穴自古为黄疸之要穴；中脘为胃之募，腑之会，具有健脾和胃、升清降浊的作用。腕骨以利湿为主、中脘以运水为要。二穴伍用，一运一利，从而起到了健脾运水、利湿退黄的作用。

3. 胆俞与阳纲

操作方法：

胆俞：取用双侧穴位，常规消毒，向脊柱方向斜刺 0.5~0.8 寸，施以泻法。

阳纲：取用双侧穴位，常规消毒，向脊柱方向斜刺 0.5~0.8 寸，施以泻法。

每次留针 30 分钟，每 10 分钟行针 1 次，每日 1 次，15 次为 1 个疗程。

注解：二穴早在《百症赋》中有载，其载曰："目黄兮阳纲、胆俞。"二穴均为膀胱经之穴，皆是胆腑之精气在背部会聚之处，二穴均以清利肝胆湿热为要，二穴相合，作用相近，功效协同，故而效宏。

4. 阳陵泉与足三里

操作方法：

阳陵泉：取用双侧穴位，常规消毒，直刺 1~2 寸，得气后，施以泻法。

足三里：取用双侧穴位，常规消毒，直刺 1~1.5 寸，得气后，施以补法。

每次留针 30~40 分钟，每 10 分钟行针 1 次，每日 1 次，15 次为 1 个疗程。

注解：阳陵泉为胆经之合土穴、胆腑下合穴；足三里为足阳明胃经之合土穴，胃腑之下合穴。二穴均为合穴、下合穴，且皆为土穴，既调理腑病，又能调经，二穴伍用，一泻一补，互为制约，相互为用，起到健脾和胃、清泻肝胆之效，从而达到退黄的作用。

三、经典多穴

日月、胆俞、至阳、阳陵泉、阴陵泉

配穴：阳黄者，加内庭、太冲；阴黄者，加脾俞、足三里；高热者，加大椎、曲池；恶心、呕吐者，加内关；大便失调者，加天枢；黄疸甚者，加腕骨。

操作方法：日月、胆俞不宜直刺、深刺，余穴常规针刺。阴黄者可加用灸法。每次留针 30~40 分钟，每 10 分钟行针 1 次，每日 1 次。

注解：日月为胆的募穴，胆俞为胆的背俞穴，二穴为俞募之配穴，阳陵泉为胆腑下合穴，三穴伍用疏调胆腑；至阳为治疗黄疸之效验穴，以宣通阳气以化湿退黄；阴陵泉为脾经之合穴，为"健脾祛湿第一穴"，使湿邪从小便而出。

❀ 小结 ❀

黄疸多为肝胆疾病所致，一般治疗较为复杂，临床施治时一定首辨阴黄与阳黄。祖国医学认为黄疸的发生主因在湿，因此利湿是根本。阳黄为湿热，则以清热利湿为原则；阴黄为寒湿，当以温中化湿为原则。治疗宜疏泄肝胆、培补脾土、标本兼顾。临床总以胆俞、日月、阳陵泉、阴陵泉、腕骨、至阳等为常用主穴，具体辨证包括：阳黄可重用内庭、太冲；阴黄重用脾俞、三阴交；热甚加大椎；恶心、呕吐加内关、中脘；便秘加天枢、支沟等。临证只要能抓住以上几点就可以达到有效治疗。针灸对急性黄疸的施治极为有效，对于慢性黄疸施治多需较长的时间治疗，针与灸配合其效更佳，尤其是阴黄更适宜艾灸疗法，因此当重用灸法，施治时可与胁痛相互参考。

第十八节 水肿

概述

　　水肿是指体内水液潴留，表现为以头面、眼睑、四肢、腹背甚至全身水肿为特征的一类病证，严重者可伴有胸水或腹水。古代又称为"水气"。祖国医学认为，水肿是全身气化功能障碍的一种症状表现，常与风邪袭表、外感水湿、饮食不节、禀赋不足、久病劳倦等因素有关。其病变脏腑主要与肺、脾、肾三脏有关。水为至阴，故其本在肾；水化于气，故其标在肺；水唯畏土，故其治在脾。祖国医学总体上将其分为阴水与阳水两大类。其本病机是肺失通调，脾失转输，肾失开合，三焦气化不利。

　　水肿在现代医学中是多种疾病的一个症状，包括：肾性水肿，见于急性肾小球肾炎、慢性肾小球肾炎、肾病综合征、继发性肾小球疾病等；心性水肿，见于右心衰竭；肝性水肿，见于肝硬化、肝癌等；营养不良性水肿；功能性水肿；内分泌失调引起的水肿，见于甲状腺功能减退等。

　　可见水肿的发生无论是祖国医学还是现代医学在理论上认识皆较为复杂，治疗上皆较为棘手，针灸对水肿也有较好的调理功效。

经典用穴

一、经典单穴

1. 阴陵泉

　　操作方法：取用双侧穴位，常规消毒，直刺1~2寸，得气后，施以泻法，每次留针30~40分钟，每10分钟行针1次，每日或隔日1次，15次为1个疗程。

　　注解：阴陵泉为脾经之合穴，脾有运化水湿之功，在五行中属水，所以针之可有健脾补肾、利水渗湿之功，在临床中有"健脾利湿第一穴"之称，可用于水肿、小便不利、黄疸等症。如《通玄指要赋》曰："阴陵能开通于水道。"《百症赋》言："阴陵、水分，去水肿之脐盈。"

2. 足临泣

　　操作方法：取用双侧穴位，常规消毒，直刺0.3~0.5寸，得气后，施以泻法，每次留针 30 分钟，每 10 分钟行针 1 次，每日或隔日 1 次，10 次为 1 个疗程。

注解：足临泣为胆经之输穴，其五行中属木，为木中之木，又为水之子穴，故泻水甚效。对其古医家早有诸多的临床运用记载，如《玉龙歌》言："两足有水临泣泻。"在《针方六集》中载曰："足临泣针入三分，可以出一身之水。"

3. 水分

操作方法：常规消毒，直刺 1~2 寸，得气后，施以泻法，每次留针 30 分钟，每 10 分钟行针 1 次，每日或隔日 1 次，15 次为 1 个疗程。

注解：本穴正当小肠上口，水谷至此而泌别清浊，是分利水湿之关键部位，水液入膀胱，渣滓入大肠，能分别入水谷之清浊，利水主水病。

4. 复溜

操作方法：取用双侧穴位，常规消毒，直刺 0.5~1 寸，每次留针 30~40 分钟，每 10 分钟行针 1 次，每日 1 次，15 次为 1 个疗程。

注解：复溜为足少阴肾经经气所行之经穴，经穴功善疏通经气，行气化水，通调水道，具有双向调节水液代谢之作用，常用于治疗肾不能化气行水致水液不循常道引起的诸疾，以达气化则水肿自消。治疗水肿历代有诸多的运用记载。如"复溜治肿如神医"。《灵光赋》曰："复溜、丰隆主风逆四肢肿。"《备急千金要方》载："肿水气胀满，复溜、神阙。"《杂病穴法歌》曰："水肿水分与复溜。"可见，复溜治疗水肿是古医家的临床实践经验之总结。

二、经典对穴

1. 足三里与阴陵泉

操作方法：

足三里：取用双侧穴位，常规消毒，直刺 1~2 寸，得气后，施以平补平泻法。

阴陵泉：取用双侧穴位，常规消毒，直刺 1~2 寸，得气后，施以泻法。

每次留针 30~40 分钟，每 10 分钟行针 1 次，每日或隔日 1 次，15 次为 1 个疗程。

注解：足三里为胃经之合穴、胃腑之下合穴，为土经之土穴，故克水作用极强；阴陵泉为脾经之合水穴，制水作用强，本穴最主要的功效为健脾祛湿，临床有"健脾祛湿第一穴"之称。二穴伍用记载首见于《杂病穴法歌》，其载曰："小便不通阴陵泉，三里泻下溲如注。"小便不利先扎阴陵泉，再扎足三里，即可见小便犹如泉水而下。二穴所用表里相合，脾胃同调，土水相制，促运化，利水湿，消水肿之功益彰。

2. 水分与复溜

操作方法：

水分：常规消毒，直刺 1~2 寸，得气后，施以泻法。

复溜：双侧取穴，常规消毒，直刺 0.5~1 寸，得气后，施以补法。

每次留针 30~40 分钟，每 10 分钟行针 1 次，每日或隔日 1 次，15 次为 1 个疗程。

注解：二穴伍用出自《杂病穴法歌》，其载曰："水肿水分与复溜。"水分重在利水，复溜重在行气化水，二穴皆为水肿之要穴。二穴伍用，一补一泻，一利一化，互相制约，补泻兼施，以达水利肿消。

3. 水分与阴陵泉

操作方法：

水分：常规消毒，直刺 1~2 寸，得气后，施以泻法。

阴陵泉：取用双侧穴位，常规消毒，直刺 1~2 寸，得气后，施以泻法。

每次留针 30~40 分钟，每 10 分钟行针 1 次，每日或隔日 1 次，15 次为 1 个疗程。

注解：二穴伍用出自《百症赋》，其载曰："阴陵、水分，去水肿之脐盈。"（注：脐盈指腹水征）。水分通过分利水湿而消肿，阴陵泉通过健脾化湿而消肿，二穴是以利湿与化湿相合为用，功效协同，作用加强，使水分速出而肿消。

4. 水分与气海

操作方法：

水分：常规消毒，直刺 1~2 寸，得气后，施以泻法。

气海：常规消毒，直刺 1~1.5 寸，得气后，施以补法。

每次留针 30~40 分钟，每 10 分钟行针 1 次，每日或隔日 1 次，10 次为 1 个疗程。

注解：水分与气海伍用治疗水肿由来已久，临床用之广泛，作用疗效确实。早在《席弘赋》记载："水肿水分兼气海，皮内随针气自消。"《针灸资生经》中也有运用记载："水肿……灸水分与气海。"水分处于腹部，为任脉之穴，以利水为主；气海也居于腹部，为任脉之穴，为气化蒸动之机，下焦诸气之所会，用之可总调下焦气机，用于一切下焦气机不调所致之症，气化则水肿自消。二穴皆为任脉之穴，且均在腹部，二穴伍用，一行气，一利水，具有相互促进、相互制约的作用，从而使利水消肿的作用倍增。

三、经典多穴

水分、水道、复溜、三焦俞、委阳、三阴交、阴陵泉

配穴：阳水者，加肺俞、列缺、合谷；阴水者，加脾俞、足三里、关元。

操作方法：诸穴常规针刺，阴水者可加用灸法。每次留针 30~40 分钟，每10 分钟行针 1 次，每日或隔日 1 次，10 次为 1 个疗程。

注解：水分、水道为利尿行水、通利水道之效穴；复溜为肾经之经穴，且为本经之母穴，对水液有双向调节作用，治疗水肿之要穴；委阳为三焦之下合穴，三焦俞为三焦之背俞，二穴伍用通调三焦气机、利水消肿；三阴交、阴陵泉皆为脾经之穴，利水渗湿。诸穴相配，水道可通，使水而下，肿胀故除。

🙴 小结 🙴

水肿的发生牵及脏腑较多。肺为水之上源，脾为水之运化之脏，肾主水，三焦为水液之通道，膀胱气化失常均与水肿有关。因此治疗较为复杂。临证施治当以首辨阴水与阳水之别，阳水属实，病位主要在肺、脾两脏，其治主要疏风利水，通调水道；阴水属虚，病位主要在脾、肾两脏，其治主要是温阳利水，健脾渗湿。临床针灸施治当针与灸并用其效更佳，阴水者尤以灸法疗效更佳。水肿期间注意减少食盐的摄入，尤其初期应吃无盐饮食，当水肿消退后可逐渐增加食盐量。

第十九节　癃闭

🙴 概述 🙴

癃闭是指小便排出困难，点滴而出，甚则小便闭塞不通为主要临床表现的病证。癃与闭是症状轻重不同的表现，病势较缓、小便不利、点滴而出为"癃"；病势较急、小便不通、欲解不得为"闭"。二者只是程度上的不同，且常相互转化，故统称为"癃闭"。祖国医学认为，本病的发生常因久病体虚、情志不畅、外伤劳损、饮食不节、感受外邪等因素有关。本病病位在膀胱，与肾、三焦、肺、脾关系密切。基本病机是膀胱气化功能失常。

癃闭证见于现代医学中各种原因所引起的尿潴留和无尿症，常见于现代疾病中前列腺增生、前列腺肥大、前列腺肿瘤、膀胱颈挛缩、膀胱肿瘤、尿道结石、产后尿潴留、术后尿潴留等疾病。

本病在祖国医学中记载甚早，早在《素问·宣明五气篇》载："膀胱不利为癃。"对于针灸治疗记载也颇多，如《针灸甲乙经》载："小便难，水胀满，出少，转胞不得溺，曲骨主之。"《针灸大成》载："转胞不溺，淋漓：关元。"从以上记载来看，古代医家针灸治疗本病，对此已积累了非常丰富的临床经验，值得临床借鉴并进一步推广运用。

经典用穴

一、经典单穴

1. 秩边

操作方法：患者取侧卧位，取双侧穴位，常规消毒，针刺一侧在上，屈膝取髋。另一侧腿伸直，针体与皮肤呈 70°~75°，针尖朝向前阴部快速刺入穴位，进针 3~4 寸，得气后，施以泻法，使针感传导至前阴部，连续行针 2~3 分钟即可出针。同样方法针刺另一侧即可，癃证每日或隔日 1 次，闭证每日 1~2 次，癃证 10 次为 1 个疗程。

注解：本穴在腰骶部，内应膀胱，为足太阳膀胱经脉气之所发，性善疏利，具有调理下焦、清利下焦湿热的特效作用，用于治疗膀胱气化失司，对于大肠传导失职之二便不利和湿热下注之阴部肿痛、痔疾具有特效。

2. 水道

操作方法：取用双侧穴位，常规消毒，针尖稍向下斜刺 1.5 寸，使针感向会阴部方向传导，施以泻法，每次行针 3 分钟，然后出针。或施以艾灸 20 分钟加强其疗效，癃证每日或隔日 1 次，闭证每日 1~2 次，癃证 10 次为 1 个疗程。

注解：水道性主通泻，善于疏通三焦气机，清泻三焦、膀胱、肾中之热气，而通经行水，尤长于通调水道，为治疗水液病之主穴，对小便不利之症极为有效，是临床特效穴位。

3. 中极

操作方法：中极治疗癃闭，根据情况可以施以毫针针刺法、指压法、艾灸法。

毫针针刺法：常规消毒，针尖稍向下斜刺 1.5 寸，使针感向前阴部方向传导，每次留针 30 分钟，每 10 分钟行针 1 次，每日 1 次。

指压法：患者仰卧位，身体自然放松，五指并拢，由轻至重施以按压，使患者耐受为度，停留 1 分钟，然后逐渐放松，再施以顺时针按揉 1 分钟，反复操作，一般操作 10 分钟，闭证者使尿液流出为度，主要用于闭证。

艾灸法：施以温和灸或者隔姜灸，每次施灸 20~30 分钟，或使患者排尿为度，急性者每日 1~2 次，慢性患者每日或隔日 1 次。

注解：中极位于下腹部，内应膀胱、胞宫、精室，为任脉经气之所发，与足之三阴交会，且为膀胱之募穴。用之则能调理下焦气血，通利膀胱气机，为治疗膀胱腑病之常用要穴。

4. 三阴交

操作方法：取用双侧穴位，常规消毒，直刺 1~1.5 寸，得气后，施以平补平泻法，每次留针 30 分钟，每 10 分钟行针 1 次，每日 1 次，10 次为 1 个疗程。

注解：三阴交为脾、肝、肾三经之交会，有通经化湿的作用，中医认为肝主疏泄，脾主运化，肾为胃之关，主司二便，若疏泄通畅，纳化正常，二便通调，则浊祛湿化。

5. 关元

操作方法：关元治疗癃闭，根据情况可以采用毫针刺、指压法或艾灸法。

毫针刺：常规消毒，针尖与皮肤夹角呈 45°向下斜刺 1.5 寸，使针感向会阴部方向传导，每次留针 30 分钟，每 10 分钟行针 1 次，每次行针 1~3 分钟，癃证、闭证皆可。

指压法：患者仰卧位，自然放松，用拇指指腹逐渐用力向下按压，至患者能忍受最大强度，拇指略旋转，反复操作 10 分钟，或使患者排尿为度，用以闭证。

艾灸法：可以温和灸或者隔姜灸，每次 20~30 分钟，闭证者以排尿为度，每日 1~2 次，癃证、闭证皆可。

注解：关元位于小腹，为任脉与足三阴之交会，且为小肠经之募穴。又为三焦之气所生之处，运用此穴，可调畅三焦气机，以助气化，又培肾固本，使肾开合有时，膀胱气化通利，故小便通畅顺利。

6. 神阙

操作方法：用葱白 2 根，食盐 20g，艾绒适量。先将食盐炒黄待温热后，备用。再将葱白洗净，捣烂成泥，压成 0.3cm 厚的薄饼。再将艾绒捻成蚕豆大小圆锥形艾炷，备 4~7 炷。将食盐填平肚脐，再将备好的薄饼放置于盐上，最后把捻制好的艾炷放在薄饼上，尖朝上点燃，当皮肤有灼痛感时，即换一新的艾炷，直到能排尿后为止。

注解：神阙位于脐中，为先天之结蒂，后天之气舍，真气之所系，功善温阳救逆，温中和胃。艾灸之加强了其温中散寒、健运脾阳的作用，从而使小便得利。

7. 至阴

操作方法：取用双侧穴位，常规消毒，直刺0.1寸，得气后，施以泻法，每次留针20分钟，或使尿液排出为止，每5分钟行针1次，每日或隔日1次，10次为1个疗程。

注解：至阴属足太阳膀胱经之井穴，是足太阳与足少阴经气交换之处，是气血流注的终点和起点，针刺至阴可疏通膀胱经之经气，通利水道，泻实祛瘀，使尿液而流畅。

8. 曲骨

操作方法：常规消毒，针尖与皮肤成30°向前阴部方向斜刺1.5~2寸，施以泻法，使针感向前阴部放散，每次留针20分钟，或能排尿为止，癃证每日或隔日1次，7次为1个疗程。

注解：曲骨为任脉与足厥阴肝经之交会穴，内应膀胱，具有调节水液代谢的作用。《针灸甲乙经》载："膀胱胀者……小便难，水胀满，出少腹转不得溺曲骨穴主之。"

二、经典对穴

1. 阴陵泉与足三里

操作方法：

阴陵泉：取用双侧穴位，常规消毒，直刺1~2寸，得气后，施以泻法，使针感向大腿内侧至会阴方向放射。

足三里：取用双侧穴位，常规消毒，直刺1~2寸，得气后，施以平补平泻法。

每次留针30分钟，每10分钟行针1次，每日或隔日1次，10次为1个疗程。

注：本穴组已在水肿章节讲解，故不再赘述，其运用可参考这一章节相关内容。

2. 中极与膀胱俞

操作方法：

中极：常规消毒，针尖与皮肤夹角成45°向下斜刺1.5寸，使针感向前阴部方向传导。

膀胱俞：取用双侧穴位，常规消毒，直刺1寸，施以平补平泻法。

每次留针30分钟，每10分钟行针1次，每日或隔1次，10次为1个疗程。

注解：中极穴属任脉，为任脉与足三阴之会，膀胱经气汇聚之募穴，位于腹部，内应胞宫、精室，具有调理下焦、通利膀胱、温补肾气、温阳化气的功效；膀胱俞归属足太阳膀胱经，为膀胱经之背俞穴，具有疏调膀胱、通利水道、温阳化气、涩精止遗的功效。中极治在"关"，职司开合；膀胱俞治在内，职司气化。二穴伍用相辅相成，俞募相配，激发膀胱经气，通利小便。

三、经典多穴

中极、三阴交、阴陵泉、委阳、膀胱俞、秩边

配穴：湿热下注者，加蠡沟、行间；肝郁气滞者，加太冲、支沟；瘀浊阻塞者，加血海、丰隆；肾气亏虚者，加肾俞、太溪；脾气虚弱者，加脾俞、足三里。

操作方法：中极针尖向下斜刺，并使针感向前阴部方向传导；秩边向水道方向透刺3寸，使针感向会阴部放散；余穴常规刺。

注解：中极为膀胱之募穴，膀胱俞为膀胱之背俞穴，二穴为俞募配穴法，用之能调理膀胱气化功能，通利小便；三阴交为足之三阴之交会穴，可调理脾、肝、肾；委阳为三焦之下合穴，可通调三焦气机，二穴合用，共助膀胱气化；阴陵泉清利下焦湿热，通利小便；秩边透向水道，疏调膀胱，通利水道，为治疗小便不利之经验效穴，用之确实。

❀ 小结 ❀

癃闭分为了癃证与闭证。闭证时需要紧急处理，此时膀胱高度充盈，针刺时宜注意针刺角度与深度，尤其施以灸法配合按压法疗效更佳，灸法不仅能提高疗效，而且还能避免针刺时的风险，同时配合在腹部（关元、中极部位）顺时针按揉或者指压法，此时一定要放松患者紧张情绪，避免过度紧张，有利于自主排尿的恢复；导致癃证的原因很多，在治疗时要明确原发疾病，坚持施治，针与灸并施其效更佳，治疗主要以调理膀胱、行气利尿为基本治则，用穴主要以膀胱及三焦之俞募为主，再配以临床相关特效穴，如秩边透水道、次髎、气海、三阴交等，可效如桴鼓。在平时宜多喝水，有尿应及时排出，防止对膀胱的刺激。

第二十节　淋证

概述

淋证是以小便频数短赤，淋漓刺痛，欲出未尽，小腹拘急或痛引腰腹为主要特征的病证。淋证实际上就是小便不利同时伴有相应的其他症状，临床有五淋证或六淋证之称。小便出血的就叫"血淋"，如现代医学中的尿路感染出血、结石出血等；泌尿系有结石的称为"石淋"，若是呈沙粒状的结石也称为"沙淋"；小便不顺畅或小便不通，伴有小便涩痛或者小腹胀满的称为"气淋"，如前列腺肥大等；小便如油浊，或呈淘米水样，称之为"膏淋"，如现代医学中的乳糜尿；小便灼热并有排尿疼痛或其他症状的称为"热淋"，如现代医学中的尿道炎、膀胱炎等；还有一种，是以上各种淋证慢性反复发作，日久不愈，每当遇劳累而诱发的淋证，称为"劳淋"。以上各种淋证可以单独发生，也可以几种并见。如肾结石的患者伴有出血，又有感染的情况，出现小便灼热，此时既有石淋，也有血淋，还有热淋之情况，临床应当综合辨证分析，分清主次，合理治疗。

祖国医学认为，本病的发生常与饮食不节、年老体弱、房劳过度、情志不舒等因素有关。本病病位在膀胱和肾，与肝脾关系密切。基本病机是湿热下焦，膀胱气化不利。

淋证可见于现代医学中的泌尿系感染、泌尿系结石、前列腺疾病、乳糜尿等疾病。

经典用穴

一、经典单穴

1. 气海

操作方法：常规消毒，针尖呈60°向下腹部斜刺1.5寸，使针感向小腹及会阴部放散，每次留针30~40分钟，每10分钟行针1次，每日或隔日1次，7次为1个疗程。

注解：《席弘赋》记载："气海专能治五淋，更针三里随呼吸。"《灵光赋》载曰："气海血海疗五淋。"气海为原气之海，具有调补下焦气机、补肾虚、益元气、振阳固精之效。其穴在小腹部，居于任脉下焦，所以其功善调理下焦，故对各种淋证特效。

2. 行间

操作方法：取用双侧穴位，常规消毒，直刺 0.5～0.8 寸，施以泻法，每次留针 30 分钟，每 10 分钟行针 1 次，每日或隔日 1 次，7 次为 1 个疗程。

注解：行间为足厥阴肝经之荥穴，又为本经之子穴，性善清泻，足厥阴肝经循股阴，入毛中，环阴器，抵小腹，与生殖及小腹联系密切，针之可行气通淋，治疗淋证。

3. 三阴交

操作方法：取用双侧穴位，常规消毒，直刺 1～1.5 寸，施以强刺激，每次留针 30 分钟，每 10 分钟行针 1 次，10 次为 1 个疗程。

注解：三阴交为脾、肝、肾三经之交会穴，脾主运化水湿，肝主疏泄，肾主水，人体水液的代谢与此三脏的功能协调有着密切的关系，故泌尿系统病证，本穴皆有很好的治效。

4. 曲骨

操作方法：针刺前先排空小便，常规消毒，向下斜刺 1～1.5 寸，得气后，施以泻法，每次留针 30 分钟，每 10 分钟行针 1 次，每日 1 次，7 次为 1 个疗程。

注解：曲骨位于下腹部，内应膀胱，穴属任脉，与足厥阴肝经之会，二脉皆循于阴部，刺之可调理二经之经气，施以泻法，以达清热利湿，故对淋证极效。

5. 精灵

操作方法：双侧取穴，常规消毒，直刺 0.5～0.8 寸，得气后，施以泻法，每次留针 30 分钟，每 10 分钟行针 1 次，每日 1 次，7 次为 1 个疗程。

注解：精灵穴为经外奇穴，在手背第 4、5 掌骨间隙后缘，腕背横纹与掌骨小头连接之中点凹陷处。本穴在三焦经上，三焦具有通行诸气、运行水液的作用，针刺本穴可起到清泻三焦之热邪，条达气机，疏通水道，改善水液代谢，因此对本病可有佳效。

二、经典对穴

1. 中封与肾俞

操作方法：

中封：取用双侧穴位，常规消毒，直刺 0.5～0.8 寸，得气后，施以泻法。

肾俞：取用双侧穴位，常规消毒，直刺 0.5～0.8 寸，得气后，施以补法。

每次留针 30 分钟，留针期间每隔 5 分钟行针 1 次，每日或隔日 1 次，10 次为 1 个疗程。

注解：中封属足厥阴肝经之穴，足厥阴肝经循股阴，入毛中，环阴器，抵小腹，为其经脉所过，针刺中封既有疏肝理气、活血止痛的作用，又有利尿排石之功；肾俞为肾之精气会聚于腰部之俞穴，具有补肾纳气、疏利膀胱气机的作用，使小便通利而起到利尿排石的作用。中封有利尿排石而有疏泄肝气之力，肾俞利尿排石而功专疏利膀胱气机，二穴伍用，气机通畅，利尿排石之功益彰。

2. 气海与三阴交

操作方法：

气海：常规消毒，针尖向下斜刺 1.5 寸，得气后，施以较强的手法，使针感向小腹及会阴部放散。

三阴交：取用双侧穴位，常规消毒，得气后，施以平补平泻法。

每次留针 30 分钟，每 10 分钟行针 1 次，若加用艾灸其效更佳，每日或隔日 1 次，10 次为 1 个疗程。

注解：二穴伍用可见于《百症赋》，其载曰："针三阴于气海，专司白浊久遗精。"气海振奋下焦气机；三阴交以调理脾、肝、肾三经气机为要。二穴伍用，总调任脉与足三阴经之经气，作用协同，具有疏下焦、利水湿、促运化、通气滞、固下元的功效，故对五淋之证效强。

3. 气海与足三里

操作方法：

气海：常规消毒，针刺 1~1.5 寸，得气后，施以较强的平补平泻法。

足三里：双侧取穴，常规消毒，直刺 1~2 寸，得气后，施以较强的平补平泻法。

每次留针 30 分钟，每 10 分钟行针 1 次，并配合艾灸其效更佳，每日 1 次，10 次为 1 个疗程。

注解：二穴伍用治疗五淋证最早记载见于《席弘赋》中，其载曰："气海专治五淋，更针三里随呼吸。"气海位居任脉之下焦，气海为原气之海，具有调补下焦气机、补肾虚、益元气、振阳固精之效；足三里为胃经之合穴、胃腑下合穴，具有健脾和胃、扶正培元、调补气血、疏风化湿、通经活络、升清降浊、化积行滞之作用。气海以补气行水为主，足三里以健中化湿为要。二穴伍用其功益彰，所以对五淋证疗效强。

三、经典多穴

中极、气海、三阴交、阴陵泉、膀胱俞、秩边

配穴：热淋者，加行间、委中；石淋者，加水道、中封；血淋者，加膈俞、血海；气淋者，加气海、太冲；膏淋者，加关元、足三里；劳淋者，加足三里、肾俞。

操作方法：中极与气海针刺前应排空小便，针刺时针尖宜向下斜刺，注意针刺深度；秩边向水道方向透刺；余穴常规针刺。每日或隔日 1 次，10 次为 1 个疗程。

注解：淋证之因以膀胱气机不利为主，因此取用膀胱之募穴中极与膀胱之背俞穴膀胱俞以疏利膀胱之气机；气海为五淋证之要穴，正如《席弘赋》所载"气海专治五淋"；三阴交为脾、肝、肾三经之交会穴，阴陵泉为脾经之合穴，二穴伍用，可疏调气机、利尿通淋；秩边通利膀胱气机，泌别清浊。

小结

淋证是现代医学中诸多泌尿系统疾病之主要症状，主要包括了小便频数、小便灼热、尿痛、尿血、尿不尽等系列症状表现，可见于现代医学中的尿路感染、尿路结石、急慢性前列腺炎、尿道综合征等疾病。祖国医学认为，本病的发生皆是因热结下焦为患，如《诸病源候论》载曰："诸淋者由肾虚而膀胱热故也。"所以淋证多属实证、热证，其治疗主要以清热化湿、利水通淋为治则，再根据各种淋证的不同病因、不同特点，调加相应的穴位，对各种症状的缓解可起到较快的治疗作用，慢性患者则需要长期坚持治疗。

第二十一节　尿失禁

概述

尿失禁是指在清醒状态下小便不能自我控制而自行流出的一种病证，也称为"小便不禁"。祖国医学认为，本病的发生常与禀赋不足、老年肾亏、暴受惊恐、跌打损伤、病后体虚等因素有关，与肾、脾、肺关系密切。基本病机是下元不固、膀胱失约。

现代医学认为尿失禁是由于膀胱括约肌损伤或神经功能障碍而丧失排尿自控

能力，使尿液不自主地流出。根据发病原因分为：真性尿失禁，又称为完全性尿失禁，常见于外伤、手术或先天性疾病引起膀胱颈、尿道括约肌损伤；假性尿失禁，又称为充溢性尿失禁，常见于各种原因所致的慢性尿潴留，膀胱内压超过尿道阻力时，尿液持续或间断溢出；压力性尿失禁，腹内压增高导致尿液不受控制而流出；急迫性尿失禁，其主要是由于膀胱的不随意收缩引起；反射性尿失禁，主要是因上运动神经元病变引起。

经典用穴

一、经典单穴

1. 秩边

操作方法：双侧取穴，常规消毒，或者侧卧位，针刺一侧在上，屈膝取髋。另一侧腿伸直，针尖向会阴部针刺 3～4 寸，得气后，施以快速捻转，使针感向尿道或会阴部放散，连续行针 3～5 分钟即可出针。同样方法针刺另一侧即可。每日 1 次，7 次为 1 个疗程。

注解：本穴在腰骶部，内应膀胱，为足太阳膀胱经脉气之所发，性善疏利，具有调理下焦、清利下焦湿热的作用，因此可用于治疗膀胱气化失司之疾，对尿失禁有极效。

2. 神阙

操作方法：穴位贴敷法，取用煅牡蛎 30g，五味子 15g，五倍子 15g，肉桂 6g，冰片 6g，共研细末，每次取用 3～6g，用醋调成膏状，每次 6 小时，每日 1～2 次。

注解：神阙为先天之结蒂，后天之气舍，真气之所系，具有温下元、培元气的作用，与诸药合用起到了益气固摄膀胱的作用。

3. 会阴

操作方法：患者仰卧位，常规消毒，直刺 1～1.5 寸，施以提插捻转手法，有较强的针感在会阴部放散，每次留针 20～30 分钟，每日 1 次，7 次为 1 个疗程。

注解：本穴位于二阴之间，为冲、任、督三脉之交会，针之可调理任、督、冲，清利湿热，对泌尿生殖系统疾病皆有显著疗效，故对尿失禁有较好的作用。

4. 中极

操作方法：常规消毒，向会阴部方向斜刺 1～1.5 寸，使其针感向会阴部方向放散，每次留针 30 分钟，每 10 分钟行针 1 次，同时配合悬灸 20 分钟，每日 1次，10 次为 1 个疗程。

注解：中极位于下腹部，内应膀胱，为任脉经气所发，任脉与足三阴之交会，膀胱经气汇聚之处，施以针灸，可起到温补肾气、温阳化气的作用，所以对遗尿治疗极效。

二、经典对穴

1. 膀胱俞与中极

操作方法：

膀胱俞：取用双侧穴位，常规消毒，直刺 1 寸。

中极：常规消毒，针尖与皮肤夹角成 45°向下斜刺 1.5 寸，使针感向前阴部方向传导。

每次留针 30 分钟，每 10 分钟行针 1 次，每日 1 次，7 次为 1 个疗程。

注：本组穴位运用已在癃闭章节论述，故不再赘述，其运用可参考这一章节。

2. 肾俞与三阴交

操作方法：

肾俞：取用双侧穴位，常规消毒，直刺 0.5~0.8 寸，施以补法。

三阴交：取用双侧穴位，常规消毒，直刺 1~1.5 寸，施以平补平泻法。

每次留针 30 分钟，每 10 分钟行针 1 次，每日 1 次，10 次为 1 个疗程。

注解：肾俞为肾脏精气转输之处，功专补肾，补之则能补肾阴，温补肾阳，补肾培元，涩精止带，化气行水，所以男女生殖疾病皆可治之；三阴交既能补脾养血，又能补肾固精，滋阴柔肝，为治疗妇科病、血证以及男女生殖、泌尿系统疾病之常用穴。二穴伍用相得益彰，补肝肾，固精关，止漏遗之力倍增。

3. 大赫与太溪

操作方法：

大赫：取用双侧穴位，常规消毒，直刺 1~1.5 寸，施以补法。

太溪：取用双侧穴位，常规消毒，直刺 1~1.5 寸，施以补法。

每次留针 30~40 分钟，每 10 分钟行针 1 次，每日 1 次，10 次为 1 个疗程。

注解：大赫位于小腹，内应胞宫精室，为足少阴肾经与冲脉之交会，功善温阳，具有固下元、缩小便、涩精止带之功；太溪为肾经之原穴，为肾脉之根，先天元气之所发，功善滋阴，具有益肾补虚、滋阴降火、调经利湿的作用。二穴均能补肾气，一善补阳，一善滋阴，二穴伍用，相互为用，相得益彰，益肾气，固下元，缩小便之功益增，因此对尿失禁有特效。

三、经典多穴

中极、气海、肾俞、膀胱俞、三阴交、阳陵泉

配穴：肾气不固者，加关元、命门；肺脾气虚者，加肺俞、脾俞、足三里；湿热下注者，加阴陵泉、行间；下焦瘀滞者，加太冲、蠡沟。

操作方法：针刺中极腹部穴位时，先要排空小便，向下斜刺 1.5 寸，使针感向会阴部放散，肾俞、膀胱俞针刺时宜向脊柱方向斜刺 1 寸；余穴常规针刺。虚证者，可加用艾灸其效更佳。

注解：中极为膀胱之募穴，膀胱俞为膀胱之背俞穴，二穴为俞募配穴法，可调理膀胱之腑气；气海其穴在小腹部，既可以调理小腹部之气血，又可益气固摄膀胱；肾俞为肾之精气输注于背部之背俞穴，肾主前后二阴；三阴交为足三阴之交会穴，可调理脾、肝、肾的气机；尿之失约则为膀胱失之开阖，阳陵泉为筋会，故有调节作用。诸穴相配，可奏益肾固脬之功。

小结

尿失禁在祖国医学中有虚、实之分。虚证常以肾气不固或肺脾气虚而致，其治疗当以补气固本为治，治疗方法常以针与灸并用，尤其灸法其效更效；实证多以湿热下注或下焦瘀滞而致，其治当以清热化湿、通瘀固脬为治，临床以针刺为主。针灸治疗本病有较好的疗效，尤其是功能性尿失禁作用速效，对于器质性而致的要同时考虑到原发病的施治。

第二十二节　遗精

概述

遗精是男科病常见症状，其主证表现为不因性生活而精液频繁遗泄的病证，又称"失精""遗泄"。有梦遗精称"梦遗"；无梦而遗精，甚至清醒时精液而流出称为"滑精"。成年未婚男子，或者婚后夫妻分居者，一个月出现一两次遗精现象，可属于正常的生理现象。若是频繁遗精，每周皆有这一现象出现，则为疾病现象，就属于遗精。

祖国医学认为，遗精与所求不遂、情欲妄动、沉溺房事、精脱伤肾、劳倦过度、气不摄精、饮食不节、湿浊内扰等因素有关。基本病机是肾失封藏，精关不固。常见于现代医学中男子性功能障碍、前列腺炎、精囊炎、睾丸炎、包皮过长等疾病。

✿ 经典用穴 ✿

一、经典单穴

1. 次髎

操作方法：俯卧位，双侧取穴，常规消毒，快速直刺，进针 1~1.5 寸，得气后，施以提插手法，使针感向前阴部放散，每次留针 20 分钟，每 5 分钟行针 1 次，每日 1 次，10 次为 1 个疗程。

注解：次髎归属足太阳膀胱经，且为足少阴经所会，内应泌尿生殖系统，为补肾强腰，调理冲任之要穴，治疗前后二阴和妇科病之常用要穴。

2. 会阴

操作方法：患者仰卧位，屈膝外展暴露会阴部。常规消毒，直刺 1.5 寸，得气后，施以轻度捻转手法，使局部有较强的酸胀感为宜，每次留针 20 分钟，每日 1 次，7 次为 1 个疗程。

注解：会阴为任、督、冲之交会，督脉主一身之阳，强精益肾；任脉总任全身之阴；冲脉贯通营卫。因此针刺会阴，既可以调整心肾功能，又能调节全身之气血，从而能够达到治疗遗精之目的。

3. 列缺

操作方法：常规消毒，用 28 号 1 寸不锈钢针逆经循行方向平刺穴位，产生酸、麻、胀感，令患者采取不同姿势活动无影响时，用胶布固定，每次留针 12~18 小时，于每晚 6—7 时埋针，至次日 8—12 时取下，睡前按压数次，左右交替取穴，每周埋针 3 次。

注解：列缺归属于手太阴肺经，且为八脉交会穴之一，通于任脉。肺主气调百脉，任脉起于胞中（女性子宫、男性精室），上循阴器，因此取用本穴对遗精治疗有显著疗效。

4. 大赫

操作方法：针刺前首先排空膀胱，取用双侧穴位，常规消毒，直刺 1.5 寸，使针感向会阴部放射，然后加用温灸，每次 30 分钟，每日 1 次，7 次为 1 个疗程。

注解：大赫为冲脉与足少阴肾经之会穴，内应胞宫、精室，为赫赫下焦元阳升发之处，水中之火，助阳生热，温阳益气，是治疗男女生殖系统疾病之要穴，故对本病有很好的作用。

二、经典对穴

1. 志室与三阴交

操作方法：

志室：取用双侧穴位，常规消毒，直刺 1~1.5 寸，或施以温灸，施以补法。

三阴交：取用双侧穴位，常规消毒，直刺 1~1.5 寸，或施以温灸，施以补法。

每次留针 30~40 分钟，每 10 分钟行针 1 次，每日 1 次，10 次为 1 个疗程。

注解：志室别名精宫，位于肾俞之外旁，是肾气留住之处，藏精藏志之室，性善封藏，故可补肾益精，固本封藏，凡肾虚封藏失职所致男子梦遗失精，女子崩漏带下，皆可治之；三阴交为脾、肝、肾三经之交会穴，既能补脾养血，又能补肾固精，滋阴柔肝，为治疗妇科病、血证以及与脾肝肾三脏有关的男女生殖、泌尿系统疾病之常用穴。二穴伍用具有补肝肾、益精血的作用，功用协同，从而起到了很强的补肾固本、涩精止遗之效。尤其针灸并用可有更佳的疗效。

2. 大赫与太溪

操作方法：

大赫：取用双侧穴位，常规消毒，直刺 1~1.5 寸，施以补法。

太溪：取用双侧穴位，常规消毒，直刺 1~1.5 寸，施以补法。

每次留针 30~40 分钟，每 10 分钟行针 1 次，每日 1 次，10 次为 1 个疗程。

注：本组穴位运用已在尿失禁章节论述，故不再赘述，其运用可参考这一章节。

3. 气海与三阴交

操作方法：

气海：常规消毒，针尖向下斜刺 1~1.5 寸，得气后，施以较强的平补平泻法，使针感向小腹及会阴部放散。

三阴交：取用双侧穴位，常规消毒，得气后，施以平补平泻法。

每次留针 30 分钟，每 10 分钟行针 1 次，若加用艾灸其效更佳，10 次为 1 个疗程。

注：本组穴位运用已在淋证章节论述，故不再赘述，其运用可参考这一章节。

4. 肾俞与命门

操作方法：

肾俞：取用双侧穴位，常规消毒，直刺 1~1.5 寸，或施以温灸，施以补法。

命门：取用双侧穴位，常规消毒，直刺 0.5~1 寸，或施以温灸，施以补法。

每次留针 30 分钟，每 10 分钟行针 1 次，每日 1 次，7 次为 1 个疗程。

注解：肾俞为肾之精气输注之处，功专补肾，为补肾之专穴，既能补肾滋阴，填精益髓，强筋壮腰，明目聪耳，又能温补肾阳，补肾培元，涩精止带，化气行水，尤其灸之其效更佳。凡男子精室之疾，女子经带胎产之病，皆为常用要穴；命门位居两肾之间，为元气所系，真阳之所存，乃脏腑之本，十二经脉之根，三焦气化之源，生命之门，其气通于肾。用之可大补人体之元阳，振奋人体之阳气，培元固本，尤其灸之其效更佳。二穴伍用，由来已久，早在《玉龙赋》就中记载了"老者便多，命门兼肾俞而着艾"的临床运用，肾俞常于补肾气滋肾阴，命门常于温肾壮阳，补一身之真阳，二穴伍用，相辅相成，相得益彰，从而有很好的固下元之效。

三、经典多穴

关元、肾俞、志室、次髎、太溪、三阴交

配穴：肾虚不固者，加复溜、命门；心脾两虚者，加神门、脾俞；阴虚火旺者，加复溜、劳宫；湿热下注者，加中极、阴陵泉。

操作方法：针刺关元穴时针尖以 45°向下斜刺 1.5 寸，使针感向会阴部放散；肾俞斜上脊柱方向针刺 1 寸；余穴常规针刺，每次留针 30~40 分钟，每日 1 次。

注解：关元为任脉与足三阴之交会，具有补益下元虚损、振奋肾气的作用；肾俞为肾的背俞穴，志室为藏志之室，太溪为肾的原穴，三穴伍用可有补肾固精之作用；次髎补肾强腰，调理下焦；三阴交为足三阴经交会穴，善调肝、脾、肾之经气而固摄精关。

❈ 小结 ❈

早泄一般多为功能性原因，所以在施治时一定调节患者心态，消除患者思想顾虑，节制性欲，减少房事，养成早睡早起的良好生活习惯，戒除手淫，杜绝观者淫秽书刊及视频。

针灸治疗则有很好的疗效，若能辨证准确则可收到速效。肾虚不固、心脾两虚者当以益气养血、补虚固本为治，常以针与灸并用，疗效极佳，灸之肾俞对本病有良好的效果，具有大补肾水、固护肾气的作用。肾为先天之本，肾气得以充养，故而病愈；阴虚火旺者滋阴潜阳，护肾摄精为治，常以毫针施治，操作以补法或平补平泻法为用；湿热下注者当以清热利湿、调气固精为治，主要以毫针为治，操作以泻法为用，也可以配合井穴点刺放血施治，点刺放血有很好的疗效，常选取少商、中冲、少冲、隐白、厉兑。

第二十三节　阳痿

❀ 概述 ❀

阳痿属于现代医学中的勃起功能障碍，一般是指成年男性性交时，由于阴茎痿软不举，或举而不坚，或坚而不久，无法进行正常性生活的病证，为男性性功能障碍最常见的病症之一。临床中有功能性和器质性之分。

本病在古代称之为阴痿，到了明代张介宾所著的《景岳全书》中称之为"阳痿"，并一直沿用至今。祖国医学认为，本病的发生多与劳伤久病、七情所伤、饮食不节、恣情纵欲等因素有关。本病病位在宗筋，与心、肾、肝关系密切。基本病机为肝、肾、心、脾受损，气血阴阳亏虚，宗筋失荣；或肝郁湿阻，经络阻滞，宗筋失用所致。

❀ 经典用穴 ❀

一、经典单穴

1. 秩边

操作方法：患者俯卧位，常规消毒，以45°向生殖器方向斜刺2.5寸深，施以较强的提插捻转手法，使针感向会阴部放散，牵及生殖器有抽掣感为最佳，每次留针20分钟，其间行针2次，每日1次，7次为1个疗程。

注解：秩边为足太阳膀胱经之穴，本穴邻近肛门，内应膀胱，深刺可达前后二阴，使针感传至阴部，所以在此处应当深刺，即可调理下焦，深刺不但激发经气，而且直接激发生殖功能，从而能发挥极佳的疗效。

2. 关元

操作方法：针刺时先排空膀胱，常规消毒，直刺 1.5 寸，施以较强的捻转补法，使针感向会阴部放散，尤其向生殖器放散为最佳。同时加用艾炷施以温针灸，每次艾灸 30 分钟，每日 1 次，10 次为 1 个疗程。

注解：关元为任脉与脾、肝、肾三经之交会，且为小肠之募穴，为元气之所藏，三焦之气所出，肾间动气之所发，乃十二经脉之根，五脏六腑之本，呼吸之门，三焦之源，具有温肾壮阳、培元固本、补益元气、回阳固脱的作用。阳痿的发生多因肾阳不足、命门火衰所致，故取本穴治之具有佳效。尤其针灸并用，可增强了补肾助阳的作用。

3. 会阳

操作方法：俯卧位，取用双侧穴位，常规消毒，直刺 1.5 寸，得气后，施以平补平泻提插捻转法，使针感向前阴部放散，每次留针 30 分钟，每 10 分钟行针 1 次，每日 1 次，7 次为 1 个疗程。若同时配用温针灸，其效更佳。

注解：会阳为足太阳膀胱经之穴，且与督脉之交会，膀胱与肾相表里，其穴位居尾骨端，外生殖器附近。因此其功善温阳，调气血，补肾气，理下焦，从而对阳痿有很好的调治功效。

4. 大敦

操作方法：取用双侧穴位，常规消毒，针刺 0.1 寸，施以平补平泻捻转手法，每次留针 30 分钟，每 10 分钟行针 1 次，每日 1 次，7 次为 1 个疗程。

注解：大敦为肝经之井穴，本穴为木中之木，肝经之本穴，为真五行，疏肝作用极强。肝经与生殖系统联系最为密切，阴茎又为宗筋之病，井穴开窍祛寒，可见本穴之功用与本病最为密切，当肝气不升，宗筋失用取用大敦穴即效如桴鼓。

5. 三阴交

操作方法：双侧取穴，常规消毒，以 60°向上斜刺 1.5 寸，得气后，施以平补平泻提插捻转手法，使针感向大腿内侧放散，每次留针 60 分钟，每 15 分钟行针 1 次，每日 1 次，7 次为 1 个疗程。

注解：三阴交为脾经之穴，且与肝经、肾经之交会，脾为统血之脏，肝为藏血之脏，肾藏精，女子以血为本，男子以精为本，因此本穴是治疗男女生殖系统之疾病要穴，对男科的阳痿、早泄、遗精皆有佳效。

6. 阴谷

操作方法：俯卧位，取用双侧穴位，常规消毒，直刺 1.5 寸，得气后，施以捻转提插补法，使针感向大腿内侧放散，每次留针 40 分钟，每 10 分钟行针 1 次，每日 1 次，10 次为 1 个疗程。

注解：阴谷穴为足少阴肾经之合水穴，肾经之本穴，具有补肾之功，既能滋补肾阴，又能温补肾阳，具有阴阳双补的作用，是治疗肾虚所致的生殖泌尿系统疾病之常用要穴，治疗阳痿更效。

二、经典对穴

1. 命门与肾俞

操作方法：

命门：常规消毒，直刺 0.5~1 寸，施以补法，或施以温灸。

肾俞：取用双侧穴位，常规消毒，直刺 1~1.5 寸，施以补法，或施以温灸。

每次留针 30 分钟，每 10 分钟行针 1 次，每日 1 次，7 次为 1 个疗程。

注：本组穴位运用已在遗精章节论述，故不再赘述，其运用可参考这一章节。

2. 气海与三阴交

操作方法：

气海：常规消毒，针尖向下斜刺 1.5 寸，得气后，施以较强的平补平泻法，使针感向小腹及会阴部放散。

三阴交：取用双侧穴位，常规消毒，得气后，施以平补平泻法。

每次留针 30 分钟，每 10 分钟行针 1 次，若加用艾灸其效更佳。

注：本组穴位运用已在淋证章节论述，故不再赘述，其运用可参考这一章节。

3. 大敦与三阴交

操作方法：

大敦：取用双侧穴位，常规消毒，直刺 0.1 寸，得气后，施以平补平泻法。

三阴交：取用双侧穴位，常规消毒，直刺 1.2 寸，得气后，施以平补平泻法。

每次留针 30 分钟，每 10 分钟行针 1 次，每日 1 次，10 次为 1 个疗程。

注解：大敦为足厥阴肝经之井穴，在五行中属木，为本经之本穴，疏肝作用极强，因肝经绕生殖器循行一周，故对生殖系统疾病有特效；三阴交为脾、肝、肾三经之交会，肝脾肾皆治，是治疗男女生殖系统疾病之特效穴。二穴伍用作用相协，具有疏肝强筋、调理下焦、通经活血的作用，故可治愈阳痿。

三、经典多穴

关元、中极、大敦、肾俞、太溪、三阴交

配穴：命门火衰者，加命门、志室；心脾两虚者，加心俞、脾俞、足三里；惊恐伤肾者，加命门、百会、神门；湿热下注者，加蠡沟、阴陵泉、曲骨；肝郁气滞者，加期门、太冲。

操作方法：治疗前先排净膀胱，关元、中极针尖稍向下斜刺，使针感向前阴部放散，其他腧穴常规针刺，关元、中极、肾俞可配用灸法，每日1次，每次留针30分钟，10次为1个疗程。

注解：关元、中极是任脉与足三阴经的交会穴，能调补肝、脾、肾，温下元之气，直接兴奋宗筋；大敦为肝经之井木穴，具有强筋起痿的功效；肾俞为肾之背俞穴，太溪为肾之原穴，二穴可补益元气，培肾固本；三阴交为足之三阴之交会，既可健脾益气、补益肝肾，又能清热利湿、强筋起痿。故诸穴伍用，可起到补益肾气、强筋起痿的目的。

❀ 小结 ❀

阳痿一证临床较为常见，一般多为心因性的原因，针灸治疗心因性阳痿具有较好的疗效，在施治同时与患者加强心理沟通，消除在性生活时的紧张心理，性生活不可过频，注意合理的生活调养，保持起居有常，不宜在过劳、醉酒及情绪不佳的情况下同房，在性生活时注意环境舒适。在施治时一定要明确辨证，据证选用治疗方法及组方。命门火衰者要温肾壮阳、补命门真火；心脾两虚者要调理心脾、益气养血，以针与灸并用为佳，针刺施以补法；惊恐伤肾者交通心肾、镇静宁神，以针刺为主，施以补法或平补平泻法；湿热下注者则以清利湿热、调理下焦，施以泻法，以针刺为主；肝郁气滞者疏肝理气，通络行滞，以针刺为用，施以泻法。

第二十四节　不寐

❀ 概述 ❀

不寐就是俗称的失眠，在祖国医学中又称为"不得眠""不得卧""目不瞑"，属于现代医学中的睡眠障碍。近几年随着经济物质的快速发展，工作压力的增大，以及日常起居失常，本病呈明显上升趋势，已经成为时下的常见病、多发病。但现代医学在目前尚无有效的治疗方法，多以镇静安神药运用，这类药物具有成瘾性、依赖性，仅治标难治本的情况。针灸在这一方面具有很好的治疗功效，通过长期的临床实践验证，针灸治疗具有见效快、无副作用、标本兼治的优势特点。

祖国医学认为，本病的发生常与情志失调、饮食不节、劳逸失调、病后体虚等因素有关。本病病位在心，与肝、脾、肾、胆密切相关。基本病机是心神不宁，或阳盛阴衰，阴阳失交。

不寐与现代医学中的睡眠障碍相符，可见于现代医学中的焦虑症、抑郁症、围绝经期综合征等疾病。

❀ 经典用穴 ❀

一、经典单穴

1. 安眠

操作方法：取双侧穴位，常规消毒，直刺 0.5~1 寸，施以平补平泻法，每次留针 20~30 分钟，每日或隔日 1 次，10 次为 1 个疗程。

注解：本穴为经外奇穴，在翳风与风池连线的中点。对失眠具有特效，为临床经验效穴，故称之为安眠穴。

2. 照海

操作方法：取双侧穴位，常规消毒，直刺 0.5~1 寸，得气后，施以补法，每次留针 30~40 分钟，每 10 分钟行针 1 次，每日或隔日 1 次，10 次为 1 个疗程。

注解：照海为足少阴肾经之穴，又为八脉交会穴之一，通阴跷脉，可滋阴降火、清心神、固肾气，有引火归元之妙，故能滋阴安神。睡眠与卫气营阴及阴跷脉、阳跷脉有关。《灵枢·寒热病》载："阳气盛则瞋目，阴气盛则瞑目。"针刺照海穴可以调整阴阳跷脉，交通一身阴阳之气，使营卫气血调和，阴阳平衡，夜寐可安。

3. 虎边

操作方法：取双侧穴位，常规消毒，直刺 0.5~0.8 寸，每次留针 20 分钟，每 10 分钟行针 1 次，每日或隔日 1 次，7 次为 1 个疗程。

注解：本穴为经外奇穴，位于第一与第二掌骨之间，合谷与三间之中点。本穴是治疗失眠之经验效穴，具有镇静、安神的作用。

4. 三阴交

操作方法：取用双侧穴位，常规消毒，直刺1~1.5寸，或加用温灸其效更佳，每次留针30分钟，每日或隔日1次，7次为1个疗程。

注解：本穴是脾、肝、肾三经之交会穴，具有健脾胃、疏肝补肾、养血安神、调和气血的作用。本穴对失眠具有很好的调治功效。

5. 神门

操作方法：取用双侧穴位，常规消毒，直刺0.3~0.5寸，施以轻度捻转补法，每次留针30分钟，每10分钟行针1次，每日或隔日1次，10次为1个疗程。

注解：神门为心经之原穴，心为君主之官，神明出焉，心藏神，因此针刺本穴具有补心气、宁心神、养心血之作用，故对失眠治疗有很好的功效。

6. 耳尖

操作方法：取用双侧穴位，常规消毒，首先充分按揉其耳尖，使其充血，取用一次性刺血针点刺，然后挤捏出血数滴，隔日1次，5次为1个疗程。

注解：耳尖为经外奇穴，针刺出血可有交通心肾、疏肝化瘀的作用，对失眠的治疗具有特效，临床运用确实，可适合各种失眠的治疗。

7. 风市

操作方法：双侧取穴，常规消毒，直刺1~2寸，每次留针30分钟，每10分钟行针1次，每日或隔日1次，7次为1个疗程。

注解：风市为风邪之市，具有祛风散邪、通经活络、镇定安神的作用，治疗失眠十分特效，可谓效如桴鼓，临床极为效验，是治疗失眠的效验穴。

二、经典对穴

1. 申脉与照海

操作方法：双侧取穴，常规消毒，二穴均直刺0.5~1寸，照海施以补法，申脉施以泻法，每次留针30~40分钟，留针期间每10分钟行针1次，每日或隔日1次，10次为1个疗程。

注解：照海为八脉交会穴之一，通于阴跷脉；申脉为八脉交会穴之一，通于阳跷脉。阴阳跷脉交会于目内眦，其脉气濡养眼目，利目之开合，调节人体的睡眠。阳跷脉盛，主目张而不欲睡；阴跷脉盛，主目闭而欲睡。《灵枢·寒热病》有"阳气盛则瞋目，阴气盛则瞑目"之理论，故用之极效。

2. 神门与三阴交

操作方法：

神门：双侧取穴，常规消毒，直刺 0.3~0.5 寸，施以平补平泻法，施以轻度手法。

三阴交：双侧取穴，常规消毒，直刺 1~1.5 寸，施以补法。

每次留针 30 分钟，每 10 分钟行针 1 次，每日或隔日 1 次，10 次为 1 个疗程。

注：本组穴位运用已在心悸章节论述，故不再赘述，其运用可参考这一章节。

3. 神门与太溪

操作方法：

神门：双侧取穴，常规消毒，直刺 0.3~0.5 寸，得气后，施以补法。

太溪：双侧取穴，常规消毒，直刺 1~1.5 寸，得气后，施以补法。

每次留针 30~40 分钟，每 10 分钟行针 1 次，每日或隔日 1 次，10 次为 1 个疗程。

注：神门为心经之原穴，心主神明，以养血安神为要；太溪为肾经之原穴，以补肾为要。原穴为脏腑元气经过和留止的部位，以调理相应脏腑为要，二穴伍用，则为原原配穴法，可起到交通心肾、宁心安神的作用。

4. 大陵与三阴交

操作方法：

大陵：双侧取穴，常规消毒，直刺 0.3~0.5 寸，得气后，施以泻法。

三阴交：双侧取穴，常规消毒，直刺 1~1.5 寸，得气后，施以补法。

每次留针 30 分钟，每 10 分钟行针 1 次，每日或隔日 1 次，10 次为 1 个疗程。

注解：大陵为手厥阴心包经之原穴，本经之子穴，且为十三鬼穴之一，名为"鬼心"，针刺泻之可有祛邪扶正、清心泻火、宁心安神之效；三阴交为脾、肝、肾三经之交会穴，具有健脾益气、滋阴养血、补肾固精，调和气血的作用。二穴伍用，一补一泻，滋阴潜阳，健脾补肾，清心泻火，交通阴阳而治失眠。

5. 厉兑与隐白

操作方法：

厉兑：双侧取穴，常规消毒，针尖向上斜刺 0.1~0.2 寸，得气后，施以泻法。

隐白：双侧取穴，常规消毒，针尖向上斜刺 0.1～0.2 寸，得气后，施以补法。

每次留针 30 分钟，每 10 分钟行针 1 次，每日或隔日 1 次，7 次为 1 个疗程。

注解：厉兑为足阳明胃经之井穴，且为本经之子穴，具有清泻胃火、清热开窍、回阳救逆之功；隐白为脾经之井穴，具有益脾统血、开窍醒神、回阳救逆之效。二穴伍用早有临床记载，最早见于《百症赋》，其载曰："梦魇不宁，厉兑相谐于隐白。"《医宗金鉴》载："厉兑相谐隐白梦魇灵。"二穴伍用，一表一里，一补一泻，一阴一阳，相互制约，相互促进，调气血，理升降，和脾胃，治疗失眠之功效倍增。

6. 百会与四神聪

操作方法：

百会：常规消毒，针尖向前平刺 0.5～0.8 寸，得气后，施以平补平泻法。

四神聪：常规消毒，四神聪向百会穴透刺 0.5～1 寸，得气后，施以平补平泻法。

每次留针 30 分钟，每 10 分钟行针 1 次，每日或隔日 1 次，10 次为 1 个疗程。

注解：百会属督脉，为诸阳之会，能贯通诸阳经，为回阳九针之一，具有升阳益气、潜阳镇静、开窍宁神、平肝息风的作用；四神聪为经外奇穴，具有健脑、醒神、安神、调神的作用。二穴伍用，升清降浊、安神宁心之功益彰。

7. 心俞与脾俞

操作方法：二穴均双侧取穴，常规消毒，均向脊柱方向斜刺 0.5～0.8 寸，得气后，施以补法，每次留针 30 分钟，每 10 分钟行针 1 次，每日或隔日 1 次，10 次为 1 个疗程。

注解：心俞为足太阳膀胱经之穴，为心脏精气输注于背部之处，补之，则能益气养血，宁心安神；脾俞为足太阳膀胱经之穴，且为脾脏之精气输注于背部之处。二穴伍用，背俞同用，心脾同调，共奏健脾益气、养心安神之效。

三、经典多穴

四神聪、本神、神庭、神门、百会、安眠、内关、三阴交

配穴：心脾两虚者，加心俞、脾俞；心胆气虚者，加心俞、胆俞；心肾不交者，加心俞、肾俞；肝郁火旺者，加太冲、血海；痰热内扰者，加丰隆、内庭；噩梦多者，加厉兑、隐白。

操作方法：百会向后平刺；神门针刺不宜过深，针刺 0.3 寸；余穴常规针刺。

注解：四神聪、本神、神庭、神门合用被称为四神组方，具有很好的镇静安神之效；百会位于巅顶，入络于脑，可清头目，宁神志；安眠为治疗失眠经验效穴；内关为心包经之络穴，有宁心安神之效，治疗失眠要穴；三阴交为肝、脾、肾之交会穴，益气养血安神。

❀ 小结 ❀

失眠已成为时下临床常见病证，发病率极高，但目前尚无有效方法，通过长期的针灸临床来看，针灸有确实的疗效，具有见效快、标本兼治的优势特点。

针灸施治当以病证结合的方法为基本治疗思路，以病用穴当以镇静安神为治，常以百会、四神聪、神庭、神门为用；辨证用穴当以病变脏腑之背俞或原穴为用；再配合临床经验效穴，如安眠、耳尖、间谷、风市等相关穴位，这种治疗思路对失眠的治疗极具效验。在治疗期间一定养成按时作息的良好习惯，尽量做到早睡早起，睡前 2 小时尽量避免喝咖啡、浓茶等影响睡眠的饮品，平时保持良好的心情，切忌抑郁悲观等不良情绪。

第二十五节　癫狂

❀ 概述 ❀

癫狂是癫与狂的合称。癫是以精神抑郁、表情淡漠、沉默痴呆、语无伦次、静而少动为特点，狂是以精神亢奋、狂躁不安、喧扰不宁、毁物打骂、动而多怒为特点，二者皆属于精神疾患，因此在临床中俗称"精神病"。祖国医学又称其为"郁证""癔症""脏躁""百合病"等，相当于现代医学中的精神分裂症、反应性精神病、躁狂、抑郁症等。二者在病因和病机方面基本相同，并可在临床中相互转化，故统称为"癫狂"。

祖国医学认为，癫病的发生是阴气过强，即所谓的"重阴则癫"，多因情志所伤、思虑太过、所愿不遂，以致肝气郁结，心脾受损，脾失健运，痰浊内生，痰气上逆，蒙蔽心神，神明失常；狂病的发生则是由于阳气暴亢，即所谓的"重阳则狂"，恼怒悲愤，伤及肝胆，不得宣泄，郁而化火，煎熬津液，结为痰火，痰火上扰，蒙蔽心窍，神志逆乱，狂躁不宁。总之，癫狂的病理因素不离乎痰，癫因痰气，狂因痰火。

目前随着社会日益革新，家庭教育与学校教育的某种失衡，多方面的竞争力增大，这类疾病发病呈明显上升趋势。目前现代医学的治疗仅是对症状控制，难以根本治疗，且药物具有成瘾性、依赖性等各种不良反应。通过长期针灸临床来看，针灸治疗见效快，无不良反应，且具有治本之效，值得临床推广运用。

❀ 经典用穴 ❀

一、经典单穴

1. 百会

操作方法：常规消毒，以 15°向后斜刺 0.5～0.8 寸，当得气后留针 30 分钟，每 5～10 分钟行针 1 次，每次 1 分钟，每日或隔日 1 次，10 次为 1 个疗程。

注解：百会属督脉，为三阳之五会，是人体诸阳经之总汇，诸阳脉之督纲，具有统摄全身阳气的作用，位于人体之巅顶，为督脉之极，能贯通诸阳经，为回阳九针之一。因而，具有升阳益气、潜阳镇静、清头散风、开窍凝神的作用。

2. 鸠尾

操作方法：常规消毒，针体与皮肤成 75°向下斜刺 1 寸，得气后，施以平补平泻法，每次留针 20 分钟，每 5 分钟行针 1 次，每日或隔日 1 次，10 次为 1 个疗程。

注解：鸠尾治疗本病早已有载，《玉龙赋》载曰："鸠尾能治癫狂已发。"本穴为任脉络穴，在胸骨之下，具有开胸理气、豁痰开窍的作用。

3. 膻中

操作方法：常规消毒，向下平刺 0.5～0.8 寸，得气后，施以泻法，每次留针 30 分钟，每日或隔日 1 次，10 次为 1 个疗程。

注解：膻中为八会之气会，乃宗气会聚之所，为任脉、手少阴经、足少阴经、手太阴经、足太阴经的交会穴，且为心包之募穴，具有宽胸利膈、理气通络的作用。《行针指要歌》言："或针气，膻中一穴分明记。"

4. 丰隆

操作方法：常规消毒，取用双侧穴位，直刺 1～2 寸，得气后，施以泻法，每次留针 30 分钟，每 10 分钟行针 1 次，每日或隔日 1 次，10 次为 1 个疗程。

注解：丰隆为足阳明胃经之络穴，泻之可引阳明热邪从此泄出，且其足阳明经从此别走太阴，以得太阴湿土之气而能润肠通下。针刺不但能够泻其实热，亦能通利腑气，祛痰开窍而宁神，腑气通降，则火降痰化神安。

本穴在《针灸甲乙经》中定为痰会，中医认为痰迷心窍发为癫狂痫，故本穴是本病的特效穴。

二、经典对穴

1. 膻中与内关

操作方法：

膻中：常规消毒，向下平刺 0.5~0.8 寸，得气后，施以泻法。

内关：双侧取穴，直刺 0.5~1 寸，得气后，施以平补平泻法。

每次留针 30~40 分钟，留针期间每 10 分钟行针 1 次，每日或隔日 1 次，10 次为 1 个疗程。

注解：膻中为八会之气会，为治疗各种气病之要穴，正如《行针指要歌》中言："或针气，膻中一穴分明记。"刺之可调理气机，使气机有序，用于治疗一切因脏腑气机失调所致之证；内关为心包经之络穴，且为八脉交会穴之一，与冲脉合于胃心胸，通于阴维脉而主一身之阴络，内关五脏，联络涉及范围甚广，功专宽胸理气，镇静安神，强心定志，降气平喘。二穴相协为用，开胸散结，降气化痰，通窍醒神之效益增，故对癫狂痫诸症皆效。

2. 鸠尾与后溪

操作方法：

鸠尾：常规消毒，向下斜刺 0.5~0.8 寸，得气后，施以平补平泻法。

后溪：双侧取穴，常规消毒，直刺 1 寸，得气后，施以泻法。

每次留针 30~40 分钟，每日或隔日 1 次，10 次为 1 个疗程。

注解：鸠尾归属任脉，为任脉之络，性善调和，针之能宽胸理气，和胃降逆，调和上下，通调任督，以调和前后，清心宁神以和中；后溪通于督脉，督脉贯脊，入脑抵腰，泻之本穴，通督镇静，醒神定志。二穴伍用通调任督，调和阴阳，增强醒神定志之效，故对癫狂痫诸症有极效。

3. 合谷与太冲

操作方法：

合谷：双侧取穴，常规消毒，直刺 0.5~1 寸，得气后，施以平补平泻法。

太冲：双侧取穴，常规消毒，直刺 0.5~0.8 寸，得气后，施以平补平泻法。

每次留针 30 分钟，每 10 分钟行针 1 次，每日或隔日 1 次，10 次为 1 个疗程。

注解：合谷为手阳明大肠经之原穴，具有疏风解表、清热开窍、镇痛安神、益气固脱等作用，是全身重要穴位之一，为四总穴之一；太冲为足厥阴肝经之原穴，具有平肝调肝、潜阳息风、理气调血的作用。合谷主气，清轻升散；太冲主血，重浊下行。二穴伍用则为经典的原原配穴法，名曰"开四关"。正如《针灸大成》言："四关者：太冲、合谷是也；寒热、疼痛若能开四关者，两手、两足刺之。"历代针灸临床可有诸多的相关运用记载，二穴合用其效作用广泛。合谷、太冲皆为原穴，合谷属阳，太冲属阴，根据"阴阳互根"和"孤阴不生、孤阳不长"的理论；又合谷善调气，阳明经乃多气多血之经，太冲主调血，可以起到调和气血的作用。二穴一上一下，一阳一阴，一气一血，一腑一脏，一升一降，相互制约，相互为用，行气活血，具有镇静、镇痛、镇痉之作用，调整整体功能益彰。

4. 百会与印堂

操作方法：常规消毒，百会向前平刺 0.5~0.8 寸，印堂向下平刺 0.3~0.5 寸，每次留针 30~40 分钟，每 10 分钟行针 1 次，每日或隔日 1 次，10 次为 1 个疗程。

注解：百会属督脉，且为三阳之五会，具有清头散风、开窍凝神、平肝息风、升阳益气的作用；印堂穴属督脉，具有镇静安神、疏风清热、通利鼻窍之效。二穴伍用，通经接气，调整阴阳，安神定志之功益彰。

5. 本神与神庭

操作方法：常规消毒，二穴分别向后方平刺 0.5~0.8 寸，得气后，施以平补平泻法，每 10 分钟行针 1 次，每日 1 次，10 次为 1 个疗程。

注解：本神属足少阳胆经，且为阳维脉之交会，本穴具有疏风清热、镇静安神之功，本穴因能统治诸有关神明之证，为诸神穴之本，故名本神；神庭乃为元神之庭堂，归属督脉，且与足太阳、足阳明交会，为治疗神志病之常用要穴。二穴伍用，作用协同，功效相近，镇静安神之功益彰。

6. 百会与四神聪

操作方法：

百会：常规消毒，向前平刺 0.5~0.8 寸，得气后，施以平补平泻法。

四神聪：常规消毒，四穴分别向百会方向平刺 0.5~1 寸，得气后，施以平补平泻法。

每次留针 30~40 分钟，每 10 分钟行针 1 次，每日或隔日 1 次，10 次为 1 个疗程。

注：本组穴位运用已在失眠章节论述，故不再赘述，其运用可参考这一章节。

7. 百会与太冲

操作方法：

百会：常规消毒，向前平刺 0.5～1 寸，得气后，施以平补平泻法。

太冲：双侧取穴，常规消毒，直刺 0.5～0.8 寸，得气后，施以泻法。

每次留针 30 分钟，每 10 分钟行针 1 次，每日 1 次，7 次为 1 个疗程。

注：本组穴位运用已在高血压章节论述，故不再赘述，其运用可参考这一章节。

三、经典多穴

（一）癫病方案

百会、印堂、神庭、内关、神门、丰隆、三阴交、太冲

配穴：肝郁气滞者，加膻中、期门；痰气郁结者，加中脘、膻中；心脾两虚者，加心俞、脾俞；幻听者，加听宫、上星；幻视者，加神庭、太阳。

操作方法：丰隆、太冲施以泻法；神门施以轻补法；余穴施以平补平泻手法。每次留针 30～40 分钟，每日或隔日 1 次，10 次为 1 个疗程。

注解：脑为元神之府，督脉入络脑，百会、印堂、神庭调神解郁；内关为心包经之络穴，宽胸理气，宁心安神；神门为心之原穴，可调心养神，醒神开窍；丰隆属足阳明胃经，别络于脾，可健脾胃，化痰湿以治其本；三阴交为足三阴经交会穴，调理肝、脾、肾；太冲为肝之原穴，调畅气机，疏肝理气。诸穴合用，可理气化痰、调神开窍。

（二）狂病方案

水沟、神庭、神门、劳宫、大陵、丰隆、合谷、太冲

配穴：痰火扰神者，加中脘、膈俞；火盛伤阴者，加行间、太溪；急性发作者，加十宣。

操作方法：水沟施以雀啄泻法，余穴常规针刺。急性发作期配合点刺，以症状缓解或症状消失为度，每日 1 次；缓解期留针 30～40 分钟，每日或隔日 1 次，10 次为 1 个疗程。

注解：水沟、神庭属督脉，督脉为阳脉之海，又与脑相通，可醒脑调神定志；神门为心经之原穴，能清心宁神；劳宫、大陵属督脉，以清心包而泻心火，安神定志；丰隆化痰通络、醒脑开窍；合谷、太冲相配谓之"四关"，不仅调理气血，而且有很好的安神镇静之效。

小结

时下因多种社会因素的影响，本类疾病发病呈明显上升趋势，但是目前现代医学尚无理想可靠的方法，存在所用药物具有明显的耐药性、副作用大、难以治本等实际问题。针灸治疗具有可靠的疗效，癫病施治当以理气化痰、清心开窍为治则，常以督脉、手少阴经及足阳明经用穴为主；狂病施治当以清心降火、宁神定志为治则，常以督脉、手厥阴经及足阳明经用穴为主。急性期针灸治疗可迅速缓解症状，缓解期需要坚持长期治疗，同时一定配合心理的调节，正如临床所言"心病还须心药医"，加强与患者心理沟通，调适心情，结合心理治疗。

第二十六节　痫病

概述

痫病又称为痫证，俗称为羊痫风。临床以猝然扑倒，昏不知人。强直抽搐，两目上视，口吐白沫，醒后如常人为临床特点。祖国医学认为本病的发生多因先天因素、颅脑受损、情志失调等因素，导致了气机逆乱，引动伏痰，上扰清窍，元神失控，心脑神机失用，而发为痫病。

本病的病位在心（脑），与肝、脾、肾关系密切。基本病机是痰浊内阻，脏气不平，阴阳偏盛，神机受累，元神失控。痰浊作祟为其病机关键，每因风火触动，痰瘀内阻，蒙蔽清窍而发病。

本病与现代医学中的癫痫病相符，现代医学根据其病因的发作分为三大类：一是症状性癫痫；二是特发性癫痫；三是隐源性癫痫。现代医学药物治疗时程较为漫长，且药物副作用极大，患者常难以坚持治疗，造成疾病反复发作。针灸治疗本病之记载具有久远的历史，如《素问·大奇论》载："心脉满大，痫瘛筋挛。肝脉小急，痫瘛筋挛……二阴急为痫瘛。"《素问·骨空论》载："督脉为病，脊强反折。"通过临床治效来看，无论在本病急性发作时，还是在治本方面针灸皆有很好的治效，值得临床进一步研究与推广。

❀ 经典用穴 ❀

一、经典单穴

1. 腰奇

操作方法：常规消毒，取用 3 寸毫针以 15°向上平刺 2.5 寸，施以平补平泻捻转手法，使针感向骶尾部和小腹部放散，每次留针 30 分钟，每 5 分钟行针 1 次，每周 2~3 次，10 次为 1 个疗程。

注解：本穴为经外奇穴，其穴在腰部督脉之上，因治疗痫病具有特效，故称为"腰奇"。督脉入脑，本穴所在腰骶部，根据头骶之全息对应，因此针刺本穴治疗痫病效佳。刺之本穴通调督脉，平衡阴阳，镇静止痫。

2. 大椎

操作方法：常规消毒，将针体与皮肤成 30°向上斜刺 1.5 寸，使胀麻针感向头部放射，每次留针 30 分钟，每 10 分钟行针 1 次，每日 1 次，10 次为 1 个疗程。

注解：大椎为督脉与诸阳经之交会，针刺大椎可激发督脉之经气，"督脉为病，脊强反折"。因与诸阳经相会，可振奋全身之阳气，使经络得通，因此针刺本穴治疗痫病具有特效。

3. 长强

操作方法：常规消毒，针尖向上与骶骨平行刺入 1 寸，针刺得气后留针 40 分钟，每 10 分钟行针 1 次，每日 1 次，10 次为 1 个疗程。

注解：长强为督脉之起始穴，且为络穴，通于任脉，针刺本穴可通调任督之经气，调和阴阳，扶正祛邪，通窍定痫。

二、经典对穴

1. 申脉与照海

操作方法：均双侧取穴，常规消毒，二穴均直刺 0.5~1 寸，得气后，施以平补平泻法，每次留针 30~40 分钟，留针期间每 10 分钟行针 1 次，每日 1 次，10 次为 1 个疗程。

注：本组穴位运用已在不寐章节论述，故不再赘述，其运用可参考这一章节。

2. 鸠尾与后溪

鸠尾：常规消毒，向下斜刺 0.5~0.8 寸，得气后，施以平补平泻法。

后溪：双侧取穴，常规消毒，直刺 1 寸，得气后，施以泻法。

每次留针 30~40 分钟，每 10 分钟行针 1 次，每日 1 次，10 次为 1 个疗程。

注：本组穴位运用已在癫狂章节论述，故不再赘述，其运用可参考这一章节。

3. 劳宫与涌泉

操作方法：

劳宫：双侧取穴，常规消毒，直刺 0.3~0.5 寸，得气后，施以泻法。

涌泉：双侧取穴，常规消毒，直刺 0.5~1 寸，得气后，施以泻法。

每次留针 30 分钟，每 10 分钟行针 1 次，每日 1 次，10 次为 1 个疗程。

注解：二穴早有相关运用报道，最早记载见于《杂病穴法歌》中，其载曰："劳宫能治五般痫，更刺涌泉疾若挑。"这是二穴治疗本病最早的相关记载，五般痫就是各种痫证的的统称。二穴一在手心，一在足心，一为火，一为水，一在上焦，一在下焦，二穴同用，水火济济，相互制约，阴阳协调，抗痫止痉作用甚强。

4. 合谷与太冲

操作方法：

合谷：双侧取穴，常规消毒，直刺 0.5~1 寸，得气后，施以平补平泻法。

太冲：双侧取穴，常规消毒，直刺 0.5~0.8 寸，得气后，施以平补平泻法。

每次留针 30 分钟，每 10 分钟行针 1 次，每日或隔日 1 次，10 次为 1 个疗程。

注：本组穴位运用已在癫狂章节论述，故不再赘述，其运用可参考这一章节。

5. 内关与水沟

操作方法：

内关：双侧取穴，常规消毒，针刺 0.5~1 寸，得气后，施以平补平泻法。

水沟：常规消毒，向上斜刺 0.3~0.5 寸，得气后，施以雀啄手法，以眼中湿润为度。

急性发作患者使症状缓解或消失为度；缓解期留针 30 分钟，每日或隔日 1 次，10 次为 1 个疗程。

注解：内关穴属心包，为心包经之络穴，且为八脉交会穴之一，通于阴维脉。心包代心行事，具有宁心安神的作用；水沟属督脉，又名"人中"，别名"鬼穴""鬼市"，为十三鬼穴之一，且为手足阳明之会，功善开窍醒神，是治疗清窍蒙蔽所致神志病变之要穴。二穴伍用，可理气解郁，化痰醒神。

6. 申脉与后溪

操作方法：

申脉：双侧取穴，常规消毒，直刺 0.3~0.5 寸，得气后，施以平补平泻法。

后溪：双侧取穴，常规消毒，直刺 1~1.5 寸，得气后，施以泻法。

每次留针 30~40 分钟，每 10 分钟行针 1 次，每日或隔日 1 次，10 次为 1 个疗程。

注解：申脉穴属足太阳膀胱经，且为八脉交会穴之一，通于阳跷脉，为阳跷脉气所出之起始穴，针之可协调阴阳，镇静安神；后溪为手太阳小肠经之输穴，且为八脉交会穴之一，通于督脉，督脉贯脊，入脑抵腰，刺泻本穴，通督镇静，醒神定志。二穴配用既是经典的同名经配穴法，又是经典的八脉交会穴配穴法，二穴伍用，一上一下，同经相应，同气相求，相互促进，通调督脉，息风镇静，醒神开窍，安神定志之功益彰。

7. 鸠尾与腰奇

操作方法：

鸠尾：常规消毒，向下斜刺 0.5~1 寸，得气后，施以平补平泻法。

腰奇：常规消毒，向上斜刺 1.5~2 寸，得气后，施以较强的平补平泻法。

每次留针 30 分钟，每 10 分钟行针 1 次，每日或隔日 1 次，10 次为 1 个疗程。

注解：鸠尾归属任脉，为任脉之络穴，膏之原穴，具有通调任督、清心宁神、理气降逆的作用特性，是治疗痫证之主穴、要穴；腰奇为经外奇穴，在腰骶部，虽是经外奇穴，但其穴在其督脉上，因治疗癫痫奇效，故名。二穴伍用，通调任督，调和阴阳，清心宁神，定痉止痫作用倍增。

三、经典多穴

（一）急性发作期治疗

百会、水沟、内关、涌泉、后溪

配穴：痰火扰神者，加行间、神门；风痰闭阻者，加风池、丰隆。

操作方法：水沟针尖向鼻中隔方向刺入，以持续的雀啄手法，强刺激以苏醒为度；余穴常规针刺。清醒后留针 20 分钟。

注解：百会、水沟皆为督脉之穴，后溪通于督脉，督脉入络脑，针刺可醒脑开窍；内关为心包经之络穴，可调畅气机，宁心安神；涌泉为肾经之井穴，开窍醒神。

（二）缓解期治疗

百会、印堂、大椎、身柱、腰奇、丰隆、太冲

配穴：肝火痰热者，加行间、内庭；心脾两虚者，配神门、脾俞；肝肾阴虚者，加太溪、三阴交；瘀阻脑络者，加膈俞、内关。

操作方法：百会向后平刺；余穴常规针刺，每次留针 30～40 分钟，每日 1 次，10 次为 1 个疗程。

注解：《素问·骨空论》载："督脉为病，脊强反折。"这就是对本病的基本概括，也就是说本病的发生与督脉关系密切，因此临床施治当以督脉为纲。督脉入脑，且总督诸阳经，为诸阳之海，若督脉经气不通，即会造成阴阳平衡失调，故能出现颈项反折、四肢强直等一系列癫痫症状。百会、印堂、大椎、身柱皆为督脉之穴；腰奇为经外奇穴，治疗本病之效验穴，其穴也处于督脉上；丰隆为祛痰之要穴，用之豁痰化浊；太冲为肝经之原穴，平息肝风。

🏵 小结 🏵

本病现代医学治疗主要以抗癫痫药物为主，临床用药需要疗程时间较长，传统抗癫痫药物副作用较大，患者难以坚持治疗，新型药物价格昂贵，其疗效及不良反应尚不明确。针灸对本病无论发作期还是缓解期皆有显著的疗效，临床治疗以息风化痰开窍为基本治则，再根据癫痫不同证型和不同分期，宜针则针，宜灸则灸，或针灸合用来治疗。祖国医学对此记述甚早，对此也积累了丰富的经验。如《素问·骨空论》载："督脉为病，脊强反折。"《难经·二十九难》载："督脉为病，脊强而厥。"针灸治疗常以督脉用穴为主。癫痫急性发作时发病突然迅速，常因持续发作导致多种意外情况的发生，针刺施治最为直接迅速，可有效地使患者迅速清醒，转危为安，可谓首选的方法，常取用百会、后溪、涌泉、内关、太冲为主穴；缓解期需要坚持持续较长时间的治疗，常以印堂、长强、鸠尾、间使、丰隆、太冲为主穴，可配合埋线、耳穴等不同疗法，以提高疗效。

第二十七节　痴呆

概述

　　痴呆是指因年老久病、情志所伤等，导致髓减脑消，或痰瘀痹阻于脑，神机失用，以呆傻愚笨、智能低下、善忘为主要临床表现的一种神志异常疾病，属于祖国医学中的"呆病""郁证"之范畴。祖国医学认为，引起本病的原因多为禀赋不足、劳乏过度等导致原气、精血亏虚，肝肾不足、髓海不充，或因脏腑功能失调导致痰浊瘀血阻碍气机，或痰瘀互结阻滞经络，导致原气、精血的化生输布障碍。祖国医学认为病位在脑，病机为心、肝、脾、肾等脏功能失调，气血痰瘀互阻，髓海不充，甚至髓海空虚而表现为脑神失养。

　　现代医学根据其病因将其分为三大类：最常见的是阿尔茨海默病，占本病的60%~70%；其次是血管性痴呆，约占20%；其他原因所致的占10%左右。临床中凡见与此相关的临床症状，即可参考本章节的治疗方法。

经典用穴

一、经典单穴

1. 神门

　　操作方法：双侧取穴，常规消毒，直刺0.3~0.5寸，得气后，施以轻补法，每10分钟行针1次，每次留针30~40分钟，每日1次，10次为1个疗程。

　　注解：神门为心经之原穴，心主神明，主神志，"五脏有疾，应取之十二原"。针刺神门醒脑调神。神门治疗本病早有临床经验记载。《玉龙歌》言："痴呆之症不堪亲，不识尊卑枉骂人，神门独治痴呆病，转手骨开得穴真。"

2. 悬钟

　　操作方法：双侧取穴，直刺1~1.5寸，得气后，施以补法，每次留针40~60分钟，每10分钟行针1次，每10次为1个疗程。配合艾灸其效更佳，每次艾灸20分钟，可以温针灸，也可以悬灸。

　　注解：本病的发生就是髓海不充而致，悬钟为八会之髓会，脑为髓之海，故针之可填精益髓，故其效极佳。

3．太溪

操作方法：双侧取穴，直刺 1~1.5 寸，得气后，施以补法，每次留针 40~60 分钟，每 10 分钟行针 1 次，10 次为 1 个疗程。

注解：脑为肾之所使，肾主骨，骨生髓，太溪为肾的原穴。五脏有疾，应取之十二原，故针刺太溪能够补肾益精，健脑益智。

二、经典对穴

1．神门与心俞

操作方法：

神门：双侧取穴，常规消毒，直刺 0.3~0.5 寸，得气后，施以平补平泻法。

心俞：双侧取穴，常规消毒，向脊柱方向斜刺 0.5~0.8 寸，得气后，施以平补平泻法。

每次留针 30~40 分钟，每 10 分钟行针 1 次，每日或隔日 1 次，10 次为 1 个疗程。

注解：神门为心经之原穴，能调理脏腑虚实，心主神明，针刺神门可补益心气，安神定志。心俞属足太阳膀胱经，为心经经气输注于背部之处，可调理心脏之虚实，补之能益气养血，宁心安神，泻之通心络，化瘀血。二穴伍用则为俞原配穴，可养心血，定神志，益脑髓。

2．百会与大椎

操作方法：

百会：常规消毒，向前平刺 0.5~0.8 寸，得气后，施以平补平泻法。

大椎：常规消毒，向上斜刺 1~1.5 寸，得气后，施以平补平泻法。

每次留针 30~40 分钟，每 10 分钟行针 1 次，每日或隔日 1 次，10 次为 1 个疗程。

注解：百会、大椎皆为督脉之穴，督脉入脑，百会为"三阳之五会"，大椎为"诸阳之会"，用之可壮全身之阳。二穴伍用，激发经气，通畅经络，调畅气血，通调督脉，从而使脑髓得养而复聪。

3．丰隆与足三里

操作方法：

丰隆：双侧取穴，常规消毒，直刺 1~2 寸，得气后，施以泻法。

足三里：双侧取穴，常规消毒，直刺 1~2 寸，得气后，施以补法。

每次留针 40 分钟，每 10 分钟行针 1 次，每日 1 次，10 次为 1 个疗程。

注解：丰隆为足阳明胃经之络穴，是"祛痰第一要穴"，具有健脾和胃、化湿祛痰、疏经活络的作用；足三里为足阳明胃经合穴，胃腑之下合穴，具有健脾和胃、扶正培元、调补气血、疏风化湿、通经活络之效。二穴伍用则为本经配穴法，功效相近，作用协同，相辅为用，通经活络，健脾和胃，化痰除湿，补益气血之效益彰。

三、经典多穴

百会、四神聪、风府、内关、足三里、三阴交、太溪、悬钟

配穴：肝肾亏虚者，加肝俞、肾俞；气血不足者，加气海、足三里；痰浊蒙窍者，加丰隆、中脘；瘀血内阻者，配血海、膈俞。

操作方法：四神聪刺向百会，风池、风府注意针刺深度与方向，余穴常规针刺；太溪、悬钟施以补法，余穴施以平补平泻法；百会、太溪、悬钟可加灸法。

注解：本病病位在脑，"脑为髓之海"。百会、四神聪均位于巅顶，通过督脉入络脑，用之醒神开窍，健脑益智；风府也近于脑部，通过督脉入络脑，能醒脑提神；心主神明，心包代心受邪，内关为心包之络穴，可有醒脑调神之效；足三里为多气多血的足阳明胃经之合穴，可以补益后天化生气血以助生髓之源；太溪肾之原穴，肾主骨生髓，悬钟为髓之会，脑为髓之海，针之可添精益髓，健脑益智。

❀ 小结 ❀

时下由于独居老人增多，手机、电脑及高科技手段的普及运用，用脑的减少，使本类疾病发病逐渐增多，目前现代医学尚无理想的治疗方法。本病早期针灸施治具有很好的疗效，主要以通督补肾、益智健脑为治则，临床用穴主要以头部用穴及督脉、足少阴肾经用穴为主。晚期重症患者治疗缓慢，难以治愈。因此早发现、早治疗是关键，晚期患者需要坚持长程治疗，尤其需要家人配合与患者密切接触交流，多沟通，激起患者的某些兴趣爱好。平时少饮酒，尽量减少安眠镇静类药物的服用，老年人平时应当培养自己的爱好和兴趣，勤于动手、动脑，多运动。

第二十八节　头痛

概述

　　头痛是临床十分常见的症状之一，每个人的一生中或轻或重可能都有过头痛，其原因繁多。头痛主要是指头颅上半部，包括眉弓、耳轮上缘和枕外隆凸连线以上部位的疼痛。现代医学根据其发病原因将其分为了原发性（又称为功能性、特发性头痛）和继发性两大类。祖国医学将其分为了外感头痛（又分为风寒、风热、风湿头痛）和内伤头痛（又分为肝阳上亢、肾虚、血虚、痰浊、瘀血头痛）两类。

　　针灸治疗主要从经络辨证分型施治，根据头痛的发病部位与经络相应，分为了阳明经头痛（前头痛）、少阳经头痛（偏头痛）、厥阴经头痛（头顶痛）和太阳经头痛（后头痛）。

　　针灸治疗头痛疗效显著，对功能性头痛多能立竿见影，效如桴鼓。对器质性病变引起的头痛，针灸对止痛也有较好的作用。因此临床推广针灸疗法治疗头痛具有重要的价值。

经典用穴

一、经典单穴

1. 涌泉

　　操作方法：双侧取穴，常规消毒，直刺 0.5~0.8 寸，得气后，施以泻法，每次留针 20~30 分钟，每 5 分钟行针 1 次，每日 1 次。

　　注解：涌泉在人体最底部，头在人体的最高部，头痛针涌泉为头足对应取穴，头有病而脚上针，早在《肘后歌》中有载："顶心头痛眼不开，涌泉下针定安泰。"最适宜于头顶痛的治疗，一般 5 次为 1 个疗程。

2. 太冲

　　操作方法：双侧取穴，常规消毒，直刺 0.5~0.8 寸，得气后，施以泻法，每次留针 30 分钟，每 10 分钟行针 1 次，每日 1 次，7 次为 1 个疗程。

　　注解：太冲为肝经之原穴、输穴，足厥阴肝经"连目系，上出额"，经过前额部，再继续"上出额与督脉交会于巅"，根据经络所行主治所及的理论，用于前额、眉棱骨、头顶痛皆效。因督脉入脑，因此太冲治疗颅内痛也有很好的作用。

3. 陷谷

操作方法：取健侧或双侧，常规消毒，直刺 0.5~1 寸，得气后，施以平补平泻法，每次留针 30 分钟，每 10 分钟行针 1 次，每日 1 次，7 次为 1 个疗程。

注解：陷谷为足阳明胃经之输穴，足阳明胃经"出大迎，循颊车，上耳前，过客主人，循发际，至额颅"，根据经络所行主治所及，陷谷对前头痛、眉棱骨痛、太阳处疼痛皆甚效，是太阳处疼痛首选穴位。

4. 至阴

操作方法：双侧取穴，常规消毒，浅刺 0.1 寸，得气后，施以泻法，每次留针 20~30 分钟，每 5 分钟行针 1 次，每日 1 次，5 次为 1 个疗程。

注解：至阴为足太阳膀胱经之井穴，足太阳膀胱经与头部关系密切，足太阳"起于目内眦，上额交巅。其支者，从巅至耳上角。其直者，从巅入络脑，还出别下项……"可见足太阳在头部的绕行广泛，因上额，故能治疗前额痛，因交巅，故能治头顶痛；因至耳上角，故能治疗偏头痛；因从巅入络脑，故能治疗颅内痛；因还出别下项，故能治疗后头痛。为何独用至阴功效强大呢？因为至阴穴为足太阳之井穴，根据根结理论，至阴为根，头部为结，所以功效极佳，古医家早有特效经验记载，如《肘后歌》言"头面之疾针至阴"。

5. 中脘

操作方法：常规消毒，直刺 1~1.5 寸，得气后，施以较强的平补平泻提插捻转手法，每次留针 30~40 分钟，每 10 分钟行针 1 次，每日 1 次，10 次为 1 个疗程。

注解：中脘为任脉之穴，且为胃之募，是胃腑之精气输注于胸腹部之处，通过针刺本穴可清胃腑之热，理阳明之气血，从而使疼痛而止。主要针对眉棱骨及前额痛。

6. 风池

操作方法：双侧取穴或患侧取穴，常规消毒，向鼻尖方向斜刺 0.5~0.8 寸，使患者有明显的酸、麻、胀感，每次留针 30 分钟，每 10 分钟行针 1 次，每日或隔日 1 次，7 次为 1 个疗程。

注解：风池是祛风之要穴，无论内外风皆治，因此对于各种外感头痛皆是首选穴位。本穴为胆经与阳维脉之交会穴，故对偏头痛具有特效。

7. 丝竹空

操作方法：患侧取穴，常规消毒，先直刺 2~3 分，然后再向率谷方向透刺 2.5 寸，施以较强的捻转手法，出现明显的酸麻胀感，可使头痛立止。

注解：本穴运用早在《玉龙歌》有载，其曰："偏正头风痛难医，丝竹金针亦可使，沿皮向后透率谷，一针两穴世间稀。"

二、经典对穴

1. 合谷与太冲

操作方法：均取用双侧穴位，常规消毒，合谷直刺 0.5~1 寸，太冲直刺 0.5~0.8 寸，得气后，根据病证需求施以补泻，每日 1 次，每次留针 30~40 分钟，每 10 分钟行针 1 次。

注：本穴组已在癫狂章节叙述，故不再赘述，其运用可参考这一章节。

2. 百会与涌泉

操作方法：

百会：常规消毒，向前平刺 0.5~0.8 寸，得气后，施以平补平泻法。

涌泉：常规消毒，双侧取穴，直刺 0.5~0.8 寸，得气后，施以泻法。

每次留针 20~30 分钟，每 5~10 分钟行针 1 次，每日或隔日 1 次，7 次为 1 个疗程。

注：本穴组已在高血压章节叙述，故不再赘述，其运用可参考这一章节。

3. 外关与足临泣

操作方法：

外关：双侧取穴，常规消毒，直刺 0.5~1 寸，得气后，施以泻法。

足临泣：双侧取穴，常规消毒，直刺 0.3~0.5 寸，得气后，施以平补平泻法。

每次留针 30 分钟，每 10 分钟行针 1 次，每日或隔日 1 次，7 次为 1 个疗程。

注解：二穴伍用是八脉交会穴配用法，最早见于《针灸聚英》窦氏八法一节中。足临泣属于足少阳胆经之输穴，与带脉相通，带脉围腰一周管理约束诸经脉；外关属于手少阳之络穴，与阳维脉相通，阳维为病苦寒热，统治一切外感表证。二穴同经相应，同气相求，相互促进，相互为用，拓宽了治疗范围，增强了治疗功效。二穴伍用具有清泻肝胆风热之效，对肝胆之火冲逆、风热上攻而引起的头痛、头晕、目赤、耳鸣可有特效。

4. 丝竹空与风池

操作方法：

丝竹空：患侧取穴，常规消毒，向后以 15°平刺进针，沿头皮透刺率谷，施以较强捻转手法，使针感向头颞周围放散。

风池：患侧或双侧取穴，向鼻尖方向斜刺 0.8 寸，得气后，施以平补平泻法。

每次留针 20~30 分钟，每日 1 次，每 5~10 分钟行针 1 次，5 次为 1 个疗程。

注解：丝竹空为手少阳三焦之穴，与足少阳胆经相交接，联系二经之经气，具有和解少阳、调和营卫、清热明目的特点，善于"调和"；风池为足少阳胆经之穴，为手足少阳、阳维、阳跷之所会，为风邪停蓄之处，祛风之要穴，无论外感风邪，还是内动肝风，本穴皆可取之，重在"祛风"。二穴为同名经配穴，同经相应，二穴一前一后，前后相配，既能疏通头部之局部气血，又能疏调少阳之经气，丝竹空以调和为要，风池以祛风为主，和解少阳并祛风邪，故对各种偏头痛有显著疗效。

5. 风池与后溪

操作方法：

风池：患侧或双侧取穴，常规消毒，向鼻尖斜刺 0.5~0.8 寸，得气后，施以平补平泻法。

后溪：健侧或双侧取穴，常规消毒，直刺 0.5~1 寸，得气后，施以平补平泻法。

每次留针 30 分钟，每 10 分钟行针 1 次，每日或隔日 1 次，7 次为 1 个疗程。

注解：风池为足少阳胆经之穴，且为手足少阳、阳维、阳跷之交会穴，其重在祛风，无论内外风皆可治之；后溪为手太阳小肠经之输穴，且为八脉交会穴之一，通于督脉，重在解表清热。风池为病所取穴，后溪为循经远道取穴。二穴伍用，一上一下，通经活络，祛风止痛，标本兼治，对偏头痛、后头痛、外感头痛、内伤头痛、头晕皆可治疗。

6. 百会与风府

操作方法：

百会：常规消毒，一般向后平刺 0.5~0.8 寸，得气后，施以平补平泻法，使针感在局部放散。

风府：常规消毒，使头微前倾，向下额方向缓慢刺入 0.5~0.8 寸，不可向上刺，得气后，施以泻法。

每次留针 20~30 分钟，每 5~10 分钟行针 1 次，每日或隔日 1 次，7 次为 1 个疗程。

注解：百会在头顶部，为督脉之穴，为手足三阳经、足厥阴经与督脉之交会，善散风、息风；风府为督脉之穴，且与阳维脉、足太阳交会，位于风居之府，善祛风邪。二穴皆为治疗风病之要穴，并以治疗内风为主，风府重在潜阳息风，百会重在疏散头风。故二穴配用可起到通经接气，相协为用，其效益彰，对于各种内伤而致的头痛、头晕为首选用穴。

7．太溪与太冲

操作方法：

太溪：双侧取穴，常规消毒，直刺 0.5~1 寸，得气后，施以补法。

太冲：双侧取穴，常规消毒，直刺 0.5~0.8 寸，得气后，施以泻法。

每次留针 30 分钟，每 10 分钟行针 1 次，每日或隔日 1 次，7 次为 1 个疗程。

注：本穴组已在高血压章节叙述，故不再赘述，其运用可参考这一章节。

8．太冲与中渚

操作方法：

太冲：双侧取穴，常规消毒，向涌泉方向斜刺 0.8~1.2 寸，得气后，施以泻法。

中渚：双侧取穴，常规消毒，直刺 0.5~0.8 寸，得气后，施以平补平泻法。

每次留针 30 分钟，每 10 分钟行针 1 次，每日或隔日 1 次，7 次为 1 个疗程。

注解：太冲为足厥阴肝经之输穴、原穴，具有平肝调肝、潜阳息风、理气调血等作用；中渚为手少阳三焦之输穴，具有清热泻火、疏利三焦、活络止痛、开窍明目的作用。二穴一上一下，一表一里，共奏清泄之功，疏风通络，通畅气血，从而以达通则不痛。

9．外关与翳风

操作方法：

外关：双侧取穴，常规消毒，针刺 0.5~1 寸，得气后，施以泻法。

翳风：双侧取穴，常规消毒，直刺 0.5~1 寸，得气后，施以平补平泻法。

每次留针 30 分钟，每 10 分钟行针 1 次，每日或隔日 1 次，7 次为 1 个疗程。

注解：外关属手少阳三焦经之络穴，八脉交会穴之一，通于阳维脉，本穴具有疏风清热、舒筋活络的作用；翳风属手少阳三焦经，且为足少阳胆经之会，具有疏风清热、祛风通络、清宣耳窍的功能。二穴均为手少阳三焦经之穴，翳风在头面局部治其标，外关远离头面治其本，二穴一近一远，通经接气，标本兼治，故其效极佳。

三、经典多穴

（一）阳明经头痛（前头痛）

印堂、头维、阳白、合谷、内庭。

（二）少阳经头痛（偏头痛）

太阳、丝竹空透率谷、风池、外关、足临泣。

（三）太阳经头痛（后头痛）

天柱、后顶、风池、后溪、申脉。

（四）厥阴经头痛（头顶痛）

百会、通天、太冲、内关。

（五）偏正头痛

头维、阳白、太阳、合谷、内庭、外关、足临泣。

（六）全头痛

百会、印堂、太阳、风池、液门、三间。

注解：针灸治疗头痛当以经络辨证为主，根据其病变部位确定病变经脉，治疗用穴以局部与远端相结合的方式组方，远近配合使用，可疏经活络、通行气血，使头部经络之气通则不痛。局部用穴直接疏调头面部之经气，而治其标；远端用穴则以同名经取穴，一上一下，同气相求，起到加强疏导经气作用，以治其本。标本兼治，故而能效如桴鼓，立起沉疴。

❀ 小结 ❀

头痛为针灸优势病种之一，若能治疗得当，多数头痛一般皆可立效，并能得到根本治疗。针灸治疗头痛多数情况下只根据经络辨证法辨证施治即可，根据发病部位明确病变经脉，常以同名经与病变经脉相结合的方式施治，以此法施治具有取穴少、见效速、疗效好等特点，在用毫针治疗的同时配合刺血疗法其效更佳，尤其病程已久，顽固不愈患者通过点刺放血其效更佳。对于复杂性头痛患者必须先要分清外感还是内伤，外感头痛以祛风通络止痛为主，内伤头痛则要进一步分清虚实，实证多以疏通经络、清利头窍为法，虚证则要调和气血、滋养脑髓为主。对于顽固性头痛长时间治疗无效或逐渐加重的，应查明原因，排除颅内占位性病变等可能。

<h1 style="text-align:center">第二十九节　眩晕</h1>

❀ 概述 ❀

　　眩晕是目眩与头晕之总称，是临床上以头晕眼花为主要表现的一类病证。眩即眼花或眼前发黑，视物模糊；晕则是指头晕或者感觉自身或外界景物旋转。因两者常同时并见，故称眩晕。

　　眩晕是临床常见的一个病证，可见于现代医学中的诸多疾病。在现代医学中根据病变部位和临床表现不同分为了周围性眩晕与中枢性眩晕两大类。周围性眩晕由前庭感受器及前庭神经颅外段（未出内听道）病变引起，眩晕症状严重，持续时间短，常见于现代医学中的梅尼埃病、前庭神经元炎、良性发作性位置性眩晕等；中枢性眩晕是由前庭神经颅内段、前庭神经核、核上纤维、内侧纵束、小脑和大脑皮质病变引起，中枢性眩晕症状一般较周围性眩晕轻，但持续时间长，常见于现代医学中的椎基底动脉供血不足、脑干或小脑等疾病。

　　祖国医学中又称其为"头晕""掉眩""冒眩""风眩"等。祖国医学认为本病的发生常与忧郁恼怒、恣食厚味、劳伤过度、头脑外伤等因素有关。本病病位在脑，与肝、脾、肾相关。基本病机：虚证则是气血虚衰、肾精亏虚而致（即无虚不作眩）；实证病机则是清窍失养，多由风（即无风不作眩及诸风掉眩皆属于肝）、痰（即无痰不作眩）、瘀、火扰乱清窍而致。

　　针灸治疗本病效果较好，在临床施治时应分辨标本缓急。眩晕急重者，先治其标，在眩晕较轻或者发作间歇期，当注意求因治本。

❀ 经典用穴 ❀

一、经典单穴

1. 风池

操作方法：取用双侧穴位，常规消毒，向风府穴平刺1~1.5寸，得气后双侧同时行针，施以强刺激手法，每 5 分钟行针 1 次，每次留针 20~30 分钟，每日 1 次，5 次为 1 个疗程。

注解：风池属足少阳胆经，且为阳维脉、阳跷脉之交会穴，是治疗风证之要穴，无论外感风邪，还是内动肝风，皆为要穴。本穴为少阳经脉气所发，风邪停蓄之处，而肝胆互为表里，一阴一阳，阴经之实证泻其表里之阳经，刺之能平肝胆之逆气，清泻肝胆之郁火，平肝息风。风府位于风邪易袭之处，为风居之府，督脉与阳维脉、足太阳之交会，针之可疏散外风，又可平息内风，醒神开窍，为治疗一切风邪为患诸疾之常用穴，风证之要穴。故风池透刺风府祛风之力增强，加强了头颈部气血运行，且针刺风险降低，因此风池透刺风府是治疗眩晕的一种有效方法。

2. 百会

操作方法：实证用针刺，向后平刺 0.8~1.2 寸，施以泻法，每 5~10 分钟行针 1 次，施以较强的手法，使针感在头部放散，每次留针 30 分钟，每日 1 次；若是虚证，施以艾灸，可麦粒灸，一般灸 20~50 壮，或悬浮灸，每次灸 20~30 分钟，每日 1 次，7 次为 1 个疗程。

注解：百会属督脉且与手足三阳经、足厥阴经交会，针之可起到清头散风、平肝息风、开窍凝神之效，治疗肝阳、肝火、肝风而致的眩晕极效；灸之可通督醒脑、升阳益气、清脑安神，故灸之对虚证而致的眩晕可立效。正如《胜玉歌》所言："头痛眩晕百会好。"

3. 大椎

操作方法：常规消毒，向上斜刺 1~1.2 寸，施以捻转手法，小幅度高频率操作，以针刺处出现明显的胀感为度，若针感向枕部放射为最佳，每次留针 30 分钟，每 10 分钟行针 1 次，每日 1 次，7 次为 1 个疗程。

注解：大椎位于颈部之阳位，阳中之阳，向上向外，性主疏散，为督脉与手足三阳之所会，总督全身之阳气，针之可升一身之清阳，调动十二经脉气血充养髓海，推动气血运行，使清窍恢复之功能，故对眩晕有极效。

4. 涌泉

操作方法：双侧取穴，常规消毒，直刺 1 寸，实证施以泻法，虚证施以补法，每次留针 20~30 分钟，每 5~10 分钟行针 1 次，每日 1 次，5 次为 1 个疗程。

注解：涌泉为足少阴肾经之井木穴，回阳九针之一。本穴在人体最低处，具有清降特性，井穴善启闭开窍，泻之可引火下行故而开窍醒神，眩晕立止；本穴为肾经之穴，肾藏精生髓，脑为髓之海，补之可充养脑髓，因此可治之。

5. 风府

操作方法：伏案正坐位，常规消毒，操作时使头微前倾，项肌放松，向下额方向缓慢刺入 1 寸，注意针尖不可向上，施以小幅度捻转手法，使针感向头部放散，每次留针 20 分钟，每 5 分钟行针 1 次，每日 1 次，5 次为 1 个疗程。

注解：风府位于风居之府，督脉与阳维脉、足太阳经之交会处。督脉由此上行入脑，而内通于脑，针之可疏散外风，又能平息内风，醒神开窍，为治疗一切风邪为患诸疾之常用穴，风证之要穴。祖国医学认为"无风不作眩"，故而针刺风池治疗眩晕可有特效。

二、经典对穴

1. 风池与悬钟

操作方法：

风池：双侧取穴，常规消毒，向鼻尖方向斜刺 0.5~0.8 寸，得气后，施以平补平泻法。

悬钟：双侧取穴，常规消毒，直刺 1~1.5 寸，得气后，施以补法。

每次留针 30 分钟，每日 1 次，每 10 分钟行针 1 次，7 次为 1 个疗程。

注解：风池善治头部疾患，"头顶之上，唯风可到"，又本穴善祛风，故名"风池"，是治风之要穴。风池穴属足少阳胆经，胆与肝相为表里，故针之能息肝风而清利头目、泻热降火、通畅气血、疏通经络；悬钟为足少阳胆经之穴，且为八会髓之会，针之可壮骨益髓，舒筋活络。脑为髓之海，髓海空虚失养，可致眩晕。二穴伍用由来已久，《玉龙歌》言："风池、绝骨，而疗乎佝偻。"二穴均为足少阳胆经之穴，一在头部，一在下肢，二穴同用，一上一下，通经接气，宣上导下，既能平息肝风，祛风通络，又能益髓健脑，虚实皆治。

2. 风池与后溪

操作方法：

风池：双侧取穴，常规消毒，向鼻尖斜刺 0.5~0.8 寸，得气后，施以平补平泻法。

后溪：双侧取穴，常规消毒，直刺 0.5~1 寸，得气后，施以平补平泻法。

每次 30 分钟，每 10 分钟行针 1 次，每日 1 次，7 次为 1 个疗程。

注：本穴组已在头痛章节叙述，故不再赘述，其运用可参考这一章节。

3. 百会与太冲

操作方法：

百会：常规消毒，向前平刺0.5~0.8寸，得气后，施以平补平泻捻转法。

太冲：双侧取穴，常规消毒，直刺0.5~0.8寸，得气后，施以泻法。

每次留针30分钟，每10分钟行针1次，每日1次，5次为1个疗程。

注：本穴组已在高血压章节叙述，故不再赘述，其运用可参考这一章节。

4. 百会与风府

操作方法：

百会：常规消毒，向前平刺0.5~0.8寸，得气后，施以平补平泻捻转法。

风府：常规消毒，向下颌方向斜刺0.5~1寸，得气后，施以泻法。

每次留针20~30分钟，每5~10分钟行针1次，每日1次，5次为1个疗程。

注：本穴组已在头痛章节叙述，故不再赘述，其运用可参考这一章节。

5. 太溪与太冲

操作方法：

太溪：双侧取穴，常规消毒，直刺0.5~1寸，得气后，施以补法。

太冲：双侧取穴，常规消毒，直刺0.5~0.8寸，得气后，施以补法。

每次留针30分钟，每10分钟行针1次，每日1次，7次为1个疗程。

注：本穴组已在高血压章节叙述，故不再赘述，其运用可参考这一章节。

6. 风池与太冲

操作方法：

风池：双侧取穴，常规消毒，向鼻尖方向斜刺0.5~1寸，得气后，施以泻法。

太冲：双侧取穴，常规消毒，直刺0.5~0.8寸，得气后，施以泻法。

每次留针20~30分钟，每5~10分钟行针1次，每日1次，5次为1个疗程。

注解：风池属足少阳胆经，且为手少阳经、阳维脉之交会，为祛风之要穴，可平肝息风，调畅气血，是治疗肝阳上亢、肝火上炎、邪热上攻和外感风邪引起的头、脑、眼、耳、咽喉部疾病之要穴。祖国医学认为"诸风掉眩，皆属于肝"。《通玄指要赋》言："头晕目眩觅风池。"针刺风池穴升发阳气，平肝息风，使气血上行于脑，眩晕即消；太冲为足厥阴肝经之输穴、原穴，具有疏肝解郁、清泻肝火、平肝潜阳、理气调血的作用。二穴伍用，一上一下，一表一里，一升一降，疏肝利胆，平肝息风，故眩晕自解。

7. 内关与丰隆

操作方法：

内关：双侧取穴，常规消毒，直刺0.5~1寸，得气后，施以平补平泻法。

丰隆：双侧取穴，常规消毒，直刺 1~2 寸，得气后，施以泻法。

每次留针 30 分钟，每 10 分钟行针 1 次，每日 1 次，7 次为 1 个疗程。

注解：内关属手厥阴心包经，为心包经之络穴，且为八脉交会穴之一，通于阴维脉，具有宽胸理气、宁心安神、和胃降逆、理气活血、疏通经络的作用；丰隆属足阳明胃经，且为足阳明之络穴，是临床祛痰第一穴，《针灸甲乙经》载本穴为痰之会，祖国医学认为"无痰不作眩"，认为眩晕的发生无不与痰有关。二穴伍用，直通上下，疏调气机，理气宽胸，化瘀祛痰之功益彰。

8. 关元与足三里

操作方法：

关元：常规消毒，直刺 1~1.5 寸，得气后，施以补法。

足三里：双侧取穴，常规消毒，直刺 1~2 寸，得气后，施以补法。

每次留针 30~40mn，每 10 分钟行针 1 次，每日 1 次，10 次为 1 个疗程。

注解：关元属任脉，且为足之三阴、冲脉之交会。本穴处于人体丹田之部位，为元阴元阳交关之所，具有温肾壮阳、培元固本的作用；足三里为足阳明胃经之合穴、胃腑之下合穴，为土中之土，故健脾和胃、扶正培元、调补气血极强。祖国医学认为"无虚不作眩"。著名医家张景岳言："眩晕一证，虚者居其八九。"二穴伍用，补气行血，扶正培元作用益彰，眩晕故能慢慢而失。

三、经典多穴

百会、风池、头维、内关、太冲、悬钟

配穴：气血亏虚者，加足三里、气海；肾精不足者，加太溪、肾俞；肝阳上亢者，加行间、侠溪；痰湿中阻者，加丰隆、中脘；瘀血阻络者，加血海、膈俞。

操作方法：实证百会穴向后平刺，虚证向前平刺；风池应注意针刺方向及角度与深度；在眩晕发作时内关、风池施以持续捻转手法 1~3 分钟；余穴常规操作。每日 1~2 次，每次留针 30~40 分钟，10 次为 1 个疗程。

注解：百会、头维位于巅顶，可清利头目、止眩晕；风池位于头部，可疏调头部之气血；内关既可以调心气以助气血运行，又可和胃降逆止呕吐；太冲为肝之原穴，可平肝潜阳，与内关配用，为同名经原络配穴，加强了疏肝解郁之功；悬钟为八会髓之会，充养髓海，为止晕要穴。

🎀 小结 🎀

严格来说，眩晕仅是诸多疾病的一个常见症状，许多疾病常以眩晕为临床主证，如现代医学中的高血压、低血压、低血糖、贫血、梅尼埃病、脑动脉硬化、椎-基底动脉供血不足、神经衰弱等疾病，在临床凡见以眩晕为主证的患者皆可参阅本篇内容。当眩晕急性发作时，应以治标为原则，需要及时解决眩晕，针灸施治可有较佳的疗效；缓解期要注意求因治本，正确地诊断疾病，明确辨证，病证结合，以达到有效治疗目的。

眩晕发病原因较为复杂，主要病因可归纳为风、痰、火、虚、瘀几种情况。治疗以补虚泻实，调整阴阳为原则：实者当以平肝、息风、潜阳、清火、化痰、化瘀为治，常取用百会、风池、太冲、行间、侠溪、内关、丰隆等穴；虚者则予以补益气血、滋补肝肾为治则，常取用百会、风池、肾俞、脾俞、太溪、肝俞、足三里、关元、三阴交等穴。

第三十节　面瘫

概述

面瘫又称为口眼㖞斜、卒口僻、口㖞、吊线风，是临床上以口、眼向一侧㖞斜为主要表现的病证。祖国医学认为，本病由劳作过度，机体正气不足，脉络空虚，卫外不固，风寒或风热之邪乘虚入中面部经络，或头面部外伤，致气血痹阻，经筋功能失调，筋肉失于约束等诱发。本病病位在面部，基本病机是气血痹阻，经筋功能失调。

本病相当于现代医学中的周围性面神经麻痹，最常见的为特发性面神经麻痹，亦称面神经炎、贝尔麻痹。临床主要表现为突然出现一侧的口角㖞斜、眼睑闭合不全，露睛流泪，不能皱眉皱额，鼻唇沟㖞斜变浅，鼓起患侧口角漏气，不能吹口哨，流涎，咀嚼食物常存留于病侧牙齿之间，面颊部麻木感。

面瘫属于临床常见病、多发病，针灸治疗可有显著的疗效，为针灸优势病种之一，针灸是目前治疗面瘫安全有效的首选方法。

经典用穴

一、经典单穴

1. 翳风

操作方法：患侧取穴，常规消毒，其针尖向鼻尖方向进针 0.5～1.2 寸，得气后，施以泻法，使局部局部有酸、麻、胀感，并向面部放散为佳，每次留针30分钟，每10分钟行针1次，每日1次，10次为1个疗程。

注解：翳风穴属三焦经穴，本穴有很好的疏散头面风邪的作用，其效恰针对本病之病因，因此对面瘫有很好的治疗作用。早在《针灸大成》中便有载："翳风穴主口眼㖞斜。"

2. 下关

操作方法：患侧取穴，常规消毒，直刺1寸，得气后，施以平补平泻法，每次留针30分钟，每10分钟行针1次，每日1次，10次为1个疗程。若加用艾灸其效更佳，故一般多配用艾灸疗法。

注解：下关为足阳明胃经之穴，且为足少阳胆经之交会。足阳明胃经多气多血，少阳主风，针之既可调理阳明经之气血，又可祛风邪，其穴在面部，且直接疏调面部之气血，因此面瘫针之具有特效。

3. 地仓

操作方法：患侧取穴，常规消毒，取用中粗火针，快速点刺，针刺深度以不透刺出为度，每次点刺1~3下，每3日治疗1次。或者以毫针地仓透向颊车，每日1次，10次为1个疗程。

注解：地仓为足阳明胃经之穴，且为手阳明经、阳蹻脉之交会，本穴是历代医家治疗面瘫之常用要穴。如《针灸甲乙经》言："口缓不收，不能言语，手足痿躄不能引，地仓主之。"火针疗法具有温经、活血、通络的作用，尤其对顽固麻痹证具有特效。火针针刺地仓具有温经活血、疏风通络的作用，因此治疗面瘫有特效。

4. 牵正

操作方法：取患侧穴位，在穴位处施以切循按压，找到明显压痛反应点，常规消毒，向前斜刺0.8寸，得气后，施以较强的平补平泻捻转手法，每次留针30分钟，每10分钟行针1次，每日1次，10次为1个疗程。若配用艾灸，其效更佳。

注解：牵正穴为经外奇穴，使㖞斜的口角复正，故名为牵正。专用于本病的治疗，一般患者在其穴位处会有明显的压痛反应点，就此针之故有特效。

5. 合谷

操作方法：取健侧穴位，常规消毒，直刺1~1.5寸，得气后边行针边嘱患者反复活动其面瘫部位，每次行针2~3分钟，每10分钟行针1次，每次留针30分钟，每日1次，10次为1个疗程。

注解：合谷为手阳明大肠经之原穴，手阳明多气多血，原穴气血充盛，手阳明上于面颊部，与面部联系密切，古医家有"面口合谷收"之用，故面瘫针之则有佳效。

二、经典对穴

1. 地仓与颊车

操作方法：二穴均患侧取穴，常规消毒，二穴互为透刺，由地仓透向颊车，或由颊车透向地仓，施以较强的平补平泻捻转手法，每次留针30分钟，每10分钟行针1次，每日1次，10次为1个疗程。

注解：二穴均为足阳明胃经之穴，足阳明胃经多气多血，二穴互为透刺，既能有效地改善面部气血运行，又能通行阳明经之气血，故而治疗面瘫疗效满意。正如《玉龙歌》言："口眼㖞斜最可嗟，地仓妙穴连颊车，㖞左泻右依师正，㖞右泻左莫令斜。"

2. 合谷与迎香

操作方法：

合谷：取用健侧穴位，常规消毒，直刺1寸，得气后，施以泻法。

迎香：取用患侧穴位，常规消毒，向内上方斜刺0.5寸，得气后，施以平补平泻法。

先针合谷，再针迎香，每次留针30分钟，每10分钟行针1次，每日1次，10次为1个疗程。

注解：二穴均为手阳明大肠经之穴，手阳明大肠经多气多血，其经络贯颊行于面颊部，合谷为原穴，通调经脉，迎香疏调面部之气血，二穴合用远近相配，通经接气，作用协同，故其效甚佳。

3. 足三里与上巨虚

操作方法：均取健侧穴位，常规消毒，二穴均取用3寸毫针向上斜刺2寸，得气后，施以较强的平补平泻法，并嘱患者活动其患侧面部，每次留针20~30分钟，每10分钟行针1次，每日1次，10次为1个疗程。

注解：二穴均为足阳明胃经之穴，足阳明胃经与面部关系最为密切，在面部广泛循行，足三里为足阳明经之合穴、胃腑下合穴，五行中为土，故为土中之土穴，调脾胃行气血的作用极强，故面瘫针之极效。

4. 解溪与太冲

操作方法：

解溪：双侧取穴，常规消毒，直刺 0.5~1 寸，得气后，施以平补平泻法。

太冲：双侧取穴，常规消毒，直刺 0.5~0.8 寸，得气后，施以泻法。

每次留针 30 分钟，每 10 分钟行针 1 次，每日 1 次，10 次为 1 个疗程。

注解：解溪为足阳明胃经之经穴，针刺本穴疏调阳明经之经气，舒筋利节；太冲为足厥阴肝经之输穴、原穴，本穴为历代治疗面瘫之要穴。正如《百症赋》言："太冲泻唇喝以速愈。"足阳明胃经"起于鼻，交頞中，旁约太阳之脉，下循鼻外，入上齿中，还出挟口，还唇，下交承浆却循颐后下廉，出大迎，循颊车，上耳前，过客主人，循发际，至额颅"。足阳明胃经在面部广泛循行。足厥阴肝经，其支者"从目系下颊里，环唇内"。足厥阴肝经行于口腔之内侧。针刺二穴面部内外皆可调治，故对治疗面瘫有特效。

5. 翳风与牵正

操作方法：

翳风：患侧取穴，常规消毒，向面部斜刺 0.5~1 寸，得气后，施以泻法。

牵正：患侧取穴，常规消毒，向前斜刺 0.5~0.8 寸，得气后，施以平补平泻法。

每次留针 30~40 分钟，每 10 分钟行针 1 次，每日 1 次，10 次为 1 个疗程。

注解：翳风属手少阳三焦经，且为足少胆经之交会穴，性善祛风，有疏风清热降逆、祛风通络聪耳之功；牵正为经外奇穴，其功善祛除面部风邪，疏通面部之经络，是治疗本病之专穴。二穴均在面部，一在耳前一在耳后，祛风通络，行气活血，改善面部气血运行，使气血通畅，面部经筋得以濡养，面瘫而正。

6. 合谷与太冲

操作方法：

合谷：双侧取穴，常规消毒，直刺 0.5~1 寸，得气后，施以平补平泻法。

太冲：双侧取穴，常规消毒，直刺 0.5~0.8 寸，得气后，施以泻法。

每次留针 30~40 分钟，每 10 分钟行针 1 次，每日 1 次，7 次为 1 个疗程。

注：本穴组已在癫狂章节叙述，故不再赘述，其运用可参考这一章节。

7. 足三里与三阴交

操作方法：

足三里：双侧取穴，常规消毒，直刺 1~2 寸，得气后，施以平补平泻法。

三阴交：双侧取穴，常规消毒，直刺 1~1.5 寸，得气后，施以平补平泻法。

每次留针 30 分钟，每 10 分钟行针 1 次，每日 1 次，10 次为 1 个疗程。

注：本穴组已在腹痛章节叙述，故不再赘述，其运用可参考这一章节。

三、经典多穴

阳白、四白、地仓、颊车、翳风、牵正、合谷、足三里

配穴：风寒证者，加风池；风热证者，加曲池；气血不足者，加三阴交、气海；抬眉困难者，加攒竹；闭眼困难者，加鱼腰、申脉；流泪者，加承泣；鼻唇沟变浅者，加迎香；人中沟㖞斜者，加水沟；颏唇沟㖞斜者，加承浆。

操作方法：局部用穴均为患侧取穴，远端用穴均为健侧取穴。一般先取远端穴位，再取局部穴位，取用远端穴位得气后嘱患者活动面瘫部位。早期局部用穴针刺宜浅刺，轻刺激，远端用穴宜强刺激；恢复期面部穴位施以透刺，加强刺激强度。阳白穴宜向鱼腰透刺；牵正宜找到其压痛反应点针刺；足三里微向上斜刺2.5寸深；余穴常规刺。

注解：面部诸穴针刺可直接疏调面部经筋气血，活血通络；合谷、足三里为循经选穴，二穴为同名经，手足阳明经均行于面部，且皆为多气多血之经，同名经同气相求，故用之相得益彰。

❀ 小结 ❀

本病在临床发病率较高，目前现代医学尚无理想的方法，针灸治疗具有较佳的疗效，是针灸之优势病种，针灸疗法可作为本病的首选方法。在治疗前首先要明确是贝尔氏面瘫还是亨特氏面瘫，亨特氏面瘫较贝尔氏面瘫难治疗，亨特氏多需要较长时间的治疗。刺血疗法对本病治疗有较好的作用，一般需要配合口腔瘀络的点刺放血，可明显提高临床疗效。

治疗时一定要根据患者发病时间长短确定用穴和针刺的深度：早期（即发展期）患者（发病1周内）以祛邪为主，需要浅刺；中期（即恢复期）患者需要祛邪与扶正同时并举，一般需要透刺方法；晚期（后遗症）患者要以扶正为主，调补气血，多加用艾灸疗法。

第三十一节　面肌痉挛

❀ 概述 ❀

面肌痉挛又称为面肌抽搐，归属于祖国医学"面风""筋惕肉瞤"之范畴。临床主要表现为一侧面部肌肉呈阵发性、不规则、不自主地抽搐，一般局限于眼睑或颊部、口角，严重者可波及整个面部。一般只发生于一侧，两侧同时发病的极为少见。最典型特点表现为：一般开始多仅在眼周轮匝肌，或口角周围某一点，逐渐加重，并牵及附近其他肌群，导致整个半侧面部抽搐；其痉挛常因劳累、精神紧张或自我关注、他人暗示而发作或加重，睡眠后其痉挛完全消失；其痉挛仅局限在患病侧，绝不会牵及另一侧部位。

祖国医学认为，本病的发生与外邪阻滞经脉，或邪郁化热、壅遏经脉，可使气血运行不畅，筋脉拘急而抽搐；阴虚血少、筋脉失养，可导致虚风内动而面肌抽搐。其病位主要在面部经筋。基本病机是外邪阻滞，壅遏筋脉或虚风内动。

目前现代医学对本病尚缺乏特效治疗方法，一般采用对症治疗，但其治疗效果均欠理想。针灸治疗本病有较好的疗效，其疗效好坏与其病程的长短、病情的轻重有直接的关系，早期轻证可较快治愈，病程已久、病情重的患者需要较漫长的治疗时程。因此及时积极治疗极为关键。

经典用穴

一、经典单穴

1. 颧髎

操作方法：患侧取穴，常规消毒，直刺 0.5~1 寸，或直达骨骼处，得气后行泻法，每次留针 30 分钟，每 5~10 分钟行针 1 次，每日或隔日 1 次，10 次为 1 个疗程。

注解：颧髎穴是手太阳小肠经和手少阳三焦经之交会穴，功善疏通二经之经气，而祛风通络，为治疗风邪客于面部所致诸证之常用穴，故对面肌痉挛、面瘫、面痛均具佳效。对此古医家留下了非常丰富的经验，如《针灸大成》载："颧髎……主治口㖞，面赤、黄，眼睑𥆧动。"《针灸资生经》载："颧髎治口㖞眼睑𥆧动。"

2. 承泣

操作方法：患侧取穴，常规消毒。针刺时嘱患者闭目，其押手拇指向上轻推眼球固定，分别向左、右两侧沿皮针刺两针，承泣分别向睛明及瞳子髎方向沿皮透刺。不施以手法，每次留针 20 分钟，注意出针后压迫针孔 2~3 分钟，防止出血，每日 1 次，10 次为 1 个疗程。

注解：本穴为足阳明与阳跷脉、任脉之会，本穴具有通调三经经气的作用，其功效善疏风通络，用于治疗风邪引起的口眼㖞斜、抽搐极具特效。分别沿皮透刺，以共奏疏风解痉、疏风活络的功能。本穴治疗面肌痉挛由来已久，早在《备急千金要方·卷三十》中载："承泣主目瞤动与项口相引。"《针灸甲乙经》载："目不明……目瞤动，与项口参相引，喝僻口不能言，刺承泣。"

3. 翳风

操作方法：取患侧穴位，常规消毒，向面部方向斜刺 1 寸，得气后，施以捻转泻法，每次留针 30 分钟，出针宜缓，按压针孔以防出血，每 5~10 分钟行针 1 次，每日 1 次，10 次为 1 个疗程。

注解：翳风为手足少阳之交会穴，性善祛风，有疏风清热、祛风通络的作用，其治疗功效正与本病之病因相符，因此翳风治疗面肌痉挛疗效满意。

4. 阿是穴

操作方法：确定针刺点，常规消毒，采用悬吊法，用 3 寸毫针在穴位处针刺 3~5 针，分别进针 0.1~0.2 寸，在针刺点形成一个小皮丘，施以较强的平补平泻捻转手法，每次留针 30 分钟，每 10 分钟行针 1 次，每日或隔日 1 次，7 次为 1 个疗程。

注解：阿是穴一是指痉挛中心点，二是通过切循按压找到使痉挛缓解或消失的部位，直接疏调局部气血，改善气血运行。

二、经典对穴

1. 合谷与太冲

操作方法：

合谷：双侧取穴，常规消毒，直刺 0.5~1.5 寸，得气后，施以平补平泻法。

太冲：双侧取穴，常规消毒，直刺 0.5~0.8 寸，得气后，施以平补平泻法。

每次留针 30~40 分钟，每 10 分钟行针 1 次，每日或隔日 1 次，10 次为 1 个疗程。

注：本穴组已在头痛章节叙述，故不再赘述，其运用可参考这一章节。

2. 后溪与劳宫

操作方法：取用患侧穴位，常规消毒，取用 3 寸毫针，从后溪透向劳宫，施以较强的平补平泻法，每次留针 30 分钟，每 10 分钟行针 1 次，隔日 1 次，10 次为 1 个疗程。

注解：后溪为手太阳小肠经之输穴，也是八脉交会穴之一，通于督脉，督脉入脑，清头目，而宁心安神、镇痉；劳宫为手厥阴心包经之穴，心包代心受邪，故透刺之，增强了镇静安神的作用。

三、经典多穴

百会、印堂、翳风、风池、颧髎、牵正、阿是穴、合谷、太冲、足三里

配穴：风寒者，加外关、风池；风热者，加曲池、内庭；阴虚者，加三阴交、太溪；气血不足者，加血海、气海。

操作方法：先针远端穴位，重刺激行泻法，再针局部用穴，施以轻刺激。阿是穴施以丛刺法，用3寸毫针，刺入面肌抽搐启动点，一般针3~5针，使针尖的皮肤突起，形成一个小丘，然后让针体下垂悬吊在皮肤上；余穴常规针刺。

注解：风盛则动，故取翳风、风池、颧髎息风止搐；取用百会、印堂可安定神机；针刺牵正及阿是穴对症施治；合谷为大肠经之原穴，"面口合谷收"，太冲为肝之原穴，肝经从目系下颊里，环唇内，二穴相配，能柔肝缓急，舒筋通络；足三里为足阳明胃经之合穴，用之可有益气安神的作用。

小结

本病目前尚属于难治性疾病，现代医学对此尚无理想的方法，针灸治疗对于早期患者较为理想，但对于病程较久的患者治疗难度较大，病情难以稳定，较易复发，多需要坚持长程施治。

治疗本病首先需要明确本病特点，本病有内风多、外风少和虚证多、实证少的特点。传统针灸治疗本病多以局部取穴为主，通过长期临床治疗来看，若仅局部取穴治疗效果不理想，难以达到治愈效果，因此针灸施治需要远端与局部配合的方法，重远端轻局部，针刺时先远端后局部，远端用穴施以强刺激，局部用穴施以轻刺激，远近相互协调、相辅为用。

第三十二节　面痛

概述

面痛在祖国医学中又称为"面风痛""面颊痛"等。祖国医学认为本病的发生主要与外感风邪、情志不调、外伤等因素有关，各种内外因素使面部经脉气血阻滞，不通则痛，故而导致本病的发生。本病病位在面部，与手足三阳经关系密切。基本病机是面部经络气血阻滞，不通则痛。

面痛多见于现代医学中的三叉神经痛。现代医学根据其发病原因将三叉神经痛分为原发性与继发性两种。临床上把无器质性损伤，找不到具体原因的三叉神经痛称为原发性三叉神经痛，临床占绝大多数；能找到引起三叉神经痛的具体疾病而致的三叉神经痛称为继发性三叉神经痛，其发病比例较低，见于颅底或桥小脑角肿瘤、脑膜炎、脑干梗死等。三叉神经痛的发病主要特点表现为：其发病多突然发作，可呈闪电样、针刺样、刀割样、电灼样剧烈疼痛；其疼痛极为短暂，多为数秒至数十秒；其疼痛主要表现为眼、面颊部、上下颌及舌部最为明显，口角、鼻翼、颊部和舌部为敏感区，往往轻触即可诱发，称为扳机点；病程多呈周期性，每次发作期可为数日、数周或数月不等。

面痛是一种顽固性难治病证，目前现代医学尚缺乏有效且无副作用的治疗方法。针灸对原发性患者有很好的治疗效果，无论治标还是治本皆有显著的疗效，可见针灸疗法是本病值得推广的有效方法。本病病程越长，发作越频繁，症状往往越重，治疗难度也相对增大。

❀ 经典用穴 ❀

一、经典单穴

1. 后溪

操作方法：健侧取穴，常规消毒，微握拳直刺 0.5~1 寸，得气后，边行针边嘱患者张口活动其病患处，行针 1 分钟，每次留针 30 分钟，每 10 分钟行针 1 次，每次行针嘱患者张口活动，每日 1 次，10 次为 1 个疗程。

注解：后溪为手太阳之输穴，手太阳小肠经在面部广泛循行，其经络所行之处多是本病发病部位，根据经络所行主治所及的理论用之，后溪为输穴，"输主体重节痛"，故针之极效。

2. 三间

操作方法：健侧取穴，常规消毒，握拳取穴，直刺 0.5~1 寸，得气后，嘱患者张口活动其病患处，行针 1 分钟，每次留针 30 分钟，每 10 分钟行针 1 次，每次行针嘱患者同时张口活动其患处，每日 1 次，10 次为 1 个疗程。

3. 听宫

操作方法：取患侧穴位，常规消毒，嘱患者微张口，直刺 0.8 寸，得气后，施以较强的平补平泻法，每次留针 30~60 分钟，每 10 分钟行针 1 次，每日 1 次，7 次为 1 个疗程。

注解：听宫为手太阳小肠经之穴，处于面部，且与手足少阳经相交会，针刺本穴既可疏调面部之气血，又能疏调三经之气血。手太阳小肠经其支脉循经，上颊，至目锐眦，却入耳中；另一支别颊上䪼，抵鼻，至目内眦（斜络于颧）。可见手太阳经在面部的循行部位正是本病疼痛发生的主要部位，根据经络所行故可用之。听宫具有通经络、开耳窍、止痛益聪之效，所以针刺听宫即效。

4. 太冲

操作方法：取用双侧穴位，常规消毒，直刺0.5~1寸，得气后，施以较强的泻法，并嘱患者张口活动其患处，每次留针30分钟，每10分钟行针1次，每次行针同时嘱患者张口活动患侧，每日1次，7次为1个疗程。

注解：太冲为足厥阴肝经之输穴、原穴，足厥阴肝经"从目系下颊里，环唇内"。与本病发作区域相合，"经脉所过，主治所及"。肝主风，风之性常突如其来，本病发病常突发而至，有风之突发性，因此针刺本穴治疗面痛甚效。

5. 下关

操作方法：取患侧穴位，常规消毒，嘱患者闭口，直刺0.5~1.2寸，得气后，施以较强的提插捻转手法，使针感在面部放散，每次行针1分钟，每次留针30分钟，每日1次，10次为1个疗程。

注解：下关属足阳明胃经，且与足少阳胆经之交会，足阳明多气多血，少阳主风，既可以调理阳明气血，又能疏风，因此针之本穴可疏风活络，调畅气血，通经止痛，故对本病针之即效。

6. 天枢

操作方法：双侧取穴，常规消毒，直刺1~2寸，得气后，施以较强的泻法，每次留针30分钟，每10分钟行针1次，每日1次，10次为1个疗程。

操作方法：面痛之病变部位多为阳明经之区域，临床常以阳明经用穴为主，天枢为足阳明胃经之穴，且为大肠腑精气输注于腹部的穴位，故调节阳明经脉之功甚强，针刺天枢可祛阳明之邪，疏阳明之经气。且多数面痛患者常伴发顽固性便秘，针刺天枢能通大肠腑气，所以针刺天枢可解颜面疼痛。

二、经典对穴

1. 三间与后溪

操作方法：

三间：健侧取穴，常规消毒，握拳直刺1寸左右，得气后，施以泻法。

后溪：患侧取穴，常规消毒，半握拳直刺0.8寸，得气后，施以泻法。

每次留针30分钟，每10分钟行针1次，每日1次，10次为1个疗程。

注解：三间为手阳明大肠经之输穴，后溪为手太阳小肠经之输穴，手阳明经与手太阳经均经过面颊部，正是面痛之发病部位，根据"经络所行主治所及"之理论，取手阳明经与手太阳经与之相应，二穴均为输穴，"输主体重节痛"，故针有特效。

2. 合谷与太冲

操作方法：

合谷：双侧取穴，常规消毒，直刺 0.5~1 寸，得气后，施以平补平泻法。

太冲：双侧取穴，常规消毒，直刺 0.5~0.8 寸，得气后，施以泻法。

每次留针 30 分钟，每 10 分钟行针 1 次，每日 1 次，10 次为 1 个疗程。

注：本穴组已在癫狂章节叙述，故不再赘述，其运用可参考这一章节。

3. 陷谷与合谷

操作方法：

陷谷：双侧取穴，常规消毒，直刺 0.3~0.5 寸，得气后，施以平补平泻法。

合谷：双侧取穴，常规消毒，直刺 0.5~1 寸，得气后，施以平补平泻法。

每次留针 30~40 分钟，每 10 分钟行针 1 次，每日 1 次，7 次为 1 个疗程。

注解：陷谷为足阳明胃经之输穴，"输主体重节痛"，足阳明胃经广泛循行于面部，根据经络所行主治所及，故本穴可治疗面部疼痛疾病；合谷穴为手阳明大肠经之原穴，本穴是全身重要穴位，尤其面部疾病最为特效，正如《四总穴》所言"面口合谷收"。二穴伍用，一上一下，同气相求，疏经通络，通经止痛之功益彰。

4. 合谷与足三里

操作方法：

合谷：双侧取穴，常规消毒，直刺 0.5~1 寸，得气后，施以泻法。

足三里：双侧取穴，常规消毒，直刺 1~2 寸，得气后，施以平补平泻法。

每次留针 30~40 分钟，每 10 分钟行针 1 次，每日 1 次，10 次为 1 个疗程。

注解：合谷为手阳明大肠经之原穴，为临床重要穴位之一，四总穴之一。具有疏风解表、清热开窍、镇痛安神、益气固脱之效；足三里为足阳明胃经之合穴、胃腑之下合穴，四总穴之一，回阳九针之一，马丹阳天星十二穴之一，自古被推崇为百病皆治之要穴。二穴伍用，一上一下，一原一合，同气相求，气血同调，作用协同，共同通调阳明经气，气血得通，疼痛自止。

5. 支沟与阳陵泉

操作方法：

支沟：双侧取穴，常规消毒，直刺 0.5~1 寸，得气后，施以泻法。

阳陵泉：双侧取穴，常规消毒，直刺 1~2 寸，得气后，施以泻法。

每次留针 30 分钟，每 10 分钟行针 1 次，每日 1 次，10 次为 1 个疗程。

注：本穴组已在胁痛章节叙述，故不再赘述，其运用可参考这一章节。

三、经典多穴

四白、下关、听宫、颧髎、阿是穴、合谷、太冲、内庭

配穴：风寒者，加列缺；风热者，加曲池、外关；气滞血瘀者，加内关、血海；眼部疼痛者，加攒竹、丝竹空、昆仑；上颌部疼痛者，加迎香、颧髎；下颌部疼痛者，加承浆、颊车。

操作方法：先针远端穴位，施以重刺激，再针局部穴位，施以轻刺激，久留针。诸穴常规针刺。

注解：四白、下关、听宫、颧髎、阿是穴刺之疏调面部经络，活血止痛；合谷、内庭分属手阳明、足阳明经穴，一上一下，为同名经配穴，可疏导面部经络气血，活血止痛；太冲为肝经之输穴、原穴，与合谷相配名为"四关"，《标幽赋》载："寒热痛痹开四关而已之。"用之祛风通络止痛。

小结

三叉神经痛是临床常见病，本病发作时疼痛极为严重，是各种疼痛疾病中疼痛最为严重的一种，给患者身心造成极大危害。目前现代医学尚无满意的方法，针灸对本病有较好的疗效。现代医学将本病分为原发性和继发性，临床以原发性为多见，针灸施治主要针对原发性患者，无论治标还是治本皆有较好的疗效。传统针灸多以面部穴位为用，通过长期临床来看，远端穴位不可忽视，尤其当疼痛发作时要以远端穴位为主，且施以重刺激手法。局部穴位当以不同的发病患处取用相应穴位。面部经络主要归手足三阳经所主，尤其是内外因素使面部手、足阳明经及手足太阳经脉的气血阻滞，不通则痛，导致本病，因此取穴主要在手足阳明经及手足太阳经为常用。

第三十三节　高脂血症

概述

血脂是人体血浆中所含脂质的总称，其中包括胆固醇、甘油三酯、胆固醇脂、未脂化的脂酸等。当血浆中脂质浓度超过正常范围（胆固醇超过 5.2mmol/L，甘油三酯超过 1.7mmol/L）时就称为高脂血症。本病是现代高发疾病，是导致动脉粥样硬化性心脑血管病的危险因素之一，与高血压、冠心病、脑血管疾病及肥胖关系密切，是危害现代人健康的重要因素之一，因此单独将其论述。

高脂血症属于祖国医学中"痰浊""血瘀"等范畴。祖国医学认为本病的发生多为过食肥甘膏粱厚味、年老体衰、缺乏运动、情志所伤，从而引起脾胃、肝、肾等脏腑功能失调。脾胃为生痰之源，脾主统血、肝主藏血，肾主水，使津液运行、输布和排泄发生障碍，致膏脂瘀积所致。

针灸对本病有很好的作用，具有用穴少、见效快、绿色特点，并能从根本上施以调理，值得临床推广运用。

经典用穴

一、经典单穴

1. 丰隆

操作方法：双侧取穴，常规消毒，针刺 1.5 寸，得气后，施以较强的提插捻转泻法，每次留针 30 分钟，每 10 分钟行针 1 次，每日 1 次，10 次为 1 个疗程。

注解：丰隆为胃经之络穴，络于脾，针之具有健脾和胃、化湿利痰、升清降浊的功效，在《针灸甲乙经》中本穴被称为痰之会，因此本穴是治痰的要穴，在临床中被称为"祛痰第一穴"。本病的发生与痰浊有关，故针之可有明显的降脂作用。临床在丰隆处找瘀络点刺放血治疗也有极为确实的作用，一般每周 1~2次即可，轻者 3~5 次即恢复正常。

2. 足三里

操作方法：取用双侧穴位，常规消毒，直刺 1~2 寸，得气后，施以平补平泻法，每次留针 30 分钟，每 10 分钟行针 1 次，每日 1 次，10 次为 1 个疗程。若加用灸法其效更佳，可配用温针灸或温和灸。

注解：足三里为胃经之合穴、胃腑之下合穴，五行属土，故为土中之土穴，为真五行，其健脾和胃的功效极强，针刺可起到疏通经络、调和气血、强健脾胃的作用，因此本穴针刺可起到很好的降脂作用。

3. 内关

操作方法：左右交替用穴，每次用一侧穴位，常规消毒，直刺 1 寸，得气后，施以小幅度提插捻转法，每次留针 30 分钟，每 10 分钟以同样手法行针 1

次，隔日 1 次，左右交替取穴，10 次为 1 个疗程。

注解：内关为心包经之络穴，络于三焦，且为八脉交会穴之一，通于阴维脉，心包经与阴维脉均循行经过心、胸、胃，故内关是胃、心胸疾患之要穴，而善于宽胸理气、和胃化痰，故针刺用之对本病的治疗有显著效果。

二、经典对穴

1. 内关与三阴交

操作方法：

内关：双侧取穴，常规消毒，直刺 0.5~1 寸，得气后，施以平补平泻捻转法。

三阴交：双侧取穴，常规消毒，直刺 1~1.5 寸，得气后，施以平补平泻法。

每次留针 30 分钟，每 10 分钟行针 1 次，每日 1 次，10 次为 1 个疗程。

注解：内关为心包经别走三焦经之络穴，又与冲脉合于胃、心胸，通阴维脉而主一身之阴络，针之可理气宽胸，化瘀通脉，和胃降逆，疏经通络；三阴交为脾、肝、肾三经之交会穴，善调理脾胃而防止痰浊内生，滋补肝肾而疏散血中瘀滞。二穴相合，理气通络，健脾化痰，从而使痰瘀互阻而消，血脂自降。

2. 中脘与丰隆

操作方法：

中脘：常规消毒，直刺 1~1.5 寸，得气后，施以平补平泻法。

丰隆：双侧取穴，常规消毒，直刺 1~2 寸，得气后，施以泻法。

每次留针 30 分钟，每 10 分钟行针 1 次，每日或隔日 1 次，10 次为 1 个疗程。

注解：中脘归属任脉，且为手太阳经、手少阳经、足阳明经之交会，是胃腑之精气会聚于腹部之处，八会穴之腑会，性主调和，善于调理脾胃，升清降浊；丰隆为足阳明胃经之络穴，针刺丰隆可健脾和胃，利湿化痰，升清降浊，以促进新陈代谢。二穴伍用，一上一下，相互为用，相互促进，健脾和胃，利湿化痰、通经活络之力益增，故对痰瘀互阻脏腑而致的高脂血症有特效。

3. 足三里与三阴交

操作方法：

足三里：双侧取穴，常规消毒，直刺 1~2 寸，得气后，施以平补平泻法。

三阴交：双侧取穴，常规消毒，直刺 1~1.5 寸，得气后，施以平补平泻法。

每次留针 30 分钟，每 10 分钟行针 1 次，每日或隔日 1 次，10 次为 1 个疗程。

注：本穴组已在腹痛章节叙述，故不再赘述，其运用可参考这一章节。

4. 中脘与足三里

操作方法：

中脘：常规消毒，直刺 1~1.5 寸，得气后，施以平补平泻法。

足三里：常规消毒，直刺 1~2 寸，得气后，施以平补平泻法。

每次留针 30 分钟，每 10 分钟行针 1 次，每日或隔日 1 次，10 次为 1 个疗程。

注：本穴组已在呕吐章节叙述，故不再赘述，其运用可参考这一章节。

三、经典多穴

中脘、内关、足三里、阴陵泉、丰隆、三阴交、太冲

配穴：脾虚湿阻者，加脾俞、水分；痰滞血瘀者，加血海、膈俞；肝风痰火者，加行间、内庭；肝肾阴虚者，加肝俞、肾俞。

操作方法：诸穴均常规刺，丰隆、太冲施以泻法，余穴均施以平补平泻手法，每次留针 30 分钟，每 10 分钟行针 1 次，每日或隔日 1 次，10 次为 1 个疗程。

注解：中脘、内关、足三里为胃三针，具有强健胃腑、和胃降逆、理气止痛的作用；阴陵泉为脾经之合穴，具有健脾祛湿的作用，丰隆为胃经之络穴，为"祛痰第一穴"，三阴交脾肝肾三经之交会穴，三穴同用可起到健脾和胃、利湿化痰的作用；太冲为肝经之原穴，肝主疏泄，有利于脾的运化。诸穴合用，强健脾胃，疏泄有常，运化适度。

❀ 小结 ❀

高脂血症是现代医学之名称，相当于祖国医学之"痰浊"。祖国医学认为本病为血脉中的病变，为血中之痰浊。其发病在于脾的运化功能不足，以至于机体的"升降出入"及"聚散"功能失常，从而造成机体精微（脂质）不能正常地化生、变化、转化和排泄，以致精气的新陈代谢失常，造成血中之脂质过多，或脂质成分异常，发为本病。现代医学主要以降脂药治疗为主，用药副作用较大，患者难以坚持治疗，常反复发作。针灸通过祛痰化瘀之法可有确实的疗效，具有标本兼治的作用。在施治时及治疗后必须合理生活起居方能达到根本治疗，防止复发。平时要适当多运动，多食蔬菜水果，多喝水，少食高脂肪食物。

第三十四节　贫血

※ 概述 ※

贫血是指人体外周血红细胞容量减少，低于正常范围下限的一种常见临床症状。在临床中常以血红蛋白浓度来代替。根据贫血的原因可分为营养不良性贫血、缺铁性贫血、溶血性贫血、再生障碍性贫血等。

本病归属于祖国医学中的"虚劳""血虚""黄胖病"等范畴。临床主要表现为面色苍白、身倦无力、心悸、气短、眩晕、精神不振等症状。祖国医学认为本病主要在于脾胃，其理论认为"饮食入胃，中焦受气取汁，变化而赤是为血"，由于饮食中营养物质的缺乏，或脾胃失于健运而使气血生化无源；精血同源，肾生髓藏精，肾气不足则生髓藏精的功能受损，精不足也可导致血虚。

针灸对贫血症状的改善有较好的作用，尤其针灸并用其效更佳，在治疗时一定要明确病因，如出现失血性贫血应及时止血，出现营养不良性贫血则应补充营养等，要针对性处理。

※ 经典用穴 ※

一、经典单穴

1. 悬钟

操作方法：双侧取穴，常规消毒，直刺 1~1.5 寸，并施以温针灸，每次留针 30 分钟，每日或隔日 1 次，10 次为 1 个疗程。

注解：悬钟为足少阳胆经之穴，八会髓之会，在《针灸甲乙经》中认为本穴为三阳之大络。祖国医学认为骨能生髓，髓能生血，因此针髓会悬钟可壮骨益髓。配合艾灸，更有补益生髓的作用。

2. 足三里

操作方法：双侧交替用穴，常规消毒，直刺 1~2 寸，并施以温针灸，每次留针 30 分钟，每日 1 次，左右交替用穴，7 次为 1 个疗程。

注解：足三里为胃经之合穴、胃腑之下合穴，足阳明胃经多气多血。在五行中属土，为土中之土，其健脾和胃之功效十分强大，脾胃为气血生化之源，故针之能增强脾胃功能，使气血生化有源，尤其配合灸法其效益增。

3. 脾俞

操作方法：取用双侧穴位，常规消毒，施以灸法，可隔姜灸或温和灸，每次留针 20~30 分钟，每日 1 次，10 次为 1 个疗程。

注解：脾俞为脾的背俞穴，脾为先天之本，气血生化之源，艾灸脾俞增强脾胃功能，使气血生化有源，故对贫血的施治有较佳的效果。

二、经典对穴

1. 脾俞与足三里

操作方法：

脾俞：双侧取穴，常规消毒，直刺 0.5~0.8 寸，得气后，施以补法。

足三里：双侧取穴，常规消毒，直刺 1~2 寸，得气后，施以补法。

均可加用灸法，每次留针 30 分钟，每 10 分钟行针 1 次，每日或隔日 1 次，10 次为 1 个疗程。

注解：脾俞为脾的背俞穴，足三里为胃经之合穴，胃腑之下合穴，二穴均以健脾胃为主。二穴相合，相互协同，相互促进，可增强脾胃功能，使气血生化有源，故改善贫血。

2. 悬钟与太溪

操作方法：

悬钟：双侧取穴，常规消毒，直刺 1~1.5 寸，得气后，施以补法。

太溪：双侧取穴，常规消毒，直刺 1~1.5 寸，得气后，施以补法。

加用艾灸疗法其效更佳，每次留针 30 分钟，每 10 分钟行针 1 次，每日或隔日 1 次，10 次为 1 个疗程。

注解：精血同源，肾生髓藏精，肾气不足则生髓藏精的功能受损，精不足即可导致血虚。太溪为肾的原穴，用之具有补肾益精的作用；悬钟为八会髓之会，针之可益髓壮骨。二穴相配，可相互促进，作用协同，起到益肾壮骨生髓之效。

三、经典多穴

气海、膈俞、肝俞、脾俞、肾俞、血海、悬钟、三阴交、足三里

配穴：脾胃虚弱者，加中脘、太白；心脾两虚者，加内关、心俞；脾肾阳虚者，加关元、命门；肾阴亏虚者，加太溪、复溜；头晕者，加百会；心悸者，加内关；食欲不振者，加中脘；潮热盗汗、五心烦热者，加阴郄；月经过多、月经不调或崩漏不止者，加隐白、地机。

操作方法：背部诸穴应注意针刺深度、方向和角度；余穴常规针刺，可于气海、脾俞、肾俞、悬钟、足三里并加灸。每日或隔日1次，10次为1个疗程。

注解：贫血以虚为本，补虚则是治疗本病的关键。气海、血海、膈俞气血双补；髓会悬钟针之补益生髓；肝俞、脾俞、肾俞、三阴交滋补脾、肝、肾；足三里健脾和胃，以助气血生化之源。

ꙮ 小结 ꙮ

针灸对贫血治疗有较好的作用，但在治疗前一定要先明确导致贫血的病因，要针对性处理，如缺铁性贫血要适当补充铁剂、出血性贫血要及时止血、营养不良性贫血要补充营养等。针灸取穴常以脾肾两经及足阳明胃经为主，艾灸疗法对贫血有较好的作用，可针与灸并用，以提高疗效，且要坚持施治。平时可于生活中予以调节，适当多食黑木耳、大枣、花生衣、阿胶及各种动物血等，有助于恢复。

第三十五节　消渴

ꙮ 概述 ꙮ

消渴是以多饮、多食、多尿、形体消瘦（即三多一少），或尿有甜味为主症。祖国医学认为，消渴的发生多与禀赋不足、饮食不节、情志失调、劳欲过度等因素有关。本病主要与肺、胃、肾关系密切，尤其以肾最为关键，调理根本在于肾。基本病机则为阴虚燥热。祖国医学根据患者主要症状特点分为了上、中、下三消。上消属于肺燥，中消属于胃热，下消属于肾虚，但其临床症状往往不典型，或三者症状同时存在。

本病与现代医学中的糖尿病相符，在现代医学中属于代谢分泌病，在祖国医学中属于气血津液问题。本病已成为时下临床多发病、常见病，是造成当今社会重要疾病之一，严重危害着现代人身心健康。目前现代医学尚无根本的有效方法，仅是临床控制症状，不能有效根治。有道是"糖尿病不可怕，可怕的是并发症"，常因各种并发症的发生造成严重的后果，各种并发症的发生治疗较为棘手，因此本病在临床被人们称为"不死的癌症"。可见寻求一种可靠的治疗方法势在必行，其中针灸疗法有着较好的作用，具有绿色、标本兼治的特点，及时早期治疗极为关键，早期、中期患者及轻型患者可完全治愈，病程较长、病情较重的患者难以治愈，但也可以有效地改善症状，且能防止并发症的发生。

❀ 经典用穴 ❀

一、经典单穴

1. 养老

操作方法：双侧取穴，常规消毒，将掌心向上，用一手指按在尺骨头最高点上，然后手掌旋后，在手指滑入的骨缝中取穴，直刺 0.5~0.8 寸，强刺激，施以平补平泻法，每次留针 30~60 分钟，每 10 分钟行针 1 次，每日或隔日 1 次，15 次为 1 个疗程。

注解：本穴用于治疗消渴病来源于民间，笔者查遍了古今医著，尚未找到本穴治疗消渴的记载，通过笔者临床运用经验来看，其治疗效果确实，作用非常明显，尤其早期轻证患者，能够较快得到治愈。究其原因，笔者考虑，这与小肠的特点有关，《素问·灵兰秘典论》载："小肠者，受盛之官，化物出焉。"小肠有泌别清浊的作用。清者，即水谷精微和津液，由小肠吸收，经脾气的转输作用输布全身，也即小肠主液所生病的原理，本病与津液关系密切，由此可发挥出其作用疗效。

2. 阳池

操作方法：双侧取穴，常规消毒，直刺 0.3~0.5 寸，施以平补平泻法，每次留针 30 分钟，每日 1 次，10 次为 1 个疗程。配以灸法其效更佳，可温针灸，也可温和灸，因此临床多针灸并用。

注解：阳池为三焦经之原穴，被称为原中之原，本穴是历代治疗消渴病的常用要穴，日本著名医家泽田健就非常善用本穴治疗消渴病。三焦为一腔之大府，总司人体之气化，为元气之别使，是人体水谷精微，特别是水液消化、吸收、输布与排泄的场所。三焦通利则水气通调，三焦不畅则气结水阻。阳池为原穴，故针之则能有效地从根本上调理身体。

3. 胃脘下俞

操作方法：取用双侧穴位，常规消毒，向脊柱方向斜刺 0.5~1 寸，施以平补平泻法，每次留针 30 分钟，每 5~10 分钟行针 1 次，隔日 1 次，10 次为 1 个疗程。配用艾灸疗法其效更佳。

注解：胃脘下俞为经外奇穴，在背部第 8 胸椎棘突下旁开 1.5 寸，本穴正对胰脏，对治疗胰腺疾病确具特效，因此现代针灸临床也将此穴称为"胰俞"。

4. 三阴交

操作方法：双侧取穴，常规消毒，直刺 1～1.5 寸，施以平补平泻法，每次留针 30 分钟，每 10 分钟行针 1 次，每日或隔日 1 次，15 次为 1 个疗程。

注解：三阴交为脾、肝、肾之交会穴，具有健脾、疏肝、补肾的作用，针之可有健脾益气、滋阴养血、滋补肝肾、调和气血的作用，因此针刺本穴对消渴病有较好的疗效。

5. 然谷

操作方法：双侧取穴，常规消毒，直刺 0.5～1 寸，得气后，施以平补平泻法，每次留针 30 分钟，每 5～10 分钟行针 1 次，每日 1 次，15 次为 1 个疗程。

注解：消渴病的根本原因在肾，基本病机为阴虚，然谷为足少阴肾经之荥穴，可滋肾阴，故对本病是最为对证的治疗，早在《针灸大成》中有相关记载，其云："然谷穴主烦满，消渴。"

二、经典对穴

1. 足三里与三阴交

操作方法：

足三里：双侧取穴，常规消毒，直刺 1～2 寸，得气后，施以平补平泻法。

三阴交：双侧取穴，常规消毒，直刺 1～1.5 寸，得气后，施以平补平泻法。

每次留针 30 分钟，每 10 分钟行针 1 次，每日或隔日 1 次，10 次为 1 个疗程。

注：本穴组已在腹痛章节叙述，故不再赘述，其运用可参考这一章节。

2. 三阴交与太溪

操作方法：

三阴交：双侧取穴，常规消毒，直刺 1～1.5 寸，得气后，施以平补平泻法。

太溪：双侧取穴，常规消毒，直刺 0.5～1 寸，得气后，施以补法。

注解：三阴交穴属足太阴脾经，且为脾、肝、肾三经之交会穴，本穴具有健脾益气、滋阴养血、滋补肝肾、调和气血、通经化湿的作用；太溪穴属足少阴之输穴、原穴，具有滋阴降火、益肾补虚、调经利湿的作用。二穴伍用，健脾泻热，益肾滋阴，增液润燥。

3. 胃脘下俞与肾俞

操作方法：

胃脘下俞：双侧取穴，常规消毒，向脊柱方向斜刺 1～1.5 寸，得气后，施以平补平泻法。

肾俞：双侧取穴，常规消毒，直刺 1~1.5 寸，得气后，施以补法。

每次留针 30~40 分钟，每 10 分钟行针 1 次，每日或隔日 1 次，10 次为 1 个疗程。

注解：胃脘下俞为经外奇穴，位于背部，内应胰腺与胃，为胰腺和胃之经气输注于背部之处，其功生津止渴，和胃降逆，是治疗胰腺疾病及糖尿病之特效穴；肾俞为肾之精气输注之处，功专补肾，强身健体之要穴，既能补肾滋阴，填精益髓，强筋壮腰，明目聪耳，又能温补肾阳，补肾培元，涩精止带，化气行水。二穴伍用，脾肾同调，先后同治，标本兼治。

三、经典多穴

胃脘下俞、肺俞、胃俞、肾俞、三阴交、太溪、足三里

配穴：上消者，加鱼际、尺泽；中消者，加内庭、中脘；下消者，加然谷、复溜；阴阳两虚者，加复溜、关元；视物模糊者，加太冲、光明；皮肤瘙痒者，加血海、风市；手足麻木者，加阳陵泉、曲池、手三里。

操作方法：应注意针刺胃脘下俞、肺俞、胃俞、肾俞的深度，以免伤及内脏；余穴常规针刺。每次留针 30 分钟，每 10 分钟行针 1 次，每日 1 次，10 次为 1 个疗程。

注解：本病的发生主要因肺燥、胃热、肾虚等所致，故取肺俞以清热润肺、生津止渴；取胃俞、三阴交、足三里清胃泻火，和中养阴；取肾俞、太溪以益肾滋阴、增液润燥；胃脘下俞为治疗本病的经验效穴。诸穴合用，共奏生津滋阴、清热润燥之功。

❀ 小结 ❀

本病已成为时下严重危害人类健康的一种疾病，目前现代医学仅仅是单纯的控制血糖，而不能从根本上治疗，属于终身用药性疾病。针灸对早、中期轻型糖尿病可以完全治愈，对于较重的患者能够有效地减少用药量，并且能够有效地预防并发症的发生。针灸治疗需要坚持持续治疗，一般需要较长时间的施治，因此需要患者耐心地密切配合。

祖国医学根据病症特点虽然将其分为了上、中、下三消，但在实际临床中三者多难以区分，由于五脏六腑在生理上相互影响，在病理上相互传变，所以多是多个脏腑同时被累及，一般多在肺、脾胃、肾，尤其是肾，故临床施治时常以肾经穴位为主。灸法对本病的治疗有较好的作用，尤其直接灸法更佳，常用胃脘下俞、中脘、足三里、悬钟等穴施灸。

本病属于生活方式性疾病，因此在治疗期间及治疗后需要患者合理正确地生活，坚持适当的运动，做到起居有常，饮食规律，切忌暴饮暴食，少食油腻膏粱厚味，多食蔬菜清淡饮食，杜绝烟酒。

第二章 外科病

第一节 落枕

❀ 概述 ❀

落枕是指颈部突然出现疼痛、活动受限的一种病证。一般多是由于在睡眠时枕头高低不当，睡眠姿势不良，或因负重颈部过度扭转，使颈部筋络受损，或颈肩部感受风寒而引起的。往往多于晨起时发现，自觉颈项部疼痛，脖子不能够前后俯仰或左右摆动。

本病任何年龄均可发生，但尤以青壮年多见；四季均可发生，以冬春季节发病率高；一般在 4~7 天可愈。

❀ 经典用穴 ❀

一、经典单穴

1. 后溪

操作方法：健侧取穴，常规消毒，微握拳，直刺 0.5~1 寸，得气后，施以泻法，边行针边令患者活动颈项部 1 分钟，每次留针 20 分钟，每 5~10 分钟行针1 次。

注解：后溪为手太阳小肠经之输穴，手太阳小肠经与足太阳膀胱经相接，同名经相通，经过后颈两旁，本穴又是八脉交会穴之一，通于督脉，督脉循行头项、腰背部，因此本穴治疗落枕极具特效。古医家对此有着丰富的临床经验记载，如《通玄指要赋》言："头项痛，拟后溪以安然。"《针灸甲乙经》载："头不可顾……后溪注之。"这些皆是古医家长期临床实践结果。对此，当今医家总结为"头项后溪取"。

2. 中渚

操作方法：健侧取穴，常规消毒，直刺 0.5~0.8 寸，得气后，嘱患者活动患处颈项部，每次留针 20~30 分钟，每 5~10 分钟行针 1 次。

注解：中渚为手少阳三焦经之输穴，三焦经上达肩部交出足少阳胆经的后面，向前进入缺盆部，分布于胸中，联络心包，向下过横膈，从胸至腹，属三焦。耳部支脉与足少阳胆经相接于外眦。两经循行颈侧项后肩部。且该经脉与督脉交会于大椎穴。根据"经脉所过，主治所及"的原理及"输主体重节痛"，取用本穴治之故有特效。

3. 悬钟

操作方法：健侧取穴，常规消毒，直刺 1 ~ 1.5 寸，得气后，嘱患者左右、前后不同方向活动其患处，每次留针 30 分钟，每 10 分钟行针 1 次，每次行针时均嘱患者同时活动病患处。

注解：本穴为足少阳胆经之穴，乃足三阳之大络，髓之会穴。足少阳胆经自上而下循行身之两侧。其经脉循颈侧下合于缺盆。《经筋篇》载有"足少阳之筋……其痛……膺乳颈维筋急"之症状。其本穴有主治项强、胸胁胀痛、下肢痿痹的作用。根据"病在上者，下取之"的理论，取用本穴通调少阳经气，行气止痛。本穴是历代治疗落枕之经验效穴。

4. 束骨

操作方法：健侧取穴，常规消毒，直刺 0.5 ~ 0.8 寸，得气后，嘱患者前后、左右不同方向活动其患处，每次留针 30 分钟，每 10 分钟行针 1 次，每次行针时令患者配合活动病患处。

注解：《灵枢·杂病》载："项痛不可俯仰，刺足太阳；不可以顾，刺手太阳也。"足太阳且主筋所生病，束骨即为足太阳，本穴为输穴，"输主体重节痛"，根据"上病下取之"的理论取用本穴用之有良效。

5. 落枕

操作方法：健侧取穴，常规消毒，直刺 0.5 ~ 0.8 寸，得气后，嘱患者上下、左右不同方向活动其患处，每次留针 30 分钟，每 10 分钟行针 1 次，每次行针时嘱患者配合活动病患处。

注解：落枕是治疗本病的经验效穴，本穴具有行气活血、通络止痛的作用，尤以颈部侧面，少阳经脉循行部位的疼痛最为显著。

注：治疗落枕在临床中报道的有效单穴还有很多，如养老、昆仑、承山、天井、外关、内关、阳池、听宫、承浆、风池、天宗等穴，以上仅将笔者在临床最常用的特效穴位供读者参考，读者可根据临床实践选择运用。

二、经典对穴

1. 后溪与列缺

操作方法：

后溪：健侧取穴，常规消毒，微握拳，直刺 0.8~1 寸，得气后，施以泻法，并同时令患者活动其患处。

列缺：患侧取穴，常规消毒，向肘部斜刺 0.5~0.8 寸，得气后，施以平补平泻，并同时令患者活动其患处。

每次留针 20~30 分钟，每 5~10 分钟行针 1 次，每次行针时令患者活动其患处。

注解：列缺为手太阴肺经之络穴，络穴通两经，通于手阳明，手阳明上于颈项部。列缺为八脉交会穴之一，通于任脉，任脉行于颈部，根据"经络所行，主治所及"之理论故可用之。本穴为四总穴之一"头项寻列缺"；后溪为手太阳小肠经之输穴，且为八脉交会穴之一，通于督脉，督脉行于后项。二穴合用，一通任脉，一通督脉，前后皆治，太阳、阳明皆调，故合用治疗颈项疾病特效，故当今医家总结为"头项若有疾，后溪并列缺"。

2. 后溪与束骨

操作方法：

后溪：健侧取穴，常规消毒，微握拳，直刺 0.5~1 寸，得气后，施以泻法，令患者同时活动患处。

束骨：健侧取穴，常规消毒，直刺 0.5~0.8 寸，得气后，施以泻法，令患者同时活动患处。

每次留针 20~30 分钟，每 5~10 分钟行针 1 次，每次行针同时让患者活动其患处。

注解：后溪为手太阳小肠经之输穴，又为八脉交会穴之一，通于督脉，手足太阳经脉相通，故治疗项部疾病效佳；束骨为足太阳膀胱经之输穴，足太阳循行于颈部两侧，又因足太阳主筋所生病，落枕又是筋病，所以针之有良效。二穴为同名经，且均为输穴，二穴合用同经相应，同气相求，上下疏通，相互促进，功用协同，故疗效甚佳。正如《灵枢·杂病》所载："项痛不可俯仰，刺足太阳；不可以顾，刺手太阳也。"

3. 风池与悬钟

操作方法：

风池：患侧取穴，常规消毒，向鼻尖方向斜刺 0.5～0.8 寸，得气后，施以泻法。

悬钟：健侧取穴，常规消毒，直刺 1～1.5 寸，得气后，施以平补平泻法，同时嘱患者活动其患处。

先针悬钟，让患者活动病患处，再针刺风池，每次留针 20～30 分钟，每 5～10 分钟行针 1 次。

注：本穴组已在眩晕章节叙述，故不再赘述，其运用可参考这一章节。

4. 天柱与束骨

操作方法：

天柱：患侧取穴，常规消毒，直刺 0.5～0.8 寸，得气后，施以平补平泻法。

束骨：健侧取穴，常规消毒，直刺 0.3～0.5 寸，得气后，施以平补平泻法。

先针束骨，得气后嘱患者活动其患处，再针刺天柱，每次留针 20 分钟，每 5 分钟行针 1 次。

注解：天柱属足太阳膀胱经，具有清头散风、通经活络的作用，是治疗颈项疾病之特效；束骨属足太阳膀胱经，且为足太阳膀胱经之输穴，"输主体重节痛"，足太阳膀胱经经脉、经筋、经别均循于颈项部，故束骨可治疗颈项痛。二穴伍用由来已久，《百症赋》中言："项强多恶风，束骨相连于天柱。"二穴均为足太阳经之穴，二穴相合，一上一下，上下呼应，宣通足太阳经气，调和营卫，解表散邪，通经止痛之功益彰。

5. 风池与后溪

操作方法：

风池：取用患侧穴位，常规消毒，由患侧向健侧透刺，施以较强的手法。

后溪：取用健侧穴位，常规消毒，直刺 0.5～1 寸，施以平补平泻法。

先针后溪穴，同时嘱患者活动其患处，再针刺风池穴，每次留针 20 分钟，每 5 分钟行针 1 次。

注：本穴组已在头痛章节叙述，故不再赘述，其运用可参考这一章节。

6. 申脉与后溪

操作方法：

申脉：健侧取穴，常规消毒，直刺 0.5～0.8 寸，得气后，施以平补平泻法。

后溪：健侧取穴，常规消毒，直刺 0.5～1 寸，得气后，施以平补平泻法。

每次留针 20～30 分钟，每 5～10 分钟行针 1 次，每次行针同时嘱患者活动其患处。

注：本穴组已在痫病章节叙述，故不再赘述，其运用可参考这一章节。

7. 大椎与束骨

操作方法：

大椎：常规消毒，向上斜刺 1~1.2 寸，得气后，施以较强的平补平泻法。

束骨：健侧取穴，常规消毒，直刺 0.3~0.5 寸，得气后，施以泻法。

先针刺束骨穴，得气后嘱患者活动患处，再针刺大椎穴，每次留针 20~30 分钟，每 5~10 分钟行针 1 次。

注解：大椎属督脉，为诸阳经之交会穴，总督全身之阳气，具有解表退热、通督镇静、通阳截疟的作用；束骨穴属足太阳，为足太阳经之输穴，具有疏风通络、宣痹止痛的作用。大椎善疏散，束骨善止痛，二穴伍用，一上一下，宣痹止痛之功益彰。

三、经典多穴

天柱、阿是穴、后溪、昆仑、悬钟、落枕

配穴：督脉、太阳经型，加申脉；少阳经型，加风池。

操作方法：先针远端穴位，以健侧用穴为主，针刺后令患者同时活动其患处，若远端穴位针刺后症状消失即不再局部用穴，诸穴常规针刺。

注解：后溪属手太阳小肠经，又与督脉相通，昆仑属足太阳经，悬钟属足少阳经，根据"经脉所过，主治所及"，落枕为专治落枕经验效穴。局部取穴，可疏通颈项部之气血，舒筋通络止痛。

❀ 小结 ❀

落枕是非常常见的疾病，针灸治疗用穴少，操作简单疗效佳，可谓是首选方法。传统针灸多以局部用穴为主，如大椎、天柱、阿是穴等，但局部取穴一般取穴多、见效慢，通过长期临床实践来看，远端用穴具有取穴少、见效快的特点，一般一次即能明显缓解甚或使症状全部消失，远端用穴时必须配合患者活动患处疗效佳。治疗基本思路可按照《灵枢·杂病》所载的"项痛不可俯仰，刺足太阳；不可以顾，刺手太阳也"的理念取穴。

第二节　颈椎病

概述

颈椎病又称为颈椎综合征，是现代医学之疾病名称，本病是指颈椎骨质增生、颈项韧带钙化、颈椎间盘萎缩退化等改变，刺激或压迫颈部神经、脊髓、血管而产生的一系列症状和体征的综合征。可分为颈型（疾病最早期，主要表现为颈项部的疼痛）、神经根型（主要表现为患肢发凉及手指麻木）、脊髓型（主要表现为下肢渐进性的麻木无力，严重者可致瘫痪）、交感神经型（主要表现为面部神经受压的症状）、椎动脉型（主要表现为眩晕）及混合型。由于当今工作生活的改变，伏案工作的增多，手机、电脑等的普及运用，本病发展呈迅速上升趋势，其发病年龄已明显年轻化。因此需要养成合理正确的工作生活习惯，纠正不良的坐姿，合理地保健是避免本病发生的重要方法。

颈椎病属于祖国医学之"项痹""项强""眩晕""手麻""痿证"等范畴。祖国医学认为，本病发生的内因为筋骨失养及督脉空虚，外因与感受外邪、跌扑损伤、动作失度有关。本病病位在颈部筋骨，与督脉、手足太阳经、少阳经脉关系密切。基本病机是筋骨受损，经络气血阻滞不通。

目前现代医学对颈椎的治疗尚无有效方法，一般诊断分型明确，但治疗缺乏有效手段，通过长期的针灸临床来看，针灸治疗具有较好的疗效，取穴少，见效快，标本兼治，且无不良反应，是临床值得大力推广的有效方法。

经典用穴

一、经典单穴

1. 后溪

操作方法：左右交替用针，常规消毒，微握拳，直刺 0.8~1.5 寸，得气后嘱患者轻微而缓慢且大幅度向不同方向活动颈部 1 分钟，每次留针 30 分钟，每10 分钟行针 1 次，施以泻法，每次行针时仍按上述方法配合活动 1 分钟，每日 1次，7 次为 1 个疗程。

注解：后溪为手太阳小肠经之输穴，《灵枢·经筋第十三》载："手太阳之筋……循颈出走太阳之前，结于耳后完骨……其病小指支，肘后锐骨后廉痛……

腋后廉痛，绕肩胛引颈而痛……经筋急……"手太阳经脉及经筋均行于颈项部，根据"经脉所过，主治所及"，可取手太阳小肠经之穴。后溪为输穴，"输主体重节痛""荥输治外经"，且后溪通于督脉，因此颈椎病针刺后溪尤为适宜。

2. 束骨

操作方法：左右交替用穴，或双侧取穴，常规消毒，直刺 0.3~0.8 寸，得气后，施以泻法，同时嘱患者轻微缓慢大幅度向不同方向活动颈项部，每次留针 30 分钟，每 10 分钟行针 1 次，每次行针同时令患者按上法活动颈项部，每日 1 次，7 次为 1 个疗程。

注解：束骨为足太阳膀胱经之输穴，足太阳膀胱经无论经脉、经别、经筋均行于颈项部，《灵枢》中所说的"项如拔""项筋急"和"项背痛"正是本病的表现，束骨为本经之输穴，"输主体重节痛"，若从全息理论来看，束骨所在与颈椎对应，所以颈椎病针刺束骨极具特效。

3. 承浆

操作方法：常规消毒，由下向上斜刺 0.3~0.5 寸，得气后，施以小幅度的捻转手法，并嘱患者同时轻微缓慢大幅度向不同方向活动颈项部，每次留针 30 分钟，每 10 分钟行针 1 次，每次行针同时按上述方法活动，每日 1 次，7 次为 1 个疗程。

注解：承浆为任脉之穴，治疗颈椎病则是前后对应取穴，穴位所在正对颈椎部位，承浆为任脉之穴，颈椎为督脉之部位，为病在阳取之于阴，其治疗疗效极佳，历代诸多医家可有相关治验，如《胜玉歌》中言："头项强急承浆保。"

4. 昆仑

操作方法：双侧取穴，常规消毒，直刺 1~1.5 寸，得气后，施以平补平泻法，同时嘱患者轻微而缓慢大幅度向不同方向活动颈项部，每次留针 30 分钟，每 10 分钟行针 1 次，每次行针同时按上述方法活动，每日 1 次，10 次为 1 个疗程。

注解：昆仑属足太阳，足太阳经脉、经筋、经别均经过颈项部，根据"经络所过，主治所及"的理论，可取足太阳穴位，昆仑所在正与颈项部相应，故针之极效。

5. 人中

操作方法：常规消毒，从下向上斜刺 0.2 寸，得气后，施以雀啄泻法，并嘱患者轻微缓慢大幅度向不同方向活动颈项部，留针 20 分钟，每 5 分钟行针 1 次，每次行针同时按上述方法活动，每日 1 次，5 次为 1 个疗程。

注解：人中为督脉之穴，且与手足阳明之交会，手足阳明多气多血，调理气血作用甚强，督脉过脊柱，"经脉所过，主治所及"。《通玄指要赋》言："人中除脊膂之强痛。"本穴是历来治疗脊椎病之要穴。

6. 液门

操作方法：健侧或左右交替用针，常规消毒，由液门透向中渚，针刺1.5寸，得气后，施以捻转泻法，嘱患者轻微缓慢大幅度向不同方向活动颈项部，每次留针30分钟，每10分钟行针1次，每次行针同时按上述方法活动，每日1次，10次为1个疗程。

注解：液门为三焦之荥水穴，三焦有通行原阳之功。《难经·六十六难》载："三焦者，原气之别使也，主通行三气，经历五脏六腑。""荥输治外经。"本穴在五行中属水，水应于肾，肾主骨。故针刺本穴可疏导经气，消肿止痛，补肾益气。

7. 太溪

操作方法：双侧取穴，常规消毒，直刺1~1.5寸，得气后，施以补法，并嘱患者轻微缓慢大幅度不同方向活动颈项部，每次留针30~40分钟，每10分钟行针1次，每次行针同时按上述方法活动，每日1次，10次为1个疗程。

注解：太溪为肾的原穴，肾经贯脊而主骨，足少阴肾经与膀胱经相表里，膀胱经夹脊而行，其经别并入脊中。太溪为原穴，补肾之要穴，既可以补肾阴以滋养筋骨，也可以温肾阳以柔煦筋骨，故对筋骨失养而致的颈椎病极具特效。

注：单穴治疗颈椎病在临床中报道的有效穴位还有很多，如外关、风市、委中、阴谷、极泉、腕骨、大钟、颈臂、天柱、后顶、天宗、风池、大椎等穴，皆有相关临床运用报道，以上所述之穴是笔者在临床最常用的穴位，读者可根据临床实践选择运用。

二、经典对穴

1. 后溪与束骨

操作方法：

后溪：双侧或左右交替取穴，常规消毒，直刺0.5~1寸，得气后，施以平补平泻法。

束骨：双侧或左右交替取穴，常规消毒，直刺0.3~0.5寸，得气后，施以泻法。

注：本穴组已在落枕章节叙述，故不再赘述，其运用可参考这一章节。

2. 风池与悬钟

操作方法：

风池：双侧取穴，常规消毒，向鼻尖方向斜刺 0.5 ~ 1 寸，得气后，施以泻法。

悬钟：双侧取穴，常规消毒，直刺 1 ~ 1.5 寸，得气后，施以平补平泻法。

注：本穴组已在落枕章节叙述，故不再赘述，其运用可参考这一章节。

3. 太溪与昆仑

操作方法：二穴均双侧取穴，常规消毒，分别直刺 1.2 寸，得气后，施以补法，捻转补法 1 分钟，每次留针 30 分钟，每 10 分钟行针 1 次，每日 1 次，7 次为 1 个疗程。

注解：太溪为肾的原穴，为补肾的要穴，针之既可以补肾阴以滋养筋骨，也可以温肾阳以柔煦筋骨；昆仑为足太阳膀胱经之经穴，足太阳经脉、经筋、经别均行于颈项部。《灵枢·口问第二十八》载："邪之所在，皆为不足。故上气不足，脑为之不满，耳为之苦鸣，头为之苦倾，目为之眩……补足外踝下留之。"正是对本穴治疗本病的叙述。二穴所在位置正与颈部全息对应。二穴伍用，内外相应，一肾一膀胱，一表一里，协同为用，舒筋通络，补肾壮骨，通经止痛之力益彰。

4. 悬钟与昆仑

操作方法：

悬钟：双侧取穴，常规消毒，直刺 1 ~ 1.5 寸，得气后，施以平补平泻法，并嘱患者同时轻微缓慢地大幅度活动颈项部。

昆仑：双侧取穴，常规消毒，直刺 0.5 ~ 1 寸，得气后，施以平补平泻法，并嘱患者同时轻微缓慢地大幅度活动颈项部。

每次留针 30 分钟，每 10 分钟行针 1 次，每次行针时令患者施以上述活动，每日 1 次，10 次为 1 疗程。

注解：悬钟为足少胆经之穴，且为八会髓之会，具有舒筋活络、益髓壮骨的作用；昆仑为足太阳膀胱经之经穴，具有通经络、活气血、止痹痛的作用。二穴伍用，疏调太阳、少阳二经之经气，共奏通经止痛、强壮筋骨的功能。

5. 后溪与申脉

操作方法：

后溪：双侧或左右交替用穴，常规消毒，微握拳，直刺 0.5 ~ 1 寸，得气后，施以泻法，嘱患者轻微缓慢小幅度向不同方向活动颈项部。

申脉：双侧或左右交替用穴，常规消毒，直刺 0.5~0.8 寸，得气后，施以平补平泻法，嘱患者轻微缓慢小幅度向不同方向活动颈项部。

每次留针 30 分钟，每 10 分钟行针 1 次，每次行针时令患者配合颈项部活动，每日 1 次，10 次为 1 个疗程。

注解：后溪为手太阳小肠经之输穴，且为八脉交会穴之一，通于督脉；申脉穴属足太阳膀胱经，也为八脉交会之一，通于阳跷脉。二穴伍用既是手足同名经配用，又是八脉交会配用，其运用早在《针经指南》中有载，其运用经验为"后溪督脉内眦颈，申脉阳跷络亦通"。

6. 中渚与后溪

操作方法：

中渚：双侧取穴，常规消毒，直刺 0.5~0.8 寸，得气后，施以平补平泻法。

后溪：双侧取穴，常规消毒，直刺 0.5~1 寸，得气后，施以平补平泻法。

每次留针 30 分钟，每 10 分钟行针 1 次，每次行针时嘱患者活动颈项部，每日 1 次，10 次为 1 个疗程。

注解：中渚为手少阳三焦经脉气所注之输木穴，性善通调，刺之能通调三焦气血，通经活络；后溪为手太阳小肠经脉气所注之输木穴，且为八脉交会之一，通于督脉，具有通督镇静、舒筋解痉、通经止痛的作用。二穴伍用，输木相合，疏通经脉，调理经气，活络止痛之力益增。

7. 承浆与后溪

操作方法：

承浆：常规消毒，向上斜刺 0.3~0.5 寸，得气后，施以平补平泻法。

后溪：双侧取穴，常规消毒，直刺 0.5~1 寸，得气后，施以平补平泻法。

每次留针 30 分钟，每 10 分钟行针 1 次，每次行针时同时嘱患者活动颈项部，每日 1 次，7 次为 1 个疗程。

注解：承浆穴属任脉，且与足阳明之交会，具有疏风通络、生津敛液的作用，与颈部前后对应，有经验载曰"头项强急承浆保"；后溪属手太阳小肠经之输穴，且为八脉交会穴之一，通于督脉，具有宣通阳气、通络止痛之功。二穴伍用，疏调项背之经气，调和气血，通络止痛之功益彰。

8. 承浆与风府

操作方法：

承浆：常规消毒，向上斜刺 0.3~0.5 寸，得气后，施以平补平泻法。

风府：常规消毒，向下颌方向斜刺 0.5~1 寸，得气后，施以泻法。

每次留针 30 分钟，每 10 分钟行针 1 次，每日 1 次，7 次为 1 个疗程。

注解：承浆穴属任脉，与足阳明之交会，具有疏风通络、通调任督之功；风府穴属督脉，具有疏风通络、散风息风、开窍醒神之功。二穴伍用，一前一后，一任一督，前后夹击，调和任督，通经活络，舒筋止痛之功益彰。

三、经典多穴

天柱、大椎、风池、颈夹脊、后溪、申脉、悬钟

配穴：头晕头痛者，加百会、太溪、昆仑；手指麻木者，加内关、外关、手三里；恶心、呕吐者，加中脘、内关；上肢疼痛者，加曲池、合谷；耳鸣、耳聋者，加听宫、液门。

操作方法：先针刺远端穴位，针刺的同时令患者配合颈项部的活动，让患者轻微缓慢地大幅度活动颈项部，然后再局部针刺，起针时先取局部穴位，再取远端穴位。每次留针 30~40 分钟，每 10 分钟行针 1 次，每日或隔日 1 次，7 次为 1 个疗程。

注解：局部取穴直接疏调颈部气血，舒筋骨，通经络；后溪为手太阳小肠经之输穴，又为八脉交会穴之一，通于督脉，申脉为足太阳膀胱经之经穴，且为八脉交会穴之一，通于阳跷脉，二穴相配，一上一下，功在疏导颈项、肩胛部之气血；悬钟为八会髓之会，针之有益髓壮骨之效，以达治病求本之效。

小结

本病在以往多见于老年性患者，时下随着电脑、手机的普及，以及伏案工作的增多，本病已经明显年轻化，发病率呈明显上升趋势。现代医学对本类疾病尚无理想的方法，针灸施治具有较好的作用，多数可迅速改善患者的相关症状，尤其颈肩痛、眩晕、头痛等症状可较快地得到改善，对手指麻木也有很好的疗效，针灸是目前治疗颈椎病较为理想的方法。针灸施治要重视远端穴位的运用，以远端穴位为主，远端用穴以经络辨证与病性辨证相结合的方法取穴，经络辨证主要以手足三阳经与督脉用穴为主，病性辨证主要以调补气血和祛风寒用穴为主。再适当配合局部穴位，局部用穴常以颈夹脊、风池、天柱等穴为常用。局部取穴祛风散邪，通经活络，以治标为主；远端用穴，疏通经络，调和气血治其本。

为了能够达到有效治疗目的，防止复发，应嘱患者平时做好颈部保健，预防风寒的侵袭，避免颈部劳损，加强颈部的活动，长期伏案工作或低头工作者，要时刻注意颈部养护。

第三节　肩周炎

❀ 概述 ❀

　　肩周炎是现代医学之疾病名称，可称为肩关节周围炎，就是指肩关节周围软组织退行性、无菌性炎症。现代医学认为本病的发生主要是因为软组织退行性、炎症性病变，与肩部受凉、慢性劳损、外伤等因素有关。临床主要表现为肩周疼痛、酸重，多以夜间为重，常因天气变化及劳累而诱发或加重，在肩部某一位置可有压痛反应，主动或被动活动时会出现程度不同的功能受限，病程长的可出现肌肉萎缩。本病在初期主要是以活动出现疼痛为主要表现，后期则是以活动出现功能障碍为主。

　　肩周炎相当于祖国医学中的"肩痹""肩凝症""漏肩风""五十肩"等。祖国医学中相关疾病名称具有确实的临床意义，因为五十岁左右而出现的相关患者称之为"五十肩"，表明多是因阳明气血不足，肝肾亏虚而致；因受风寒而致的称之为"漏肩风"，表明了外邪是发病的主因；后期出现了肩关节的粘连，活动功能受限，又称为"肩凝症""冻结肩"，表明了以瘀滞为主要表现。祖国医学认为，本病的发生常与体虚、劳损及风寒侵袭肩部等因素有关。本病病位在肩部筋肉，主要与手三阳经、手太阴经密切相关。基本病机是肩部经络不通或筋肉失于气血温煦和濡养。无论感受风寒，气血痹阻，或劳作过度，外伤损及筋脉，还是年老气血不足，筋骨失养，皆可导致本病。

　　肩周炎是临床多发病、常见病，现代医学尚无有效方法治疗，针灸治疗简便易使，疗效可靠，可谓是理想的方法，值得临床广泛推广运用。

❀ 经典用穴 ❀

一、经典单穴

1. 条口

　　操作方法：健侧取穴，常规消毒，向承山透刺 2.5 寸，得气后，施以泻法，同时嘱患者缓慢大幅度向不同方向活动患处 1 分钟，每次留针 20～30 分钟，每 5～10 分钟行针 1 次，每次行针同时配合以上方法的活动，每日 1 次，7 次为 1 个疗程。

注解：条口所治疗的肩周炎主要针对的是阳明脉虚的患者，也即五十肩患者，五十岁左右，肝肾阴虚筋失所养，阳明气虚筋失温煦，故而出现了肩痛，条口为足阳明胃经之穴，尤其深刺达承山，可以有效调动气血运行，使气血上荣于肩部。承山为足太阳经腧穴，从而可调理阳明、太阳两经之气血，阳明多气多血，针之可调气血，太阳"是主筋所生病者"，针刺可以舒筋。一针刺两经，既可调理气血又舒筋活络，故用之特效。

2．阳陵泉

操作方法：患侧取穴，常规消毒，直刺 1~2 寸，得气后，施以提插捻转泻法，同时嘱患者缓慢大幅度向不同方向加强患部的活动，每次留针 30 分钟，每 5~10 分钟行针 1 次，每次行针同时配合患肩的活动，每日 1 次，7 次为 1 个疗程。

注解：肩周炎其病在筋，阳陵泉则是八会筋之会，可治一切筋之病，因此可用阳陵泉治疗肩周炎。尤其是肩周炎牵及多条经脉，其疼痛显著，最宜选用阳陵泉。在针刺时若在阳陵泉周围切循按压找到压痛反应点针之则更有效。

3．三间

操作方法：取用健侧穴位，常规消毒，握拳直刺 0.8~1.2 寸，得气后，施以平补平泻法，刺激强度以患者耐受为度，得气后，嘱患者缓慢大幅度向不同方向活动其患处，每次留针 30 分钟，每 10 分钟行针 1 次，每次行针同时嘱患者按上述方法活动病患处，每日 1 次，7 次为 1 个疗程。

注解：三间为手阳明大肠经之输穴，手阳明多气多血，肩周炎与阳气虚衰有关，三间为输穴，"输主体重节痛"，所以三间穴对各种肩周炎皆有一定的疗效。手阳明大肠经而上于肩的上部，若在此处出现疼痛，也即肩上痛，根据"经络所行，主治所及"的理论，取有三间疗效为最佳。

4．中平

操作方法：健侧取穴，常规消毒，针刺 2~2.5 寸，得气后，施以较强的刺激手法，以患者耐受为度，同时嘱患者缓慢大幅度不同方向活动其患处，每次留针 20~30 分钟，每 10 分钟行针 1 次，每次行针时嘱患者配合上述方法活动其患处，每日或隔日 1 次，5 次为 1 个疗程。

注解：本穴为经外奇穴，在足三里下 2 寸，其穴在足阳明胃经上，所用理论与条口相同。

5．中渚

操作方法：健侧取穴，常规消毒，直刺 0.5~0.8 寸，得气后，施以捻转泻法，同时嘱患者缓慢大幅度向不同方向活动其患处，每次留针30分钟，每10分钟行针1次，每次行针时仍按照上述方法活动其患处，每日1次，7次为1个疗程。

注解：中渚为三焦经之输穴，三焦经上肩部外侧，根据"经络所行，主治所及"的理论可取用，本穴为输穴，"输主体重节痛"，故选用本穴治疗肩部外侧疼痛为首选。对此，古代文献早有记载，如《席弘赋》云："久患伤寒肩背痛，但针中渚得其宜。"《肘后歌》也有载："肩背诸疾中渚下。"

6. 后溪

操作方法：健侧取穴，常规消毒，微握拳直刺1~1.2寸，得气后，施以泻法，同时嘱患者缓慢大幅度向不同方向活动其患处，每次留针30分钟，每10分钟行针1次，每次行针时仍按照上述方法活动其患处，每日1次，7次为1个疗程。

注解：后溪为手太阳小肠经之输穴，手太阳小肠经与肩部关系最为密切。《灵枢·经脉》载曰："上循臑外后廉，出肩解，绕肩胛，交肩上，入缺盆。"手太阳小肠经广泛循行于肩部，因此《足臂十一脉灸经》中称手太阳小肠经为"肩脉"。根据"经络所行，主治所及"，故可取用，本穴为输穴，"输主体重节痛"，故取后溪治疗手太阳经脉所行的疼痛极具特效。

7. 鱼肩

操作方法：首先找到其具体穴位（在患侧鱼际穴拇指方向下0.5寸找到压痛反应点），常规消毒，直刺0.5寸，得气后，施以较强的捻转手法，使患者耐受为度，同时嘱患者缓慢大幅度向不同方向活动患处，每次留针20~30分钟，每5~10分钟行针1次，每次行针时仍需要配合上述方法活动，每日1次，5次为1个疗程。

注解：本穴在肺经上，因此所治为疼痛在肩的前面，也即在肺经循行线部位疼痛者，根据"经脉所过，主治所及"，因此所用必效。

注：在临床中，特效单穴治疗肩周炎的报道还有很多，如手三里、养老、尺泽、伏兔、足三里、上巨虚、下巨虚、申脉、束骨、二间、液门、阳池、太渊、肩康、肺俞、肩井、天鼎、攒竹、天宗、臑俞、肩髃、天窗、巨骨等穴，皆有相关临床运用报道，以上所述之穴是笔者在临床最常用的穴位，读者可根据临床实践选择运用。

二、经典对穴

1. 阳陵泉与太冲

操作方法：

阳陵泉：患侧取穴，常规消毒，直刺1~2寸，得气后，施以泻法，同时嘱患者缓慢大幅度向不同方向活动患处。

太冲：双侧取穴，常规消毒，直刺0.5~0.8寸，得气后，施以泻法，同时嘱患者缓慢大幅度向不同方向活动患处。

每次留针30分钟，每10分钟行针1次，每次行针时仍按照前法活动其患处，每日1次，5次为1个疗程。

注解：阳陵泉为胆经之合穴，胆腑之下合穴，且为八会筋之会，具有通经活络、舒筋止痛的作用；太冲为足厥阴肝经之输穴、原穴，肝主筋，因此针刺太冲具有疏肝理气、活血通络、理筋止痛的作用。二穴伍用，一脏一腑，一表一里，通经活络、调和肝胆、理气止痛的作用益彰。

2. 中渚与后溪

操作方法：

中渚：健侧取穴，常规消毒，直刺0.5~0.8寸，得气后，施以平补平泻法，同时嘱患者活动患处。

后溪：健侧取穴，常规消毒，直刺0.8~1.2寸，得气后，施以平补平泻法，同时嘱患者活动患处。

每次留针30分钟，每10分钟行针1次，每次行针同时活动其患处，每日1次，7次为1个疗程。

注：本穴组已在颈椎病章节叙述，故不再赘述，其运用可参考这一章节。

3. 条口与阳陵泉

操作方法：

条口：健侧取穴，常规消毒，深刺透达承山，得气后，施以较强的手法，同时嘱患者缓慢大幅度向不同方向活动患处。

阳陵泉：患侧取穴，常规消毒，直刺1~2寸，得气后，施以泻法，同时嘱患者缓慢大幅度向不同方向活动患处。

每次留针30分钟，每10分钟行针1次，每次行针同时按照上述方法活动患处，每日1次，5次为1个疗程。

注解：条口为足阳明经之穴，足阳明胃经多气多血，针刺可调理阳明之气血；阳陵泉为足少阳胆经之合穴、胆腑之下合穴，八会之筋会，针刺可通经活络、舒筋止痛。二穴伍用，既调和气血，又能舒筋止痛，标本兼治，作用广泛，功效强大。

4. 阳陵泉与悬钟

操作方法：

阳陵泉：患侧取穴，常规消毒，直刺 1~2 寸，得气后，施以泻法，同时嘱患者活动患处。

悬钟：双侧取穴，常规消毒，直刺 1~1.5 寸，得气后，施以泻法，同时嘱患者活动其患处。

每次留针 30 分钟，每 10 分钟行针 1 次，每次行针时同时嘱患者活动患处，每日 1 次，7 次为 1 个疗程。

注解：阳陵泉属足少阳胆经，为足少阳胆经之合穴、胆腑之下合穴、八会筋之会，具有疏肝利胆、舒筋活络、缓急止痛的作用；悬钟穴属足少阳胆经，且为八会髓之会，具有充髓壮骨、舒筋活络的功能。阳陵泉治筋，悬钟益髓，二穴同属足少阳，合而用之，疏肝利胆，养筋充髓，通经活络，缓急止痛益彰。

三、经典多穴

肩髃、肩前、肩贞、阳陵泉、条口透承山

配穴：手阳明经型，加三间；手少阳经型，加中渚；手太阳经型，加后溪；手太阴经型，加列缺。

操作方法：先远端取穴，取穴时同时配合患处向不同方向活动，再针刺局部穴位，起针时先取患处穴位，再取远端穴位。肩髃向腋窝正中央的极泉穴深刺、透刺；肩前与肩贞相互对刺、透刺，注意针刺方向，切忌向内斜刺、深刺，局部可配合温灸；阳陵泉患侧取穴，深刺 1.5 寸；条口透承山健侧取穴，深刺 2.5 寸。

注解：局部穴位针刺以疏肩关节周围之气血，疏经通络，改善局部气血运行；阳陵泉为八会之筋会，舒筋止痛；条口透承山可疏导太阳、阳明两经气血，为临床经验效穴。诸穴远近相配，使病邪得祛，经脉疏通，气血调和，疼痛自止。

🙟 小结 🙟

肩周炎为临床常见病，属于针灸之优势病种，针灸治疗有较好的作用，病程

越短治疗效果越好，病程已久者已有明显的粘连或者出现肌肉萎缩者难以治疗，粘连者可配合局部刺血或者施以粘连松解，再远端用穴疗效较佳，对肌肉出现萎缩的患者可配合艾灸疗法，但难以完全恢复。

传统针灸施治往往多在局部用穴，若单纯局部用穴则取穴多，见效缓慢，难以达到有效治疗，通过长期的针灸临床实践来看，重视远端用穴是治疗本病的有效方法。首先根据病痛点确定病变经脉，一般多以病变经脉的输穴为主，以健侧取穴为用，如三间、后溪、束骨等穴，针刺后要同时配合患处的活动，然后再根据病痛点选取局部用穴，局部用穴常以刺血、火针、刃针等方法施治，施以远端与局部相结合的方式，采用先远端后局部的取穴。通过临床施治来看，这种取穴方法用穴少、见效快、疗效高，达到标本兼治的功效。

第四节　急性腰扭伤

❀ 概述 ❀

急性腰扭伤是临床常见病，也是针灸优势病种之一，俗称"闪腰""岔气"。本病是因外力作用下或腰部用力不协调，腰部软组织由于过度牵拉，肌肉、筋膜、韧带等急性损伤引起的。其发病多见于体力劳动者及平素缺少体力锻炼者，尤以青壮年男性多见。本病的发生常与剧烈运动、用力不当、跌扑闪挫等因素有关。其病位在腰部经筋，主要与膀胱经、督脉关系密切。基本病机是腰部经络不通，气血壅滞。

临床主要表现为突然的发生腰部疼痛，腰僵直，疼痛拒按，活动受限，严重者不能坐立、行走，被迫体位，咳嗽或打喷嚏时加重。

针灸治疗急性腰扭伤具有独特的疗效，具有取穴少、见效快的特点，若能准确用穴，多能立竿见影。针灸是目前治疗本病最为理想的方法，因此值得临床大力推广普及运用。

❀ 经典用穴 ❀

一、经典单穴

1. 委中

操作方法：患侧取穴，常规消毒，用一次性无菌针头迅速点刺出血，让血自流，使瘀血尽出。若一次不愈，隔天施以第二次治疗。

注解：委中是足太膀胱经之合穴，足太阳膀胱经为腰背部最主要经脉，膀胱经的背腰部两条支脉会合于委中，根据"经络所行，主治所及"的理论故可以取用。本穴为有名的四总穴之一，"腰背委中求"，故急性腰扭伤可找本穴治疗。本穴是历代治疗腰痛之特要穴，且有诸多临床记载，如《席弘赋》言："委中专治腰间痛。"《灵光赋》云："五般腰痛委中安。"针刺委中穴有舒筋活络、散瘀止痛之效。古代被称为血郄，刺委中血郄，浮络出血能活血化瘀、疏调经气，达到通则不痛的目的，故治疗急性腰痛甚效。

2. 后溪

操作方法：一般健侧取穴，双侧疼痛或正中疼痛者取双侧，常规消毒，微握拳，直刺 0.5~1.2 寸，得气后，施以平补平泻法，同时嘱患者由小到大，由慢到快，逐渐加大幅度向不同方向活动腰部，每次留针 30 分钟，每 10 分钟行针 1 次，每次行针同时令患者按照上述方法配合腰部的活动，每日 1 次。

注解：后溪为少太阳小肠经之输穴，且通于督脉，因此针刺治疗腰部正中线上扭伤效佳，后溪是小肠经之输穴，手太阳经与足太阳经为同名经，"同名经同气相求""输主体重节痛"，所以针刺后溪对腰部一侧或两侧的膀胱经循行线上的扭伤具有特效。如果腰扭伤既在督脉又在膀胱经上，后溪为首选穴，可见后溪治疗腰扭伤作用广泛，因此本穴治疗腰扭伤在临床用之最多。

3. 人中（水沟）

操作方法：常规消毒，针尖向上呈 15°斜刺，针入 0.3 寸，得气后，施以雀啄手法，以使患者眼含热泪为最佳，并同时嘱患者向不同方向逐渐活动腰部，每次留针 20~30 分钟，每 5~10 分钟行针 1 次，每次行针时仍配合上述方法活动其腰部。

注解：人中为督脉之穴，根据"经络所行，主治所及"治疗原理，取用人中治疗腰扭伤在腰部后正中线督脉上的损伤，其运用由来已久。如《通玄指要赋》载："人中除脊膂之强痛。"《玉龙歌》载："强痛脊背泻人中，挫闪腰酸亦可攻。"所言极是，故针之立效。

4. 手三里

操作方法：健侧取穴，常规消毒，直刺 1~1.5 寸，得气后，施以泻法 1 分钟左右，同时嘱患者向不同方向由轻至重活动其腰部，每次留针 30 分钟，每 10 分钟行针 1 次，每次让患者按照前述方法活动其患处。

注解：手三里治疗急性腰扭伤由来已久，早在《针灸聚英》中载："挫闪腰疼，取手三里。"《针灸甲乙经》载："腰痛不得卧，手三里主之。"急性腰扭伤为何针手三里穴？手三里为手阳明大肠经之穴，手阳明多气多血，手三里的位置按全息理论正好对应于腰部，因此手三里治疗各种腰扭伤皆效。手阳明经筋"绕肩胛，挟脊"而行，因此用手三里治疗夹脊穴部位的腰扭伤效果最好。

5. 养老

操作方法：健侧取穴，常规消毒，将掌心向上，用一手指按在尺骨头最高点上，然后将手掌旋后，在手指滑入的骨缝中，以掌心向胸姿势直刺 0.5~0.8 寸，得气后，施以较强的捻转手法，同时嘱患者渐进性向不同方向活动腰部患处，逐渐加大力度，施针 1 分钟，留针 20~30 分钟，每 5~10 分钟行针 1 次，每日 1 次。

注解：养老为手太阳小肠经之郄穴，手太阳经与足太阳经为同名经，"同名经同气相求"，郄穴善治急性疼痛，急性腰扭伤就是急性疼痛，故用之极效，是临床治疗急性腰扭伤常用效穴。

6. 太冲

操作方法：双侧取穴，常规消毒，直刺 0.5~0.8 寸，得气后，施以泻法，同时嘱患者渐进性向不同方向活动其病患处，活动幅度逐渐加大，至最大的活动范围，每次留针 30 分钟，每 10 分钟行针 1 次，每次行针同时嘱患者配合上述活动，每日 1 次。

注解：太冲为足厥阴肝经之输穴、原穴，肝主筋，腰扭伤即是伤筋之病，输主痛，原为气血充盛之处，故针刺太冲治疗急性腰扭伤有极效。早在《灵枢·经筋第十》中言："肝足厥阴之脉……是动则病腰痛不可俯仰。"尤其腰痛在膀胱经外开 3 寸之外急性腰扭伤作用更效，因为其处在肝胆经所行之部位，故针之更效。

7. 腰痛点

操作方法：健侧取穴，常规消毒，由指总伸肌腱两侧向掌中斜刺，进针 0.5~0.8 寸，得气后，施以捻转泻法，同时嘱患者向不同方向逐渐活动其腰部，范围由小到大，施以不同方向活动，每次留针 20~30 分钟，每 5~10 分钟行针 1 次，每次行针同时按前述方法活动患处。

注解：腰痛点为经外奇穴，一手两穴，为急性腰扭伤经验效穴，专用于急性腰扭伤的治疗，针刺腰痛点可调整腰部经络气机的作用，改善腰部气血运行，经气得通，则腰痛得愈。

8．中渚

操作方法：双侧取穴，常规消毒，向腕部斜刺 1～1.5 寸，得气后，施以较强的捻转手法，使针感向上肢放射，同时嘱患者由轻至重向不同方向活动其腰部，每次留针 30 分钟，每 10 分钟行针 1 次，每次行针时按上述方法配合活动腰部，每日 1 次。

注解：中渚为手少阳三焦经之输穴，三焦通行诸气，"输主体重节痛"，因此针刺中渚具有通经止痛的作用，对急性腰扭伤疗效突出，有立竿见影之效。

9．龈交异点

操作方法：在其反应点上常规消毒，可用一次性刺血针头挑刺或用毫针针刺并留针 15 分钟，同时嘱患者向不同方向逐渐用力活动其腰部。

注解：龈交异点就是唇系带上的反应点（在唇系带上可见突出的血肿或硬结），即龈交异点。在急性腰扭伤后 1 小时以上会出现反应点，其反应点在督脉循行线上，所以在督脉线上的腰部正中扭伤才会出现，其治疗的腰扭伤也就只有针对腰部正中的扭伤了。

注：急性腰扭伤针灸治疗单穴施治尤为突出，在临床中，除了以上所述单穴外，治疗急性腰扭伤报道的单穴还有很多，如睛明、攒竹、印堂、耳尖、天柱、膻中、下廉、支沟、外关、曲池、孔最、上都、秩边、殷门、承山、跗阳、太溪、复溜、飞扬、束骨、足临泣、条口、行间等穴，皆有相关临床运用报道，以上所述之穴是笔者在临床最常用的穴位，读者可根据临床实践选择运用。

二、经典对穴

1．人中（水沟）与后溪

操作方法：

人中：常规消毒，针尖向上呈 15°斜刺，针刺 0.3～0.5 寸，施以雀啄手法，使患者眼含热泪为佳。

后溪：健侧或双侧取穴，常规消毒，得气后，施以泻法，同时嘱患者不同方向缓慢大幅度活动其患处。

每次留针 20～30 分钟，每 5～10 分钟行针 1 次，每次行针时嘱患者配合其患处的活动，每日 1 次。

注解：人中为督脉之穴，本穴是历代治疗脊椎疾病之要穴，腰扭伤之效穴。《通玄指要赋》言："人中除脊膂之强痛。"《玉龙歌》云："强痛脊背泻人中，挫闪腰酸亦可攻。"人中是督脉经腧穴，督脉通过脊背正中，可疏通督脉经气；后溪为手太阳小肠经之输穴，手太阳小肠与足太阳为同名经，"输主体重节痛"，故可治疗足太阳经病变，且为八脉交会穴，通于督脉，可通督止痛。二穴合用，同经相应，同气相求，作用协同，功效加强，治疗范围扩大，其效相互促进，通络止痛之功增强。

2.　后溪与束骨

操作方法：

后溪：健侧取穴，常规消毒，直刺 0.5~1 寸，得气后，施以较强的平补平泻捻转手法，同时嘱患者向不同方向逐渐用力缓慢活动其患处。

束骨：健侧取穴，常规消毒，直刺 0.3~0.5 寸，得气后，施以平补平泻法，同时嘱患者向不同方向逐渐用力缓慢活动其患处。

每次留针 30 分钟，每 10 分钟行针 1 次，每次行针时同时按照上述方法活动其患处，每日 1 次。

注：本穴组已在落枕章节叙述，故不再赘述，其运用可参考这一章节。

3.　人中（水沟）与委中

操作方法：

人中（水沟）：常规消毒，针尖向上呈 15°斜刺，针刺 0.3~0.5 寸，施以雀啄手法，使患者眼含热泪为佳，并同时嘱患者向不同方向由轻至重活动患处。

委中：双侧取穴，常规消毒，点刺放血或毫针直刺 1 寸，得气后，施以泻法，并同时嘱患者向不同方向由轻至重活动患处。

每次留针 20~30 分钟，每 5~10 分钟行针 1 次，每次行针嘱患者配合上述方法活动其腰部。

注解：人中为督脉之穴，针刺人中具有通督止痛的作用，为历代治疗急性腰扭伤的特效穴；委中为足太阳膀胱经之合穴，四总穴之一的"腰背委中求"，治疗腰痛之要穴。二穴伍用由来已久，早在《玉龙歌》中言："强痛脊背泻人中，挫闪腰酸亦可攻；更有委中之一穴，腰间诸疾任君攻。"二穴伍用，一上一下，行气活血，舒筋活络，通经止痛之功益彰。

4.　中渚与后溪

操作方法：

中渚：健侧取穴，常规消毒，向腕部方向斜刺 1~1.5 寸，得气后，施以较强的捻转手法，同时嘱患者向不同方向逐渐用力活动其患处。

后溪：健侧取穴，常规消毒，直刺 0.5~1.2 寸，得气后，施以较强的捻转手法，同时嘱患者向不同方向逐渐用力活动其患处。

每次留针 30 分钟，每 10 分钟行针 1 次，每次行针同时嘱患者按上述方法活动其腰部，每日 1 次。

注：本穴组已在颈椎病章节叙述，故不再赘述，其运用可参考这一章节。

5. 后溪与委中

操作方法：

后溪：健侧取穴，常规消毒，得气后，施以较强的手法，同时嘱患者逐渐用力向不同方向活动其患处。

委中：双侧取穴，可以点刺放血或毫针刺，若施以点刺放血时先点刺委中出血 3~5mL，再针刺后溪穴，毫针刺时向腰部方向斜刺 1~1.5 寸。

每次留针 30 分钟，每 10 分钟行针 1 次，每日 1 次。

注解：后溪为手太阳小肠经之输木穴，且为八脉交会穴之一，通于督脉，针刺本穴通调督脉，宣导阳气，通络止痛；委中为足太阳膀胱经之合穴，针刺委中可活血散瘀，舒筋活络，强腰健膝，是治疗腰腿痛之要穴，正如《四总穴》言"腰背委中求"。二穴为同名经，二穴伍用，疏调太阳经气，宣通气血，通络止痛之功益彰。

三、经典多穴

阿是穴、委中、腰痛点、水沟、后溪

操作方法：先针刺局部穴位，针刺得气后留针 5~10 分钟取出，或局部穴位点刺出血；委中施以点刺放血；余穴常规针刺，远端用穴针刺时嘱患者配合腰部不同方向的活动，远端穴位留针 20~30 分钟，每 5~10 分钟行针 1 次，每次行针配合以上患处的活动。

注解：阿是穴为局部压痛点，刺之可疏通局部经络之气血，化瘀止痛；委中为足太阳膀胱经腰背部两分支在腘窝的汇合点，"腰背委中求"，可疏通腰背部经脉之气血；腰痛点是治疗急性腰扭伤的经验效穴；水沟为督脉腧穴，后溪为手太阳小肠经之输穴，且为八脉交会穴，二穴伍用，既可以通调督脉之经气，又能疏调太阳经气。

❀ 小结 ❀

急性腰扭伤是针灸之优势病种，具有取穴少、见效快的特点，针灸可作为首选的方法。若取穴得当，针刺准确，一般针之即效，且多为一穴或两穴即可，多数 1~2 次可愈。病情重或反复发作的患者一般需要 5 次左右的治疗也会达到明显的疗效。用穴思路多以病痛点确立病变经脉，选择病变经脉的相关穴位，取穴多以远端用穴为主，如后溪、人中、养老、束骨、手三里、太冲等穴，临床报道的有效单穴可达四五十个之多。局部治疗多以刺血疗法为主，一般先刺血，再施以毫针针刺。

第五节　慢性腰痛

☆ 概述 ☆

慢性腰痛是针对急性腰痛而言的，首先排除了急性腰痛（腰痛持续 12 周以内的称为急性腰痛），是指以腰部疼痛为主症的病证，在临床中一般称之为腰痛。其主要症状表现为以腰部一侧或两侧疼痛为主要症状的一种病症。在临床中诸多疾病可引起腰痛的发生，临床表现多样化，病因十分复杂，可见于现代医学的多种疾病，如腰部软组织损伤（腰肌劳损）、肌肉风湿、腰椎病变、椎间盘病变以及部分内脏疾病，尤其以腰肌劳损最为常见，其次腰椎问题也是高发的原因之一。

祖国医学认为，腰痛主要与感受外邪、跌扑损伤和劳欲太过等因素有关。本病与肾、足太阳膀胱经、督脉关系密切。基本病机是腰部经络不通，气血痹阻，或先天禀赋不足，或肾精亏虚，腰部失于濡养、温煦，故产生腰痛。

腰痛为常见病、多发病，更是疼痛性疾病中的最常见病症，也是针灸临床就诊中的主要疾病之一，为针灸优势病种，但因腰痛病因多样，故其疗效差异性较大，在临证时应全面具体分析，合理治疗，正确指导患者的日常起居，以取得最有效的治疗。

☆ 经典用穴 ☆

一、经典单穴

1. 中渚

操作方法：双侧取穴，常规消毒，直刺 0.5～0.8 寸，得气后，施以平补平泻法，同时嘱患者不同方向活动其腰部，每次留针 30 分钟，每 10 分钟行针 1 次，每次行针时嘱患者同时活动其患处，每日 1 次，7 次为 1 个疗程。

注解：中渚为三焦之输穴，三焦通行诸气，本穴行气理三焦的作用甚强，通过"输主体重节痛"，针之疏通气血，通经止痛的作用极强，故治疗腰痛作用甚好。

2. 复溜

操作方法：双侧取穴，常规消毒，直刺 1~1.5 寸，得气后，施以补法，同时嘱患者缓慢小幅度活动其腰部，每次留针 30~40 分钟，每 10 分钟行针 1 次，每次行针时配合上述方法活动其腰部，每日 1 次，10 次为 1 个疗程。

注解：复溜为肾经之经穴，在五行中属金，且是足少阴肾经之母穴，具有行气化水、通调水道、温补肾脏的作用。祖国医学认为"腰为肾之府"，肾气亏虚而致腰痛，通过"虚则补其母"的理论针刺复溜穴温补肾气而强健腰膝，故对慢性腰痛甚佳。早在《素问·刺腰痛篇》载："足少阴令人腰痛，痛引脊内廉，刺少阴内踝上（复溜穴）二痏。春无见血，出血太多不可复也。"

3. 昆仑

操作方法：双侧取穴，常规消毒，直刺 1~1.5 寸，得气后，施以较强的捻转手法，同时嘱患者向不同方向活动其腰部，每次留针 30 分钟，每 10 分钟行针 1 次，每次行针时嘱患者同时活动其腰部，每日 1 次，7 次为 1 个疗程。

注解：昆仑为足太阳膀胱经之经穴，具有疏通经络、消肿止痛、强健腰腿的作用。足太阳膀胱经在腰背部两条循行线所过，故腰部与足太阳关系尤为密切，根据"经络所行，主治所及"的理论用之固然有效。本穴也是历代治疗腰痛之常用穴，如《针灸甲乙经》载："疟，多汗，腰痛不能俯仰，目如脱，项如拔，昆仑主之。"《杂病穴法歌》言："腰连背痛昆仑试。"

4. 后溪

操作方法：健侧取穴，常规消毒，微握拳直刺 0.5~1 寸，得气后，施以泻法，同时嘱患者向不同方向活动其患处，每次留针 30 分钟，每 10 分钟行针 1 次，每次行针同时嘱患者活动其患处，每日 1 次，7 次为 1 个疗程。

注解：后溪为手太阳之输穴，且为八脉交会穴之一，通于督脉，手太阳小肠经与足太阳膀胱经为同名经，根据"同名经同气相求""输主体重节痛""经络所行，主治所及"之理论，故用后溪穴治疗腰痛极效。

5. 攒竹

操作方法：双侧取穴，常规消毒，直刺 0.2~0.3 寸，得气后，施以泻法，同时嘱患者活动其患处，每次留针 30 分钟，每 10 分钟行针 1 次，每次行针同时嘱患者活动其腰部，隔日 1 次，5 次为 1 个疗程。

注解：攒竹为足太阳膀胱经之穴，足太阳膀胱经循行于腰背部两条线，腰背部主要以足太阳经为主，根据"经络所行，主治所及"故可取足太阳经之穴。攒竹有通经活络、散瘀止痛的作用，因此针刺攒竹疏通太阳经气，以达通经止痛。

6．天柱

操作方法：双侧取穴，常规消毒，向颈椎方向斜刺 0.5～0.8 寸，施以捻转手法，嘱患者向不同方向活动其腰部，每次留针 30 分钟，每 10 分钟行针 1 次，每日 1 次，7 次为 1 个疗程。

注解：天柱为足太阳膀胱经之穴，足太阳经在腰背部广泛循行，根据"经络所行，主治所及"，治疗故可以用足太阳经之穴，天柱为足太阳膀胱经之穴，其通经活络的作用极强，因此腰痛针刺效佳。

7．印堂

操作方法：常规消毒，向下平刺 0.5～0.8 寸，得气后，施以较强的捻转手法，同时嘱患者不同方向活动其腰部，每次留针 30 分钟，每 10 分钟行针 1 次，每次行针时嘱患者同时活动患处，每日 1 次，5 次为 1 个疗程。

注解：印堂为督脉之穴，督脉循行于背腰部正中央线上，腰背部正中线正是人体脊椎所在，因此针刺印堂可调理脊椎问题，对脊椎而引起的后正中线上的疼痛极效。

二、经典对穴

1．后溪与申脉

操作方法：

后溪：健侧或双侧取穴，常规消毒，直刺 1～1.5 寸，得气后，施以平补平泻法，同时嘱患者由轻至重向不同方向活动腰部。

申脉：健侧或双侧取穴，常规消毒，直刺 0.5～0.8 寸，得气后，施以平补平泻法，同时嘱患者由轻至重向不同方向活动腰部。

每次留针 30 分钟，每 10 分钟行针 1 次，每次行针时按照上述方法活动腰部，每日 1 次，7 次为 1 个疗程。

注：本穴组已在落枕章节叙述，故不再赘述，其运用可参考这一章节。

2．中渚与复溜

操作方法：

中渚：双侧取穴，常规消毒，直刺 0.5～0.8 寸，施以平补平泻法。

复溜：双侧取穴，常规消毒，直刺 1～1.5 寸，得气后，施以补法。

每次留针 30 分钟，每 10 分钟行针 1 次，每次行针时同时嘱患者活动其腰部，每日 1 次，7 次为 1 个疗程。

注解：中渚为手少阳三焦之输木穴，性善通调，刺之能通调三焦气血，通经止痛；复溜为肾经之经穴，且为肾经之母穴，针刺之具有补肾气、强腰膝的作用。二穴伍用，一上一下，一通一补，一调气，一补肾，虚实皆治。

3. 肾俞与委中

操作方法：

肾俞：双侧取穴，常规消毒，直刺 0.5~0.8 寸，得气后，施以补法。

委中：双侧取穴，常规消毒，点刺放血或直刺 1~1.5 寸，得气后，施以泻法。

注解：肾俞为足太阳膀胱经之腧穴，为肾的背俞穴，具有补肾益气、强健腰膝之功，祖国医学认为"腰为肾之府"，因此针刺肾俞有补肾壮腰的作用；委中为足太阳膀胱经之合穴，背腰部足太阳经两条循行线于委中相合，根据"经络所行，主治所及"，故可以用之，以取"腰背委中求"。二穴伍用，均为足太阳经之穴，一在腰之局部，一远离腰部，二穴一泻一补，补其肾气，泻其瘀滞，可通经接气，祛其邪气，补其不足，标本兼治，相得益彰。

4. 中渚与后溪

操作方法：

中渚：双侧取穴，常规消毒，直刺 0.5~0.8 寸，得气后，施以平补平泻法，同时嘱患者由轻至重向不同方向活动其患处。

后溪：健侧或双侧取穴，常规消毒，直刺 1~1.5 寸，得气后，施以平补平泻法，同时嘱患者由轻至重向不同方向活动其患处。

每次留针 30 分钟，每 10 分钟行针 1 次，每次同时按上述方法活动其腰部，每日 1 次，10 次为 1 个疗程。

注：本穴组已在颈椎病章节叙述，故不再赘述，其运用可参考这一章节。

5. 肾俞与复溜

操作方法：

肾俞：双侧取穴，常规消毒，直刺 0.5~1 寸，得气后，施以补法，尤其加用灸法其效更佳。

复溜：双侧取穴，常规消毒，直刺 0.5~1 寸，得气后，施以补法。

每次留针 30 分钟，每 10 分钟行针 1 次，每日 1 次，10 次为 1 个疗程。

注解：肾俞为肾之精气输注之处，功专补肾，既能补肾滋阴，填精益髓，强筋壮腰，明目聪耳，又能温补肾阳，补肾培元；复溜为肾经之母穴，功善疏通肾经经气，滋阴补肾，行气化水，通调水道。二穴伍用，补肾益气、滋补肾阴之力倍增，肾气充而腰痛自愈。

6. 后溪与手三里

操作方法：

后溪：健侧或双侧取穴，常规消毒，直刺 1~1.5 寸，得气后，施以平补平泻法，同时嘱患者由轻至重向不同方向活动患处。

手三里：患侧取穴或双侧取穴，常规消毒，直刺 1~1.5 寸，得气后，施以平补平泻法，同时嘱患者由轻至重向不同方向活动患处。

注解：后溪属手太阳小肠经之输穴，八脉交会穴之一，通于督脉，具有通经活络、舒筋解痉、通督醒神的作用；手三里属手阳明大肠经，阳明经多气多血，针之能通经活络，消肿止痛。《针灸甲乙经》载："腰痛不得卧，手三里主之。"二穴伍用，相互为用，调气行血，通经止痛之功益彰。

7. 太溪与飞扬

操作方法：

太溪：双侧取穴，常规消毒，直刺 1~1.5 寸，得气后，施以补法，同时嘱患者由轻至重向不同方向活动其患处。

飞扬：双侧取穴，常规消毒，直刺 1~1.5 寸，得气后，施以平补平泻法，同时嘱患者由轻至重向不同方向活动其患处。

每次留针 30 分钟，每 10 分钟行针 1 次，每次按照上述方法活动腰部，每日 1 次，7 次为 1 个疗程。

注解：太溪为肾经之原穴、输穴，为肾脉之根，先天元气之所发，能调节肾脏之元阴元阳，是滋补肾阴之要穴；飞扬属膀胱经，为本经之络穴，足太阳主筋所生病，因此有很好的舒筋活络作用。二穴互为表里，一为原穴，一为络穴，二穴伍用，一表一里，一原一络，一内一外，标本兼治，作用协同，功效倍增。

三、经典多穴

肾俞、腰阳关、气海俞、大肠俞、关元俞、委中

配穴：寒湿腰痛者，加灸大椎、腰俞；瘀血腰痛者，加血海、膈俞；肾虚腰痛者，加太溪、灸命门；病在督脉者，加后溪；病在膀胱经者，加束骨。

操作方法：针刺肾俞、气海俞、大肠俞、关元俞时向脊柱方向斜刺；瘀血腰痛可在委中点刺放血；肾虚腰痛可在肾俞艾灸；寒湿腰痛可在腰阳关艾灸。

注解：腰阳关、气海俞、大肠俞、关元俞直接疏调腰部之气血，活血化瘀，通经止痛；腰为肾之府，肾俞针之具有益肾壮腰的作用；委中是腰背部足太阳经两分支在腘窝的汇合点，"腰背委中求"，可疏调腰背部经脉之气血，活络止痛。

🎀 小结 🎀

腰痛发生的原因较为复杂，可有诸多的疾病会引起以腰痛为主证的疾病，现代医学中的诸多疾病则是以腰痛为主证，如腰肌劳损、风湿、棘间与棘上韧带损伤、第三腰椎横突综合征、强直性脊柱炎、腰椎间盘突出症、腰椎管狭窄症、某些内脏疾病牵涉性腰痛等，因此不同的疾病其疗效差异性极大，针灸对各种原因而致的腰痛均有较好的作用。

针灸施治主要通过四个方面选择用穴：第一，通过辨经，明确腰痛部位点，根据病位点确定病变经脉；第二，明确病性，根据病性确定用穴，寒证灸之或火针，瘀血施以刺血治疗，肾虚补肾壮腰等；第三，根据腰为肾之府，常规取用补肾的穴位，如肾俞、命门、太溪、复溜等；第四，根据病痛点适当局部用穴，在夹脊穴针刺或在局部点刺放血（实证）或者艾灸（虚证）等。

第六节　肘劳

🎀 概述 🎀

肘劳是指肘关节部位因为慢性劳损或急性损伤而导致的肘关节部位的疼痛，属于祖国医学的"伤筋""痹证"之范畴。在现代医学中根据发病的部位又分为了肱骨外上髁炎和肱骨内上髁炎。其发病在肱骨外侧部位的称为肱骨外上髁炎，因为网球运动员在临床中发病较为普及，所以又俗称网球肘；其发病部位在肱骨内侧部位的称为肱骨内上髁炎，因为打高尔夫球的人多发，故又俗称为"高尔夫球肘"。

本病的发生常与慢性劳损有关，前臂在反复地做拧、拉、旋转等动作时，可使肘部的经筋慢性损伤，从而导致了疼痛的发生。基本病机是筋脉不通，气血痹阻。

针灸治疗本病有很好的临床疗效，具有用穴少、见效快、标本兼治的特点，在治疗期间或治疗后应注意减少肘部的活动，对预后及防止复发均极为重要。

⚜ 经典用穴 ⚜

一、经典单穴

1. 曲池

操作方法：健侧取穴，常规消毒，紧贴骨缘直刺 1.5 寸，得气后，施以较强的捻转手法，同时嘱患者向不同方向大幅度缓慢活动其肘关节疼痛部位，每次留针 30 分钟，每 10 分钟行针 1 次，每次行针同时嘱患者活动患处，每日或隔日 1 次，5 次为 1 个疗程。

注解：曲池为手阳明大肠经之合穴，手阳明多气多血，健侧取穴则是对应取穴之意，"左病右取，右病左取"。针之疏经通络，通经止痛。正如《马丹阳天星十二穴杂病歌》言："曲池拱手取，屈肘骨边求，善治肘中痛，偏风手不收，挽弓开不得，筋缓莫梳头。"

2. 阳陵泉

操作方法：健侧取穴，常规消毒，首先在阳陵泉周围切循按压找压痛反应点，若能有明显压痛反应点，可于反应点针刺，若没有压痛反应点可直接取用阳陵泉，针刺得气后，施以较强的捻转手法，同时嘱患者向不同方向大幅度缓慢活动其肘关节，每次留针 30 分钟，每 10 分钟行针 1 次，每日或隔日 1 次，5 次为 1 个疗程。

注解：阳陵泉为胆经之合穴，八会之筋会。阳陵泉在膝关节附近，与肘关节对应，多数肘痛患者可于阳陵泉周围有压痛反应，此为本病的阳性反应点，本穴有舒筋止痛之效，因此针之可有显著疗效。

3. 尺泽

操作方法：于患侧切循按压找到痛点，常规消毒，在尺泽进针向痛点透刺，得气后，施以较强的捻转提插泻法，每次留针 30 分钟，每 10 分钟行针 1 次，每日或隔日 1 次，7 次为 1 个疗程。

注解：尺泽为手太阴肺经之合穴，"合主逆气而泄"，合穴可疏通经络，调和气血，而使肌肉得以温煦，筋骨有所濡养。历代诸多歌赋有所记载，如《通玄指要赋》明确记载："尺泽去肘疼筋急。"《肘后歌》言："尺泽能舒筋骨疼。"《席弘赋》载："五般肘痛寻尺泽。"因此肘痛取用尺泽可有效，且针刺时以透向痛点为用，实现以痛为输的治疗，从而起到调和气血、通经止痛的作用，故针之极效。

4. 手三里

操作方法：健侧取穴，常规消毒，直刺 1 寸，得气后，施以较强的捻转提插手法，并嘱患者同时向不同方向大幅度缓慢活动患处，每次留针 30 分钟，每 10 分钟行针 1 次，每日或隔日 1 次，7 次为 1 个疗程。

注解：手三里为手阳明大肠经之穴，手阳明多气多血，本穴功善舒筋活络，是治疗肩臂、腰背疼痛，手痹不仁之常用要穴，因此对肘痛可有很好的功效。

5. 犊鼻

操作方法：健侧取穴，常规消毒，向膝中斜刺 1 寸，得气后，施以捻转手法，每次留针 30 分钟，每 10 分钟行针 1 次，每日或隔日 1 次，5 次为 1 个疗程。

注解：犊鼻为足阳明胃经之穴，足阳明多气多血，本穴善舒筋利节，针刺可疏通足阳明经气，通利关节，肘膝相应，故肘痛取用犊鼻可有立竿见影之效。

二、经典对穴

1. 曲池与手三里

操作方法：均健侧取穴，常规消毒，直刺 1~1.5 寸，得气后，嘱患者大幅度向不同方向缓慢活动患处，每次留针 30 分钟，每 10 分钟行针 1 次，每日或隔日 1 次，5 次为 1 个疗程。

注解：曲池与手三里均为手阳明大肠经之穴，手阳明气血充盛，二穴皆有疏通经络、调和气血的作用，二穴为同经，且相邻，起到了相辅为用的功效，针之可使肌肉得以温煦，邪去而病自除，故用之甚效。

2. 尺泽与合谷

操作方法：均患侧取穴，常规消毒，由尺泽向痛点方向透刺，合谷直刺 1 寸，得气后，施以泻法，每次留针 30 分钟，每 10 分钟行针 1 次，每日 1 次。

注解：尺泽为治疗筋骨疼痛之要穴，有舒筋活络，缓急止痛之效；合谷为手阳明大肠经之原穴，为通经止痛之要穴。二穴为表里两经之原合配穴。二穴伍用，一表一里，一脏一腑，相互制约，相互为用，舒筋活络，缓急止痛，故对肘部酸痛麻木、屈伸不利有很好的治疗功效。

三、经典多穴

阳陵泉、合谷

配穴：手阳明经筋证，加曲池、手三里；手太阳经筋证，加小海、阳谷；手少阳经筋证，加天井、外关。

操作方法：毫针施以泻法。先针刺健侧的阳陵泉（若在此处找到其明显压痛点其效更佳），同时嘱患者活动其患部，再针患侧的合谷。

注解：阳陵泉为八会之筋会，左病右治，右病左治，属于《黄帝内经》中之缪刺法；合谷为手阳明大肠经之原穴，手阳明多气多血，原穴乃气血充盛之处，针之疏通经络气血。

小结

本病在临床极为常见，现代医学施治主要以局部封闭治疗为主，针灸治疗可有很好的疗效，传统针灸施治多以局部用穴为主，通过长期临床来看远端用穴有更好的疗效。局部用穴要以特殊针法治疗效果好，可以在局部痛点施以刺血，也可于局部痛点艾灸，尤其在局部火针或浮针治疗效果更为满意，再配合远端毫针疗效尤佳，一般3~5次可达到满意疗效。

在治疗期间必须减少肘部的活动，急性发作者要尽量避免肘关节的活动，注意局部保暖，避风寒。

第七节 坐骨神经痛

概述

坐骨神经痛是现代医学疾病名称，为临床常见病，本病是指因多种病因所致的坐骨神经通路（腰、臀、大腿后侧、小腿后外侧及足外侧）以疼痛为主要临床表现的一种综合征。坐骨神经是全身神经最长且最为粗大的神经，坐骨神经由腰4~5、骶1~3脊神经根的骶丛发出，临床根据病因将其分为了原发性和继发性两类。原发性坐骨神经痛即坐骨神经炎，临床发病较为少见；临床中以继发性坐骨神经痛为多见，继发性坐骨神经痛根据其病变部位来看，又分为了干性坐骨神经痛和根性坐骨神经痛，临床中以根性坐骨神经痛为高发。根性坐骨神经痛常由椎管内疾病及脊椎疾病而致，如腰椎间盘突出、椎管狭窄、腰椎骨质增生、脊椎肿瘤等；干性坐骨神经由椎管外疾病而致，如梨状肌综合征、髋关节炎、骶髂关节炎、盆腔炎及肿物、坐骨神经损伤等。

坐骨神经痛属于祖国医学中的"腰腿痛""臀股风""痹证"等范畴。祖国医学认为，本病的发生常与感受外邪、腰部闪挫、劳损等因素有关。本病病位主要在足太阳经、足少阳经。基本病机则是经络不通，气血瘀滞。

本病目前为临床常见病、多发病，现代医学尚无有效治疗方法，针灸治疗具有见效快、治疗简单、痛苦小等优势特点，若治疗得当，常有立竿见影之效。通过长期的针灸临床实践来看，针灸可谓是目前治疗本病优势方法，值得临床广泛推广运用。

❀ 经典用穴 ❀

一、经典单穴

1. 环跳

操作方法：患侧取穴，常规消毒，直刺 3 寸，得气后，施以泻法，使针感向下肢放散，每次留针 30~45 分钟，每 10 分钟行针 1 次，每日或隔日 1 次，7 次为 1 个疗程。

注解：本穴为足少阳胆经与足太阳之交会穴，为历代治疗腰腿痛之要穴。本穴因主治下肢痿痹、瘫痪，能使其恢复跳跃功能，所以名为环跳。针刺环跳可利腰腿，通经络，使之达到"通则不痛"的目的。

2. 委中

操作方法：患侧或双侧取穴，常规消毒，临床以点刺放血为常用，取用一次性刺血针于委中周围瘀络点刺，使瘀血尽出，每周 1~2 次，也可以毫针刺，5 次为 1 个疗程。

注解：委中为足太阳膀胱经之合穴，古代本穴称之为"血郄"，故尤适宜刺血治疗，本穴为临床刺血第一要穴，用之广泛，可用于腰痛、背痛、腿痛（坐骨神经痛）、膝痛、足跟痛、痔疾、高热等疾病。点刺放血可起到活血化瘀、通经止痛的作用。

3. 后溪

操作方法：健侧取穴，常规消毒，直刺 0.5~1 寸，得气后，施以平补平泻法，同时嘱患者大幅度向不同方向缓慢活动患肢，每次留针 30 分钟，每 10 分钟行针 1 次，每日或隔日 1 次，10 次为 1 个疗程。

注解：后溪为手太阳小肠经之输穴，手足太阳经为同名经，同名经同气相求，"输主体重节痛"。后溪善"舒筋止痛"，因此针刺后溪对足太阳膀胱经之坐骨神经痛具有特效。

4. 秩边

操作方法：取患侧穴位，常规消毒，直刺 3 寸，得气后，施以泻法，使针感向患处传导，每次留针 30~40 分钟，每日或隔日 1 次，7 次为 1 个疗程。

注解：秩边为足太阳膀胱经之穴，足太阳膀胱经循行夹脊旁腰部两侧，沿臀部、大腿正中、小腿正中后侧沿足小趾出其端，与坐骨神经的走行一致。秩边具有舒筋活血、通络止痛的作用，是治疗腰腿疼痛之常用要穴，历代诸多医籍皆有相关记载，如《针灸甲乙经》载："腰痛骶寒，俯仰急难，阴痛下重，不得小便，秩边主之。"《铜人腧穴针灸图经》言："治腰痛不能俯仰，小便赤涩，腰尻重不能举。"因此取用秩边治疗坐骨神经痛具有特效。

5. 丝竹空

操作方法：取患侧穴位，常规消毒，向鱼腰方向平刺 1 寸，得气后，施以泻法，同时嘱患者大幅度向不同方向缓慢活动患肢，每次留针 20~30 分钟，每 5~10 分钟行针 1 次，每日或隔日 1 次，10 次为 1 个疗程。

注解：丝竹空为手少阳三焦之穴，与足少阳胆经相应，针刺可疏调少阳经气，理气止痛，对足少阳胆经之坐骨神经痛有佳效。

6. 攒竹

操作方法：取用患侧穴位，常规消毒，向眉中平刺 0.5~0.8 寸，得气后，施以泻法，同时嘱患者活动患肢，每次留针 20~30 分钟，每 5~10 分钟行针 1 次，每日或隔日 1 次，10 次为 1 个疗程。

注解：攒竹为足太阳膀胱经脉气之所发，针之可疏通太阳经之经气，从而以达通络止痛的作用。本穴是临床治疗腰腿疼痛常用穴，对太阳经之坐骨神经痛疗效显著。

7. 风池

操作方法：患侧取穴，常规消毒，向对侧眼睛方向斜刺 1 寸，得气后，施以捻转泻法，每次留针 30 分钟，每 10 分钟行针 1 次，每日或隔日 1 次，7 次为 1 个疗程。

注解：风池为足少阳胆经之穴，且为手足少阳经、阳维脉、阳跷脉之所会，本穴为祛风止痛之要穴。坐骨神经痛属于中医之痹证，多因风寒之邪痹阻经脉、气血运行受阻、筋脉失养所致。针之可祛风通络，疏通经脉之气血，以达通则不痛。主要针对少阳经型坐骨神经痛。

8. 下关

操作方法：双侧取穴，常规消毒，直刺 0.5 寸，得气后，施以较强的捻转提插手法，同时嘱患者活动患肢，每次留针 30~45 分钟，每 10 分钟行针 1 次，每日或隔日 1 次，10 次为 1 个疗程。

注解：下关为足阳明胃经之穴，与足少阳胆经之会，有祛风、止痛、通经络之作用。足阳明多气多血，少阳主风，针之可有祛风、调气血、通经络的作用，使气血得通，经脉得养，疼痛自止。

9. 外关

操作方法：健侧取穴，常规消毒，直刺 1 寸，得气后，施以较强的捻转手法，同时嘱患者活动其患肢，每次留针 20~30 分钟，每 5~10 分钟行针 1 次，每日或隔日 1 次，10 次为 1 个疗程。

注解：外关为手少阳三焦经之络穴，又为八脉交会穴之一，通于阳维脉，因此外关祛风散寒除湿，主司一身腠理之开合，且有疏通经脉、活血化瘀的作用，因此对足少阳经之坐骨神经痛极效。

二、经典对穴

1. 环跳与委中

操作方法：

环跳：取用患侧穴位，常规消毒，针尖稍向下斜刺 3 寸，使下肢出现放电感为佳。

委中：取用患侧穴位，常规消毒，直刺 1~1.5 寸，施以泻法。

每次留针 20 分钟，每 5 分钟行针 1 次，每日或隔日 1 次，7 次为 1 个疗程。

注解：二穴伍用由来已久，早在《杂病穴法歌》中言："腰痛环跳、委中神。"环跳以其善治腿疾，使人跳跃如常而得名，为足少阳胆经之穴，且与足太阳交会，善于疏通二经之经气，而有通经活络之功，止痛强筋之效，为治疗下肢痿痹不遂之要穴、主穴；委中为足太阳膀胱经之合穴，又是四总穴之一，别名血郄，本穴具有舒筋活络、强健腰膝、凉血活血、清热解毒之效，是临床治疗颈肩腰腿痛之特要穴，历代故有"腰背委中求"之用。二穴伍用治疗坐骨神经痛可谓珠联璧合，环跳为足少经之穴，足少阳循行于下肢外侧；委中为足太阳经之穴，足太阳循行于下肢后侧，二经所行恰为坐骨神经之走行，环跳以疏调下肢气机为要，委中以疏通腰背气机为主。二穴同用，疏通二经之经气，行气活血，宣痹止痛。

2. 承山与委中

操作方法：

承山：患侧取穴，常规消毒，直刺 1.5~2 寸，得气后，施以施以泻法。

委中：患侧取穴，常规消毒，点刺放血或直刺 1 寸。点刺放血时在委中周围之瘀络点刺使之出血，针刺施以泻法。

每次留针 30 分钟，每 10 分钟行针 1 次，每日或隔日 1 次，7 次为 1 个疗程。

注解：二穴伍用见于《马丹阳天星十二穴治杂病歌》中，其载曰："委中配承山……"承山为足太阳膀胱经之穴，是治疗足太阳膀胱经循行通路下肢疾患和肛门病变之常用穴，具有舒筋解痉的作用，针刺具有疏调气血、缓急止痛的作用；委中也为足太阳经之穴，为四总穴之一，"腰背委中求"，是治疗颈肩腰腿痛之常用要穴。二穴相邻，同经相应，气血同调，因此舒筋活血、通经止痛之作用益彰，是治疗太阳经型坐骨神经痛之特效对穴。

3. 环跳与阳陵泉

操作方法：

环跳：患侧取穴，常规消毒，直刺 3 寸，使针感向患处放散。

阳陵泉：患侧取穴，常规消毒，直刺 1.5~2 寸，得气后，施以较强的捻转提插手法。

每次留针 30 分钟，每 10 分钟行针 1 次，每日或隔日 1 次。

注解：环跳为足少阳胆经之穴，且与足太阳经交会，具有通经活络、止痛强筋之效，是治疗下肢痿痹诸症之要穴；阳陵泉为足少阳胆经之合穴、下合穴，八会之筋会，具有舒筋活络、通利关节、强筋止痛的作用。二穴伍用由来已久，在诸多医籍中有相关运用记载。二穴伍用为本经配穴之用，一上一下，通经接气，作用协同，功效相近，其通经活络、舒筋止痛作用倍增。二穴主要用于少阳经型坐骨神经痛。

三、经典多穴

（一）足太阳经型

后溪、腕骨、束骨、攒竹、至阴

操作方法：常规消毒，先针刺健侧后溪、腕骨，得气后，嘱患者活动患肢，再取患侧的束骨，攒竹与至阴患侧取穴，每次留针 30 分钟，每 10 分钟行针 1 次，每日 1 次，7 次为 1 个疗程。

（二）足少阳经型

外关、支沟、足临泣、瞳子髎、足窍阴

配穴：寒湿者，加腰阳关、命门；瘀血者，加合谷、太冲；气血不足者，加足三里、三阴交；根性坐骨神经痛者，加腰夹脊。

操作方法：常规消毒，先针健侧外关、支沟，得气后，嘱患者活动患肢，再取患侧的足临泣，瞳子髎与足窍阴患侧取穴，每次留针30分钟，每10分钟行针1次，每日1次，7次为1个疗程。

注解：足太阳经型取后溪与腕骨，则是根据同名经取穴原理，下病上治，束骨为足太阳膀胱经之输穴，"输主体重节痛"，三穴相互牵引之意。攒竹与至阴根据头尾取穴法取用；足少阳胆经取外关与支沟，也是根据同名经取穴原理，下病上治，足临泣为足少阳胆经之输穴，"输主体重节痛"，三穴也是相互牵引之意。瞳子髎与足窍阴也是根据头尾取穴法取用。

❀ 小结 ❀

针灸治疗坐骨神经痛效果显著，可较快改善症状，传统针灸施治取穴多是以循经取穴方法为用，以病变经脉由上至下取以数穴，这种循经取穴法用穴多，且见效较慢。笔者通过长期临床实践来看，总结了两种简单实效的取穴方法。一种以同名经取穴方法为主，下病上取，再配以病变经脉之输穴；另一种方法是根据根结理论取用病变经脉的起穴与止穴，即首尾取穴法。这两种取穴法均具有取穴少、见效快的特点。臀部疼痛明显的患者可在局部用针，一般需要深刺强刺激。在急性期时应注意休息，尽量减少活动，伴有腰痛的患者宜睡硬板床，腰部宜束宽腰带，可于明显压痛点施以刺血。痊愈后注意防止复发，加强锻炼，平时应预防风寒。

第八节　膝痛

❀ 概述 ❀

膝痛是多种原因导致的以膝关节疼痛为主要症状的疾病。膝痛在临床甚为常见，为多发病，是导致下肢疼痛的最主要原因。膝关节是人体最大且构造最复杂的关节，又是全身关节滑膜面积最大的关节，也是各关节中活动量多、持重量大的关节之一，这些因素是造成膝关节发病的原因。导致膝痛的疾病有现代医学中的膝关节增生、半月板损伤、侧副韧带损伤、滑膜炎、胫骨内髁炎、髌下脂肪垫劳损、髌骨软化症等多种膝关节疾病。

膝痛在祖国医学中又称为"膝痹""骨痹"等。在临床中以老年人发病为多，一般来说随着年龄的增长发病率增长，有"人老先老腿，老腿先老膝"之说，确实如此。祖国医学认为，膝关节过度运动、劳伤、牵拉，或遭受扭、闪、挫伤等，引起筋骨、络脉损伤，以致经气运行受阻，气血壅滞于局部，活动受限，久则肝肾亏虚，脉络失和，造成膝痛。

目前现代医学对多数膝关节疾病尚无有效的治疗方法，较为棘手。通过长期的针灸临床来看，针灸治疗膝关节有较好的优势性，具有取穴少、见效快、治疗作用广泛的特点，值得临床进一步推广运用。

经典用穴

一、经典单穴

1. 尺泽

操作方法：健侧取穴，常规消毒，直刺 1～1.5 寸，得气后，施以泻法，同时嘱患者向不同方向大幅度缓慢活动膝关节，每次留针 30～40 分钟，每 10 分钟行针 1 次，每日或隔日 1 次，10 次为 1 个疗程。

注解：尺泽是历代治疗筋骨病之要穴，也是治疗膝痛之特效穴，如《肘后歌》所言："鹤膝肿劳难移步，尺泽能舒筋骨痛。"用尺泽治疗膝关节痛为关节对应取穴，尤其膝关节内侧疼痛疗效最佳。

2. 曲池

操作方法：健侧取穴，常规消毒，直刺 1～1.5 寸，得气后，施以较强的捻转泻法，同时嘱患者向不同方向大幅度缓慢活动膝关节，每次留针 30 分钟，每 10 分钟行针 1 次，每日或隔日 1 次，10 次为 1 个疗程。

注解：曲池为手阳明大肠经之合穴，手阳明多气多血、针刺曲池可有行气活血，舒筋利节的作用，本穴是历代治疗膝痛的要穴。《治病十一证录》载："肘膝疼时刺曲池，进针一寸是相宜，左病针右、右病针左，依此三分泻气奇。"指出了左病针右、右病针左的运用，曲池治疗膝痛是肘膝关节对应的运用。针刺曲池可起到化瘀、行气、通络、止痛的作用。《肘后歌》云："鹤膝肿劳难移步，尺泽能舒筋骨痛，更有一穴曲池妙，根寻源流可调停。"

3. 内关

操作方法：健侧取穴，常规消毒，针刺 1～1.5 寸，得气后，施以平补平泻手法，同时嘱患者向不同方向大幅度缓慢活动患侧膝关节，每次留针 30～40 分钟，每 10 分钟行针 1 次，每日或隔日 1 次，7 次为 1 个疗程。

注解：内关为心包经之络穴，通于三焦，且为八脉交会穴之一，通于阴维脉。心主血脉，三焦通行诸气，因此内关具有理气活血、疏通经络的作用。针刺内关治疗膝痛具有特效，作用广泛，速见其效，是膝痛之特效穴。

4. 大杼

操作方法：患侧取穴，常规消毒，以一次性无菌注射针头点刺出血，然后加拔罐使之出血 3～5mL，每周 2 次，5 次为 1 个疗程。

注解：大杼为足太阳膀胱经之穴，具有调节全身阳气的作用，气为血之帅，气行则血行，刺其出血，祛瘀行血，通畅血脉，达到"通则不痛"之目的。以点刺放血治疗，正合"泻络远针"之理。《素问·骨空论》载："膝痛不可屈伸，治其背内。"大杼在其背部，又为八会之骨会，因此膝痛针刺大杼甚效。

5. 太冲

操作方法：患侧取穴，常规消毒，直刺 0.5～0.8 寸，得气后，施以较强的泻法，每次留针 30 分钟，每 10 分钟行针 1 次，每日或隔日 1 次，10 次为 1 个疗程。

注解：太冲为肝经之输穴、原穴，祖国医学认为"肝主筋""膝为筋之腑"，所以针刺太冲治疗膝痛极为特效，历代医家可有相关之记载。如《肘后歌》言："股膝肿起泻太冲。"《胜玉歌》载："若人行步苦艰难，中封、太冲针便痊。"《玉龙歌》云："行步艰难疾转加，太冲二穴效堪夸。"在《玉龙赋》《通玄指要赋》《医宗金鉴》等医籍中均有太冲治疗膝痛的相关运用，可见太冲治疗膝痛为古医家长期临床实践经验的总结。

6. 阳陵泉

操作方法：健侧取穴，常规消毒，直刺 1.5～2 寸，得气后，施以较强的平补平泻手法，同时嘱患者向不同方向大幅度缓慢活动患膝，每次留针 30～40 分钟，每 10 分钟行针 1 次，每日或隔日 1 次，7 次为 1 个疗程。

注解：阳陵泉为胆经之合穴，筋之会，足少阳主骨，"膝为筋之腑"，阳陵泉筋骨并治。健侧取穴，施以患侧活动气血得通，故疗效显著。

二、经典对穴

1. 阴陵泉与阳陵泉

操作方法：

阴陵泉：患侧取穴，常规消毒，直刺 1～2 寸，得气后，施以泻法。

阳陵泉：患侧取穴，常规消毒，直刺 1～2 寸，得气后，施以平补平泻法。

每次留针 30 分钟，每 10 分钟行针 1 次，若加用艾灸其效更佳，每日或隔日 1 次，7 次为 1 个疗程。

注解：阴陵泉为足太阴脾经之合水穴，具有健脾化湿、淡渗利湿、健脾固本、益气养血之效；阳陵泉归属于足少阳胆经之合土穴，八会之筋会，具有疏肝解郁、清利肝胆、舒筋活络、通关利节的作用。二穴伍用治疗膝痛由来已久，《玉龙歌》言："膝盖红肿鹤膝风，阳陵二穴亦堪攻，阴陵针透尤收效，红肿全消见异功。"阴陵泉在膝内侧属阴，阳陵泉在膝外侧属阳，二穴伍用，一内一外，一阴一阳，一水一土，相互制约，相互促进，利湿消肿，舒筋活络，通利关节，通经止痛之功益彰。

2. 犊鼻与内膝眼

操作方法：

犊鼻：患侧取穴，常规消毒，向膝中斜刺 0.5～1.2 寸，得气后，施以平补平泻法。

内膝眼：患侧取穴，常规消毒，向膝中斜刺 0.5～1 寸，得气后，施以平补平泻法。

每次留针 30 分钟，每 10 分钟行针 1 次，尤其配用艾灸其效更佳，每日或隔日 1 次，7 次为 1 个疗程。

注解：犊鼻属足阳明胃经，具有祛风散寒、舒筋利节、通经止痛的作用；内膝眼为经外奇穴，具有祛风散寒、除湿通痹、舒筋利节的作用。犊鼻在膝外侧属阳，内膝眼在膝内侧属阴，为阴阳气血出入聚会之处，邪气易袭易居之地，二穴伍用，一外一内，一阳一阴，可祛风散寒，除湿通痹，通利关节，舒筋止痛。

3. 内关与太冲

操作方法：

内关：健侧取穴，常规消毒，直刺 0.5～1 寸，得气后，施以平补平泻法。

太冲：患侧取穴，常规消毒，直刺 0.5～0.8 寸，得气后，施以平补平泻法。

每次留针 30 分钟，每 10 分钟行针 1 次，每日或隔日 1 次，7 次为 1 个疗程。

注解：内关为手厥阴心包经之络穴，与冲脉合于胃心胸，通阴维脉而主一身阴络，内关五脏，上可宽胸理气、宁心安神，中可和胃降逆，下可理气活血，外可疏通经络；太冲为足厥阴肝经之原穴、输穴，具有平肝调肝、潜阳息风、理气调血的作用。二穴伍用则为同名经配穴，同经相应，一原一络，一上一下，一左一右，相互为用，作用协同，理气活血，通经行瘀，通经止痛作用益彰。

三、经典多穴

曲池、阳陵泉、内关、足三里

配穴：寒湿者，加膝阳关、阴陵泉；瘀血者，加血海、膈俞；肝肾亏虚者，加太冲、太溪；膝内侧痛者，加内膝眼、尺泽；膝外侧痛者，加梁丘、犊鼻。

操作方法：诸穴常规针刺，每日或隔日1次，7次为1个疗程。

注解：曲池为手阳明大肠经之合穴，手阳明多气多血，本穴从全息对应来看对应于膝关节，是历代治疗膝痛之要穴，"肘膝疼时刺曲池"；阳陵泉为筋之会，可舒筋通络止痛；内关为手厥阴心包经之络穴，且为八脉交会之一，通于阴维脉，具有理气活血、疏通经络的作用；足三里为多气多血的足阳明胃经之合穴，可疏通阳明之气血，恢复气血之流畅，濡养筋脉。

❀ 小结 ❀

膝关节结构复杂，因此导致膝关节发生的原因众多，其治疗效果好坏与其所伤的关节结构密切相关，目前现代医学对多种膝关节疾病尚无有效的方法，保守治疗一般是以使用非甾体类抗炎止痛药为主，一般仅能单纯地临时止痛，而不能根本治疗。针灸对多数膝关节疾病有较好的疗效，并且见效较快，还能具有标本兼治之效。传统针灸治疗一般多是以膝关节局部穴位为主，如内外膝眼、梁丘、血海、鹤顶、阳陵泉、阴陵泉、膝阳关、阿是穴等，但通过临床治疗来看，若在局部仅施以毫针针刺用穴其效不佳，根据经筋、经络等相关理论，局部用穴要根据患者病性施以刺血、火针或艾灸疗法为佳。再根据病变部位及病性配合远端用穴，这种取穴用穴少、见效快，并可达到标本兼治的效果。

第九节　踝痛

❀ 概述 ❀

踝痛是指各种原因导致的以踝关节部位疼痛为主要症状的疾病，临床中以急性扭伤最为常见，因此在临床中常以急性踝关节扭伤为疾病名称。踝关节是人身关节损伤最常见的关节，尤以外踝损伤最为常见。属于祖国医学的踝缝伤筋之范畴，其病变部位在踝部筋络，基本病机是筋络不通。

目前现代医学对本病尚无理想的治疗方法，针灸治疗具有特效，若治疗合理，取穴正确，多能立竿见影之效，是目前最为理想的方法。

❀ 经典用穴 ❀

一、经典单穴

1. 养老

操作方法：健侧取穴，常规消毒，直刺 0.5~0.8 寸，针刺得气后，施以较强的平补平泻法，同时嘱患者向不同方向大幅度地缓慢活动患处，每次留针 30 分钟，每 10 分钟行针 1 次，每日 1 次，5 次为 1 个疗程。

注解：养老用于治疗足太阳经部位（申脉及昆仑范围）疼痛，养老为手太阳小肠经之郄穴，手太阳经与足太阳经为同名经，同名经同气相求，阳经郄穴善治急性疼痛，又养老在手踝关节处，与足踝关节对应，"病在下，取之上"。太阳经踝关节疼痛时，多在养老穴周围可找到明显的压痛反应点，因此针刺其反应点疗效更佳。

2. 阳池

操作方法：健侧取穴，常规消毒，直刺 0.3~0.5 寸，得气后，施以较强的平补平泻法，同时嘱患者向不同方向大幅度缓慢活动其疼痛处，每次留针 30 分钟，每 10 分钟行针 1 次，每日 1 次，5 次为 1 个疗程。

注解：阳池为手少阳三焦经之原穴，手少阳经与足少阳经为同名经，同名经同气相求，因此阳池主要用于足少阳经（丘墟穴周围）部位踝关节疼痛。阳池为原穴，原穴乃原气经过和留止之处，因此针刺阳池治疗踝关节疼痛具有特效，少阳经踝关节疼痛时，在阳池穴周围多能找到明显压痛反应点，针刺其反应点疗效更佳。

3. 小节

操作方法：健侧取穴，常规消毒，向掌根方向（即大陵穴）斜刺 1.5 寸，得气后，施以较强的平补平泻法，同时嘱患者向不同方向大幅度缓慢活动患处，每次留针 30 分钟，每 10 分钟行针 1 次，每日 1 次，3 次为 1 个疗程。

注解：小节为董氏奇穴之穴，位于大指本节掌骨旁，赤白肉际上。本穴对踝关节扭伤具有特效，无论对内踝、外踝均具特效，因此临床有"踝灵穴"之称，临床所用无不效者，确为踝关节特效穴。

4. 外关

操作方法：健侧取穴，常规消毒，直刺 1 寸，得气后，施以平补平泻捻转提插手法，同时嘱患者向不同方向大幅度缓慢活动其患处，每次留针 30 分钟，每 10 分钟行针 1 次，每日 1 次，5 次为 1 个疗程。

注解：外关为手少阳三焦之络穴，通于心包，三焦通行诸气，心主血脉，因此针刺外关可通经络，调气血，止疼痛。又外关是八脉交会穴之一，通于阳维脉，阳维脉络诸阳经，会于督脉，因此外关主要针对足外踝部位疼痛。

5. 内关

操作方法：健侧取穴，常规消毒，直刺 0.5~1.2 寸，得气后，施以提插捻转手法，同时嘱患者向不同方向大幅度缓慢活动其患处，每次留针 30 分钟，每 10 分钟行针 1 次，每日 1 次，5 次为 1 个疗程。

注解：内关为手厥阴心包经之络穴，通于三焦，心主血脉，三焦通行诸气，因此针刺内关可通经络，调气血，止疼痛。并且，内关是八脉交会穴之一，通于阴维脉，阴维脉络诸阴经，会于任脉，因此内关主要针对足内踝部位疼痛。

6. 上廉

操作方法：患者站立或坐位，将健侧上肢屈于胸前，松握拳，掌心向胸置于患侧乳下方，医者用左手托起肘下方。常规消毒，取用 2 寸毫针，针刺深度以托肘的左手感到有针尖搏动为度。行捻转提插泻法，强刺激，边行针便嘱患者活动其患处，当疼痛消失或明显缓解时，即速起针，一次施术不超过 2 分钟，每日 1 次，3 次为 1 个疗程。

注解：踝关节损伤疼痛是因筋脉受损，气血壅滞不畅所致，脉络不通，不通则痛。上廉为手阳明大肠经之穴，手阳明经多气多血，针刺可起到行气活血、祛瘀通络、舒筋止痛的作用，因此其效极佳。

7. 攒竹

操作方法：双侧取穴，常规消毒，向睛明方向针刺 0.3 寸，得气后，施以较强的捻转泻法，同时嘱患者向不同方向由轻至重的活动疼痛部位，每次留针 30 分钟，每 10 分钟行针 1 次，每日 1 次，5 次为 1 个疗程。

注解：攒竹属于足太阳膀胱经之穴，《灵枢·经脉》记载足太阳经："是动则病……是为踝厥。是主筋所生病者……"依据标本根结理论，踝关节部位为本，攒竹为标，因此针刺攒竹对足太阳部位踝关节损伤可有立竿见影之效。

二、经典对穴

1. 后溪与申脉

操作方法：

后溪：健侧取穴，常规消毒，直刺 0.5～1 寸，得气后，施以捻转泻法，同时嘱患者由轻至重活动其患处。

申脉：患侧取穴，常规消毒，直刺 0.3～0.5 寸，得气后，施以捻转泻法。

每次留针 30 分钟，每 10 分钟行针 1 次，每日 1 次，5 次为 1 个疗程。

注：本穴组已在痫病章节叙述，故不再赘述，其运用可参考这一章节。

2. 申脉与照海

操作方法：

申脉：患侧取穴，常规消毒，直刺 0.3～0.5 寸，得气后，施以平补平泻法。

照海：患侧取穴，常规消毒，直刺 0.5～0.8 寸，得气后，施以平补平泻法。

每次留针 30 分钟，每 10 分钟行针 1 次，每日 1 次，5 次为 1 个疗程。

注：本穴组已在失眠章节叙述，故不再赘述，其运用可参考这一章节。

3. 内关与外关

操作方法：

内关：健侧取穴，常规消毒，直刺 0.5～1 寸，得气后，施以平补平泻法。

外关：健侧取穴，常规消毒，直刺 0.5～1 寸，得气后，施以平补平泻法。

每次留针 20～30 分钟，每 5～10 分钟行针 1 次，每日 1 次，3 次为 1 个疗程。

注解：内关为手厥阴心包经之络穴，且为八脉交会穴之一，与冲脉合于胃心胸，通阴维脉而主一身之阴络，内关五脏，具有理气活血、疏通经络的作用；外关穴为手少阳三焦经之络穴，且为八脉交会穴之一，通于阳维脉，而阳维脉系于阳络，具有舒筋通络的作用。二穴伍用，一内一外，一阴一阳，表里相络，相互为用，作用协同，理气活血，通经行瘀，通络止痛作用益彰。

4. 悬钟与昆仑

操作方法：

悬钟：患侧取穴，常规消毒，直刺 0.5～1 寸，得气后，施以平补平泻法。

昆仑：患侧取穴，常规消毒，直刺 0.5～1 寸，得气后，施以平补平泻法。

每次留针 30 分钟，每 10 分钟行针 1 次，每日 1 次，5 次为 1 个疗程。

注解：悬钟属足少阳胆经，且为八会髓之会，具有益髓壮骨、舒筋活络之效；昆仑属足太阳膀胱经之经穴，性善疏通，针刺疏调本经之经气，功善通经止痛。二穴伍用，可疏通少阳、太阳之经气，共奏舒筋活络、理气止痛之功。

5. 曲泉与膝阳关

操作方法：

曲泉：患侧取穴，常规消毒，直刺 1～1.5 寸，得气后，施以较强的平补平泻法。

膝阳关：患侧取穴，常规消毒，直刺 1～1.5 寸，得气后，施以较强的平补平泻法。

每次留针 30 分钟，每 10 分钟行针 1 次，每日或隔日 1 次，5 次为 1 个疗程。

注解：曲泉属足厥阴肝经之合水穴，具有调肝、清肝、补肝、养肝、活血、利湿、舒筋之效；膝阳关属足少阳胆经，具有舒筋活络、通利关节的作用。二穴在膝关节内外，一阴一阳，一表一里，一脏一腑，相互制约，相互为用，舒筋活络，缓急止痛之功益彰。

三、经典多穴

小节、阿是穴

配穴：病在足太阳经，加养老、申脉；病在足少阳经，加阳池、丘墟；病在足太阴经，加太渊、商丘；病在足少阴肾经，加神门、太溪。

操作方法：阿是穴先施以刺血，然后加拔罐使瘀血尽出。再针健侧的小节穴，针刺时拇指内缩握拳，向掌根方向斜刺，得气后嘱患者向不同方向活动其患处。

注解：踝关节扭伤属于筋伤病，"在筋守筋""跌打损伤破伤风，先于痛处下针攻"，故治疗时点刺局部肿胀处，以消除局部气血壅滞，使经络通畅，达到"通则不痛"的目的。再配以远端用穴通其经络。

🎗 小结 🎗

踝关节损伤占各种关节损伤的第一位，临床非常常见，现代医学对此尚无理想的方法，针灸治疗本病是非常理想的方法，若能用穴得当，取穴准确，操作方法合理，一般可有立竿见影之效，多数患者经 3～5 次治疗基本能得到治愈。传统针灸施治主要以局部用穴为主，若仅以局部毫针取穴其效不佳，局部施以刺血疗法解除其瘀滞是首要的一点，根据"菀陈则除之"，施以刺血，使瘀血尽出。再施以同名经对应取穴方法，同名经远端对应取穴具有特效作用，可具有取穴少、见效快的巨大优势。通过先局部点刺放血，再施以同名经对应取穴，可谓是最佳方法。

第十节 足跟痛

概述

足跟痛是指因多种因素导致的以跟骨下面、后面疼痛为主症的疾病，其发病原因复杂，可见于现代医学中的跟腱炎、根部滑囊炎、足跟脂肪纤维垫炎、跟腱膜炎、跟骨骨刺、骨骺炎、骨髓炎、骨结核、跟骨损伤等疾病。

祖国医学认为，本病的发生多是因劳累过度，外伤、劳损，导致筋骨气血失和，或外感风寒湿邪，足跟部气血循行不畅，气血阻滞，不通则痛；或肝肾亏虚，无以充骨生髓，筋脉失养，导致本病。属于祖国医学"痹证"之范畴。

本病在现代医学中尚无理想方法，一般治疗较为棘手，针灸治疗具有可靠的疗效，并且用穴少、见效快，标本兼治，因此针灸治疗本病值得临床推广运用。

经典用穴

一、经典单穴

1. 足跟点

操作方法：健侧取穴，常规消毒，向上斜刺 3~5 分，施以捻转手法，同时嘱患者由轻至重活动患侧足跟，每次留针 30 分钟，每 10 分钟行针 1 次，每日或隔日 1 次，5 次为 1 个疗程。

注解：足跟点是在大陵下 8 分处（最佳的取穴是在这一区域切循按压痛点，以痛点为用）。足跟点为足跟痛的特效穴，为临床经验效穴，具有作用广泛（不论何种原因而致的足跟痛皆效）、见效快、取穴少的优点。

2. 下关

操作方法：患侧取穴，常规消毒，直刺 0.5~0.8 寸，得气后，施以捻转提插手法，使针感在面部广泛传导，每次留针 30 分钟，每 10 分钟行针 1 次，每日或隔日 1 次，7 次为 1 个疗程。

注解：下关为足阳明胃经之穴，且与足少阳经交会，足阳明经多气多血，且足阳明经、足少阳均起于头面，止于足部，下病上取，病在足取之于头面，下关具有通经活络、祛风行血的作用，因此针刺下关治疗足跟痛效如桴鼓。

3. 风池

操作方法：患侧取穴，常规消毒，向对侧眼球方向刺入 0.5~0.8 寸，得气后，施以捻转手法，若双侧足跟痛可用风池透刺，留针 40 分钟，每 10 分钟行针 1 次，每日或隔日 1 次，5 次为 1 个疗程。

注解：风池属足少阳经，且为手少阳经、阳维脉之交会，是临床重要穴位，具有疏风解表、通经活络、平肝息风、清利头目等作用。足跟痛针刺风池可谓"下病上治"之典范。针刺风池可疏通少阳经、阳维脉之经气而活络，和气血，经气下行，血濡润于足，故疼痛自止。

4. 后溪

操作方法：健侧取穴，常规消毒，直刺 1~1.5 寸，得气后，施以较强的泻法，每次留针 30 分钟，每 10 分钟行针 1 次，每日或隔日 1 次，7 次为 1 个疗程。

注解：后溪为手太阳小肠经之输穴，且通于督脉，"输主体重节痛"。针刺后溪可舒筋通络，通督兴阳，温阳筋脉，从而疼痛自消。

5. 百会

操作方法：常规消毒，自后向前针刺 0.5~0.8 寸，得气后，施以补法，每次留针 30 分钟，每 10 分钟行针 1 次，每日或隔日 1 次，7 次为 1 个疗程。

注解：百会治疗足跟痛为头足对应取穴运用，是经典的"下病取上""脚上有病头上针"的取穴。百会为督脉与诸阳之会，针刺百会补之可起到总督诸阳、升阳益气的作用。

6. 大钟

操作方法：患侧取穴，常规消毒，直刺 0.5~0.8 寸，得气后，施以平补平泻法，每次留针 40 分钟，每 10 分钟行针 1 次，每日或隔日 1 次，7 次为 1 个疗程。

注解：大钟为足少阴肾经之络穴，一络通两经，足少阴肾经"别于足跟"，足太阳行于跟后，肾主骨。根据经络所行及肾主骨之原理，针刺大钟既能补肾壮骨，又能激发局部经气，气至病所，通经活络而止痛。

7. 天柱

操作方法：患侧取穴，常规消毒，直刺 1 寸，得气后，施以较强的平补平泻捻转手法，并嘱患者活动足跟部，每次留针 30 分钟，每 10 分钟行针 1 次，每日 1 次，7 次为 1 个疗程。

注解：天柱属足太阳膀胱经，针刺天柱可疏通足太阳经气，足太阳主筋所生病，下病上治，故针刺天柱治疗足跟痛具有满意的疗效。

二、经典对穴

1. 照海与申脉

操作方法：

照海：患侧取穴，常规消毒，直刺 0.5~0.8 寸，得气后，施以较强的平补平泻捻转手法。

申脉：患侧取穴，常规消毒，直刺 0.3~0.5 寸，得气后，施以较强的平补平泻捻转手法。

每次留针 30 分钟，每 10 分钟行针 1 次，每日或隔日 1 次，5 次为 1 个疗程。

注：本穴组已在失眠章节叙述，故不再赘述，其运用可参考这一章节。

2. 足跟点与昆仑

操作方法：

足跟点：健侧取穴，常规消毒，直刺 0.5~1 寸，得气后，施以平补平泻法，同时嘱患者踩患侧足跟。

昆仑：患侧取穴，施以艾灸 20 分钟。

先针刺足跟点，留针 20 分钟后取针，再艾灸患侧昆仑 20 分钟，每日或隔日 1 次，7 次为 1 个疗程。

注解：足跟点为经外奇穴，专用于本病的治疗。足跟点是在大陵下 8 分处（最佳的取穴是在这一区域切循按压痛点，以痛点为用）。足跟点为足跟痛的特效穴；昆仑属足太阳膀胱经之经穴，具有疏通经络、消肿止痛、强筋壮骨之效。二穴伍用，一远一近，一上一下，一针一灸，一左一右，相互为用，作用协同，其效益彰。

三、经典多穴

大陵、合谷、太溪、悬钟

配穴：足跟内侧疼痛者，加照海、大钟；足跟外侧疼痛者，加申脉、昆仑。

操作方法：大陵、合谷健侧取穴，先针大陵、合谷，再针健侧的太溪、悬钟，针健侧穴位时嘱患者由轻至重踩患脚足跟部，患侧的太溪、悬钟施以温针灸，每次留针 30~40 分钟，每 10 分钟行针 1 次，每日或隔日 1 次，7 次为 1 个疗程。

注解：大陵为足跟痛之经验效穴，针之特效；合谷为手阳明大肠经之原穴，手阳明经多气多血，原穴气血充盛，调气行血濡养筋骨，全息对应于足跟；太溪为足少阴肾经之原穴，原穴为气血充盛之处，足少阴经"别入跟中"，故能充养筋骨；悬钟为八会髓之会，针刺既能益髓壮骨，又能通经活络。

小结

足跟痛在临床较为常见，现代医学目前尚无理想方法，针灸治疗疗效可靠，传统针灸治疗一般多以局部取穴为用，通过临床治疗来看，若单纯局部毫针治疗疗效欠佳，但可以局部施以火针、艾灸或施以小针刀等方法处理，再施以远端用穴，远端用穴根据足跟由肾经所主，跟后由膀胱经所主的理论取穴，远端用穴配合足跟部的着力活动，这种取穴方法具有用穴少、见效快，一般1周左右即可达到满意疗效。

对于顽固性患者要坚持持续治疗，可配合足部中药泡洗，平时宜穿软跟鞋，穿鞋宜宽松舒适，不可过紧。

第十一节　脱肛

概述

脱肛以肛门脱出为主症。轻者排便时肛门脱出，便后可自行回纳；重者稍用力、咳嗽等即可导致脱出，便后需要用手帮助回收，常伴有神疲乏力、食欲不振、排便不尽、肛门坠胀，或瘙痒、糜烂等相关症状。本病多发生于小儿、老人及多产妇女。

祖国医学认为，本病的发生常与久病体虚、劳伤过度、产伤过多、恣食辛辣厚味等因素有关，当泻痢日久、便秘、痔疮、久咳等可诱发加重本病。基本病机是中气下陷，或湿热下注。

脱肛在现代医学中称为直肠脱垂，现代医学方法主要以手术治疗为主，针灸治疗对轻中度的患者有很好的疗效，是值得推广的优势方法。

经典用穴

一、经典单穴

1. 百会

操作方法：可用隔姜灸或艾条温和灸，隔姜灸每次大艾炷5~10壮，温和灸每次 20~30 分钟，每日 1 次，10 次为 1 个疗程。

注解：百会为督脉与诸阳经之交会，具有开提升阳、益气固脱之效，灸之引阳上达，气不下陷，故而使肛不下陷、而固守。

2. 气海

操作方法：施以温针灸，常规消毒，直刺 1~1.5 寸，得气后加用艾炷施灸，施灸 30~40 分钟，每日或隔日 1 次，15 次为 1 个疗程。

注解：气海为元气之所会，大补元气，升举阳气，同时施以温灸，可起到蒸动气化、升阳举陷的作用，从而达到升提固摄。

3. 承山

操作方法：双侧取穴，常规消毒，针尖稍向上斜刺 1.5~2 寸，得气后，施以较强的平补平泻法，使针感向上放散，每次留针 40 分钟左右，每 10 分钟行针 1 次，每日 1 次，10 次为 1 个疗程。

注解：承山为足太阳膀胱经之穴，足太阳经经别至下尻五寸别入于肛，针刺承山可起到清泻肛肠湿热、消肿止痛的作用。本穴是历代治疗肛周疾病的要穴。

二、经典对穴

1. 长强与承山

操作方法：

长强：常规消毒，针尖向上与骶骨平行刺入 1 寸，使针感放散至肛门四周，注意不要刺穿直肠。

承山：双侧取穴，常规消毒，针尖稍向上斜刺 1.5 寸，施以较强的平补平泻法，使针感向上放散。

每次留针 40 分钟，每 10 分钟行针 1 次，每日或隔日 1 次，10 次为 1 个疗程。

注解：长强与承山配用治疗肛周疾病在历代多有相关记载，如《百症赋》中言："刺长强于承山善主肠风新下血。"《玉龙赋》："长强、承山，灸痔最妙。"《玉龙歌》言："九般痔漏最伤人，必刺承山效如神，更有长强一穴是，呻吟大痛穴为真。"可见二穴配用是治疗肛周疾患之经典特效组合。长强位近肛门，可直接疏调肛门之气血，承山为足太阳膀胱经，足太阳经别入肛，以改善经脉气血而疏调肛周经气，远近配合，通经活络，疏调肠道，清热止血益彰。

2. 百会与鸠尾

操作方法：

百会：施以灸法，可以温和灸，也可以隔姜灸，每次灸 20~30 分钟。

鸠尾：常规消毒，直刺 0.5 寸，得气后，施以平补平泻法。

每次留针 30 分钟，每日或隔日 1 次，10 次为 1 个疗程。

注解：二穴伍用最早见于《席弘赋》，其载曰："小儿脱肛患多时，先灸百会次鸠尾。"百会为督脉与诸阳经之交会，具有升提益气的作用；鸠尾穴为任脉之络穴，能通调任督二脉，性善调和。二穴伍用通调任督，行气化瘀，通阳散浊，其作用益增。

三、经典多穴

百会、气海、长强、承山、大肠俞

配穴：脾虚气陷者，加足三里、脾俞；肾气不固者，加关元、肾俞；湿热下注者，加阴陵泉、行间。

操作方法：百会、气海长强可用灸法或温针灸，长强针尖向上与骶骨平行刺入 1 寸，使针感放散至肛门四周，注意勿刺穿直肠，余穴常规针刺，每日或隔日 1 次，10 次为 1 个疗程。

注解：百会为督脉与诸阳经之会，气属阳，统于督脉，故灸百会可使阳气旺盛，有升阳举陷之功；气海元气所生之处，针灸并用可起到益气固摄的作用；长强为督脉之别络，位于肛门，局部取穴可疏调肛周之气血，增强肛门之约束力；承山为足太阳膀胱经之穴，足太阳经别别入于肛，可疏调肛部之气血；大肠俞为大肠腑气转输之处，又隶属膀胱经，可调节大肠腑气。

小结

针灸治疗脱肛有较好的疗效，尤其灸法用之更妙，艾灸疗法是本病的有效方法，临床多针与灸并用，一般对小儿脱肛疗效更为满意，可较快地达到疗效。成人一般治疗时程较长，尤其老年患者，需要持续治疗方能达到治疗效果。在治疗时一定同时治疗其原发病因，如久咳者必须同时治疗咳嗽，久泄者必须同时治疗腹泻，便秘者必须同时解决便秘问题。在平时注意生活起居规律，避免久蹲厕的不良习惯，戒酒或限酒，平时少食或不食辛辣之物。

第三章　皮肤病

第一节　荨麻疹

❀ 概述 ❀

荨麻疹是现代医学疾病名称，是指皮肤上出现风团，时隐时现的瘙痒性皮肤病。临床上主要表现为皮肤突然出现形状不一、大小不等的不规则风团，可融合成片或孤立散在，可呈淡红色或白色，边界清楚，周围有红晕，瘙痒不止。其风团可局限于某一部位，也可泛发全身。当发生于胃肠，可出现恶心、呕吐、腹痛、腹泻等；若累及喉头黏膜，可出现胸闷、气喘、呼吸困难，严重者导致休克甚或引起窒息而危及生命。因本病发病迅速，骤然出现，迅速消失，犹如风来去之迅速，变化多端又犹如鬼邪，所以在民间俗称为"风疹块""鬼风疙瘩""风团疙瘩"等。因本病风团时隐时现，在祖国医学上称之为"瘾疹"。祖国医学认为，本病的发生由于先天禀赋不耐，表卫不固，腠理开泄，风寒、风热之邪乘虚侵袭，遏于肌肤，营卫失调所致；或饮食不节，胃肠积热，复感风邪，郁于肌表而发为疹块；或情志内伤，冲任失调、肝肾不足，血虚生风化燥，阻于肌肤，以及不耐鱼虾荤腥等食物而致本病。基本病机是营卫失和，邪郁腠理。

现代医学根据发病特点分为了急性荨麻疹、慢性荨麻疹和特殊类型荨麻疹三种类型。现代医学主要以抗过敏疗法为主，针灸治疗安全有效，无副作用，不易复发。

❀ 经典用穴 ❀

一、经典单穴

1. 曲池

操作方法：双侧取穴，常规消毒，直刺 1~1.5 寸，得气后，施以提插捻转泻法，每次留针 30~40 分钟，每 10 分钟行针 1 次，每日或隔日 1 次，7 次为 1 个疗程。

注解：曲池为手阳明大肠经之合穴，手阳明多气多血，"合主逆气而泄"，肺与大肠相表里，肺主皮毛，针刺曲池可调和气血，清热解表，祛风止痒，故治疗各种皮肤病极效。本穴治疗皮肤病早有诸多相关记载，如《备急千金要方》载曰："举体痛痒如虫啮，痒而搔之，皮肤脱落作疮，灸曲池二穴，随年壮，发即灸之神良。"《马丹阳天星十二穴杂病歌》言："曲池……偏身风癣癫，针着即时瘳。"由此可见，曲池治疗本病既有丰富的理论依据又有长期的临床实践验证。

2. 血海

操作方法：双侧取穴，常规消毒，直刺 1~1.5 寸，得气后，施以中强度的平补平泻法，每次留针 30 分钟，每 10 分钟行针 1 次，每日或隔日 1 次，10 次为 1 个疗程。

注解：血海为脾经之穴，脾为统血之脏，血海乃血液汇聚之海也，有扶脾统血、养血活血、凉血理血之功。祖国医学认为，"治风先治血，血行风自灭也"。通过针刺血海可活血、凉血、疏风而达止痒。

3. 后溪

操作方法：双侧取穴，常规消毒，直刺 0.5~1.2 寸，得气后，施以捻转泻法，每次留针 30 分钟，每 10 分钟行针 1 次，每日或隔日 1 次，7 次为 1 个疗程。

注解：后溪为手太阳小肠之输穴，且通于督脉，督脉为阳脉之海，太阳主表，因此针刺后溪可活血通络，祛风散邪，息风潜阳，从而以达止痒之功效。

4. 神阙

操作方法：用闪火法施以闪罐、拔罐，一般先闪罐 3~5 下，再留罐 3~5 分钟为 1 次，连续操作 3 遍为 1 次治疗，每日 1 次，3 次为 1 个疗程。

注解：神阙属于任脉之穴，位于脐中，为先天之结蒂，后天之气舍，真气之所系，具有健运脾阳、和胃理肠、温阳救逆等作用，通过闪罐、拔罐可祛风利湿，使内邪由此而出。本法尤其对慢性荨麻疹极效。

5. 大椎

操作方法：常规消毒，用一次性刺血针头点刺出血，然后再拔火罐 5~10 分钟，使之出血 3~5mL，一般一周 2 次，5 次为 1 个疗程。

注解：大椎为督脉与诸阳经之会，位于颈部阳位，阳中之阳，向上向外，性主疏散，泻之可开启太阳之门，疏泄风邪，清阳明之里，故对荨麻疹的治疗有很好疗效，尤对急性荨麻疹最具特效。

6. 膈俞

操作方法：可以点刺放血，也可以毫针针刺。点刺放血加拔罐，使之出血

3mL 左右即可，每周 2 次；毫针针刺时针尖斜向脊柱，进针深度 1 寸，得气后，施以泻法，每次留针 30 分钟，每 10 分钟行针 1 次，每日 1 次，7 次为 1 个疗程。

注解：膈俞为八会之血会，可治一切血证，针刺用之可有活血化瘀的作用，根据"治风先治血，血行风自灭"之理，用之确具特效。

二、经典对穴

1. 曲池与血海

操作方法：

曲池：双侧取穴，常规消毒，直刺 1~1.5 寸，得气后，施以泻法。

血海：双侧取穴，常规消毒，直刺 1~1.5 寸，得气后，施以平补平泻法。

每次留针 30 分钟，每 10 分钟行针 1 次，每日或隔日 1 次，7 次为 1 个疗程。

注解：曲池为手阳明大肠经之合穴，"合主逆气而泄"，手阳明经与手太阴经相为表里，肺主皮毛，因此曲池具有祛风解表、调和气血、祛风止痒的作用；血海为脾经之穴，脾为统血之脏，血海乃血液汇聚之海也，有扶脾统血、养血活血、凉血理血之功。二穴一上一下，一阳一阴，一腑一脏，表里双清，气血同调，从而以达祛风止痒之效。

2. 风池与三阴交

操作方法：

风池：双侧取穴，常规消毒，向对侧眼球方向斜刺 0.5~0.8 寸，得气后，施以泻法。

三阴交：双侧取穴，常规消毒，直刺 1~1.5 寸，得气后，施以补法。

每次留针 30 分钟，每 10 分钟行针 1 次，每日或隔日 1 次，7 次为 1 个疗程。

注解：风池为手足少阳经、阳维脉、阳跷脉之所会，主在表之阳，泻之可以疏风解表；三阴交为足太阴、厥阴、少阴之交会，既能补脾养血，又能补肾固精，滋阴柔肝。二穴伍用，一上一下，一泻一补，风池泻之以祛风邪，三阴交补之以滋阴养血，从而以达祛风养血、滋补肝肾、调和气血之效。

3. 神阙与膈俞

操作方法：

神阙：施以灸法，隔姜灸或者艾条灸温和灸 30 分钟。

膈俞：双侧取穴，常规消毒，直刺 0.5 寸，施以平补平泻法。

每次留针 30 分钟，每 10 分钟行针 1 次，每日 1 次，10 次为 1 个疗程。

注解：神阙为任脉之穴，位于脐中，为先天之结蒂，后天之气舍，真气之所系，灸之则温阳救逆，温中和胃，升阳举陷，调和脏腑，培元固本；膈俞属足太阳膀胱经，为八会之血会，具有活血理血、补血养血、清热凉血等作用，根据"治风先治血，血行风自灭"的原理治疗皮肤瘙痒有殊效。二穴伍用，一前一后，一阴一阳，一针一灸，补泻兼施，养血活血之功益彰。

4. 肺俞与大椎

操作方法：常规消毒，二穴均点刺后加拔罐使之出血，一般留罐 5~10 分钟，使之出血 2~5mL，一般每 3~5 天治疗 1 次。

注解：肺俞属足太阳膀胱经，为肺脏经脉之气输注背部之背俞穴，而膀胱经主一身之表，为人体之藩篱，肺主宣发，外合皮毛，点刺放血可治疗一切外邪侵袭所致的外感表证，或风邪留滞于肌肤之皮疹、瘙痒等皮肤病；大椎为督脉与诸阳经之交会，所在为颈部之阳位，阳中之阳，具有宣阳和阴、解表退热、祛风散寒、祛邪截疟等作用。二穴伍用，可达疏风泻热、调和营卫、化瘀润肤之效。

三、经典多穴

曲池、血海、三阴交、合谷、膈俞

配穴：风热者，加大椎、风池；风寒者，加外关、肺俞；血虚风燥者，加脾俞、足三里；肠胃实热者，加内庭、天枢；恶心呕吐者，加中脘、内关；喉头肿痒、呼吸困难者，加天突、气舍。

操作方法：膈俞可点刺放血，余穴常规针刺，急性荨麻疹可每日 1~2 次，慢性荨麻疹每日或隔日 1 次，每次 30 分钟，每 10 分钟行针 1 次，急性荨麻疹 7 次为 1 个疗程，慢性荨麻疹 10 次为 1 个疗程。

注解：曲池属于手阳明大肠经之合穴，合谷属于手阳明大肠经之原穴，二穴伍用可通经络、行气血、疏风清热；膈俞为血之会，能活血止痒，与血海同用，取"治风先治血，血行风自灭"之意；三阴交属足太阴脾经，且为足之三阴之交会，可养血活血、润燥止痒。

🎗 小结 🎗

针灸对急慢性荨麻疹皆效，尤其急性荨麻疹疗效更为满意，急性荨麻疹时毫针配合刺血疗法尤佳；慢性荨麻疹治疗期间要明确过敏原，平时注意避免过敏物质，毫针配合艾灸疗法效佳，尤其神阙闪罐法对慢性荨麻疹具有特效。对于顽固性者需要多方法持续治疗，从改善体质提高免疫力着手，方能达到有效治疗。

第二节　湿疹

❀ 概述 ❀

湿疹是由多种内、外因素引起的表皮及真皮浅层的炎症性皮肤病，属皮肤病中极为常见且又较难治疗的疾病。其主要特点表现为皮损呈对称性分布，多形损害，瘙痒剧烈，有渗出倾向，常反复发作。临床根据发病症状和发病缓急可分为急性、亚急性、慢性湿疹。

本病相当于祖国医学之"湿疮""浸淫疮""风疮""血风疮""粟疮"等范畴。祖国医学根据患病部位又冠以了不同病名，发于头面的称为"面游风"；发于耳后的称"旋耳疮"；发于四肢肘膝关节屈曲部位的称"四弯风"；发于阴囊部的称"肾囊风"；发于脐部的称"脐疮"；婴幼儿发于面部的称"奶癣"。本病在祖国医学中早有明确记载，如《医宗金鉴》载："浸淫疮，初生如疥，瘙痒无时，蔓延不止，抓津黄水，浸淫成片，由心火脾湿受风而成。"明确指出了本病病因及临床表现特点。祖国医学认为本病病机主要是禀赋不耐，脾失健运、湿热内生又见复感风邪，内外两邪相搏，风湿热邪浸淫肌肤。

现代医学治疗多以抗组织胺类药物、糖皮质激素及免疫抑制药为常用药，这类药物既具有依赖性和耐药性，副作用大，又难以根治。针灸疗效明显，可以有效提高机体免疫反应的能力，是治疗本病的有效手段，故值得临床进一步深入研究与大力推广。

❀ 经典用穴 ❀

一、经典单穴

1. 血海

操作方法：双侧取穴，常规消毒，直刺 1~1.5 寸，得气后，施以捻转泻法，每次留针 30 分钟，每 10 分钟行针 1 次，每日 1 次，10 次为 1 个疗程。

注解：血海为脾经之穴，脾为统血之脏，血海为血液汇聚之海也，具有活血、养血、疏风、祛湿作用。中医言，"治风先治血，血行风自灭"。针刺血海对多种皮肤病皆有疗效，对湿疹也有很好的作用，如《医宗金鉴》言："血海治男子肾脏风，两腿疮疡湿痛。"

2. 曲池

操作方法：双侧取穴，常规消毒，直刺 1~1.5 寸，得气后，施以捻转泻法，每次留针 30 分钟，每 10 分钟行针 1 次。急性湿疹 5 次为 1 个疗程，慢性湿疹 10 次为 1 个疗程。

注解：曲池是治疗各种皮肤病之常用要穴，具有散风清热、止痒的作用，《马丹阳天星十二穴杂病歌》云："曲池……偏身风癣癫，针着即时瘥。"临床对湿疹的治疗有极佳的效果。

3. 阿是穴

操作方法：于患处常规消毒，用皮肤针从病位之边缘向中心反复多次叩刺，采用先轻后重手法，使患处微微渗血，然后再施以艾条温和灸 20 分钟，每日或隔日 1 次。

注解：皮肤针叩刺出血，并施以艾灸，既能以引毒气，又能疏通局部经络，促进局部血液循环，祛瘀生新，从而以达祛风渗湿止痒的作用，

二、经典对穴

1. 尺泽与委中

操作方法：均双侧取穴，常规消毒，取用一次性刺血针头将其穴位之瘀络点刺，使之自然出血。每周 2 次，一般 5 次为 1 个疗程。

注解：尺泽为手太肺经之合穴，委中为足太阳膀胱经之合穴，二穴均为合穴，"合主逆气而泄"，二穴伍用具有清热解毒、活血祛风的作用，因此二穴合用对急性湿疹有很好的治疗作用。

2. 曲池与血海

操作方法：

曲池：双侧取穴，常规消毒，直刺 1~1.5 寸，得气后，施以泻法。

血海：双侧取穴，常规消毒，直刺 1~1.5 寸，得气后，施以平补平泻法。

每次留针 30 分钟，每 10 分钟行针 1 次，每日或隔日 1 次，10 次为 1 个疗程。

注：本穴组已在瘾疹章节叙述，故不再赘述，其运用可参考这一章节。

3. 阴陵泉与三阴交

操作方法：

阴陵泉：双侧取穴，常规消毒，直刺 1~2 寸，得气后，施以平补平泻法。

三阴交：双侧取穴，常规消毒，直刺 1~1.5 寸，得气后，施以平补平泻法。

每次留针 30 分钟，每 10 分钟行针 1 次，每日 1 次，10 次为 1 个疗程。

注解：阴陵泉为脾经之合穴，其功善健脾化湿，淡渗利湿，益气养血；三阴交为脾经之穴，且为足之三阴交会穴，具有健脾、疏肝、补肾、养血的作用。二穴均为脾经之穴，二穴伍用具有协同之效，通经接气，健脾益气，化湿止痒的作用益增。

4. 风市与血海

操作方法：

风市：双侧取穴，常规消毒，直刺 1~2 寸，得气后，施以泻法。

血海：双侧取穴，常规消毒，直刺 1~1.5 寸，得气后，施以平补平泻法。

每次留针 30 分钟，每 10 分钟行针 1 次，每日 1 次，10 次为 1 个疗程。

注解：风市为足少阳胆经之穴，为治疗诸风之要穴，犹如治疗诸风之市集也，故名风市，具有祛风止痒、通经活络的作用；血海为脾经之穴，脾为统血之脏，血海为血液汇聚之海也，具有活血、养血、疏风、祛湿作用。二穴伍用，祛风、养血、止痒作用倍增。

三、经典多穴

曲池、足三里、三阴交、阴陵泉、血海、阿是穴

配穴：湿热侵淫者，加内庭、水道；脾虚湿蕴者，加脾俞、太白；血虚风燥者，加膈俞、肝俞。

操作方法：阿是穴先以皮肤针叩刺，叩至微微出血，再施以围刺；余穴常规针刺。每次留针 30~40 分钟，每 10 分钟行针 1 次，急性湿疹每日 1 次，慢性湿疹隔日 1 次，10 次为 1 个疗程。

注解：曲池为手阳明大肠经之合穴，既能清肌肤湿气，又可化胃肠湿热；足三里既能健脾化湿，又能补益气血，标本兼顾；三阴交、阴陵泉健脾化湿，除肌肤之湿热；血海活血行血以祛风；阿是穴可疏通局部经络，以祛风渗湿止痒。

🙖 小结 🙖

本病目前在现代医学中尚无可靠的方法，治疗较为棘手。针灸治疗效果明显，主要以提高机体免疫反应能力为目的，这是治疗本病的要点。对于局限性的患者辨证远端选穴配合皮肤针叩刺及围刺法效果较佳；对于全身性患者，以辨证远端选穴配合刺血及艾灸效果满意。对于慢性反复发作的患者需要医患双方有耐心，需要持续治疗，多方法、多手段配合治疗。平时要注意合理饮食，饮食宜清淡，避免过敏性食物及外界刺激，加强体育锻炼，增强抗病能力。

第三节　痤疮

概述

　　痤疮俗称"青春痘"，是青春期男女常见的一种毛囊及皮脂腺的慢性炎症，好发于颜面、胸背部等处，可表现为丘疹、结节或囊肿等多种临床表现，常伴有皮脂溢出，一般当青春期过后，可减轻或自然痊愈。

　　痤疮在祖国医学文献中又称为"皶""痤""粉刺""面刺""风刺"等。在祖国医学中其记载甚早，早在《黄帝内经》一书中就有相关记述，如《黄帝内经》载："寒薄为皶，郁乃痤。"又载："汗出见湿，乃生痤疿。"在《医宗金鉴·外科心法要诀》中对本病的记载已经非常明确，其载曰："此证由肺经风热而成，每发于面鼻，起碎疙瘩，形如黍屑，色赤肿痛，破出白粉汁。"此时已对本病的病因及痤疮特点认识得较为清楚了。祖国医学认为，本病的发生因素主要有：素体阳热偏盛，肺经蕴热，复受风邪，熏蒸面部；或恣食膏粱厚味、辛辣制品，助湿化热，肠胃蕴热；或脾虚湿浊内停，郁久化热，热灼津液成痰。以上因素使肌肤毛窍阻滞，导致肌肤疏泄失常而发。

　　现代医学治疗痤疮一般采用雌激素、抗生素、维生素等治疗，这些用药有较明显的副作用，且疗程较长，而针灸治疗既有较快的疗效，又无不良反应，且治疗方法多样，具有标本兼治之效。

经典用穴

一、经典单穴

1. 大椎

　　操作方法：常规消毒，取用一次性刺血针头点刺出血，加拔火罐 10~15 分钟，使之出血 2~5mL，隔日治疗 1 次，7 次为 1 个疗程。

　　注解：大椎为督脉之穴，与诸阳经之交会，位于颈部阳位，阳中之阳，向上向外，性主疏散。施以点刺放血可起到清热宣肺、活血化瘀的作用，从而能够较快地消除粉刺。

2. 身柱

操作方法：常规消毒，取用一次性刺血针头或挑刺针，施以挑刺法，将其皮下纤维挑断，然后加拔火罐 5~10 分钟，使之少量出血，每周 1 次。

注解：身柱归属督脉，督脉总督人体一身之阳气，位于两肺俞之中央，与肺气相通，有清热宣肺之效。施以挑刺法，可起到清热解毒、活血化瘀之效。

3. 耳尖

操作方法：取用双侧穴位，先将耳尖充分按揉，使其充血，然后取用一次性刺血针头于耳尖及耳背上 1/3 瘀络点刺，使其出血，每周 2 次。

注解：耳尖为经外奇穴，其功善清散，点刺出血，可起到清热泻热的作用，因此对本病有良好的功效。

二、经典对穴

1. 大椎与肺俞

操作方法：二穴可以点刺放血，也可以毫针刺。点刺放血每周 2 次，每次点刺后加拔火罐 5~10 分钟，一般使之出血 3mL 左右；毫针常规针刺，每次留针 30 分钟，每日 1 次，7 次为 1 个疗程。

注：本穴组已在荨麻疹章节叙述，故不再赘述，其运用可参考这一章节。

2. 曲池与合谷

操作方法：

曲池：双侧取穴，常规消毒，直刺 1~1.5 寸，得气后，施以泻法。

合谷：双侧取穴，常规消毒，直刺 0.5~1 寸，得气后，施以泻法。

每次留针 30 分钟，每 10 分钟行针 1 次，每日或隔日 1 次，7 次为 1 个疗程。

注：本穴组已在感冒章节叙述，故不再赘述，其运用可参考这一章节。

三、经典多穴

大椎、迎香、曲池、合谷、内庭

配穴：肺经风热者，加少商、尺泽；肠胃湿热者，加足三里、阴陵泉；痰湿凝滞者，加丰隆、中脘；冲任不调者，加血海、公孙。

操作方法：大椎点刺放血；余穴常规针刺，施以泻法。每次留针 30 分钟，每 10 分钟行针 1 次，每日或隔日 1 次，7 次为 1 个疗程。

注解：大椎为督脉之穴，且与三阳经交会，具有清热泻火、凉血解毒的作用；迎香为手足阳明经之交会穴，手足阳明经多气多血，且在面部，可疏通面部之气血；取合谷、曲池、内庭清泻阳明邪热、通调腑气。

§ 小结 §

目前现代医学对痤疮治疗尚无特效方法，诸多的患者常反复，迁延不愈。针灸治疗痤疮有较好的疗效，尤其刺血疗法，简单易用，疗效显著。轻证患者仅点刺放血即可达到满意疗效，严重患者刺血疗法配合毫针施治，其施治用穴以清泻肺胃之热为主。

日常生活因素对本病有着明显的影响，因此在治疗期间要注意正确合理饮食，少食辛辣、油腻及含糖分高的食物，多食新鲜的蔬菜及水果，面部禁用外捈膏剂，尽量不用化妆品，尤其是油腻及粉质化妆品，平时注意皮肤清洁，宜用温水洗脸，禁用过热或过凉的水，平时保持大便的通畅。

第四节　黄褐斑

§ 概述 §

黄褐斑是指以皮肤色素沉着而在面部呈现局限性褐色斑的皮肤病。因其常呈对称性片状、蝴蝶状分布，所以又俗称"蝴蝶斑"；临床以妊娠女性、人工流产及分娩后发病率高，所以也俗称"妊娠斑"。现代医学认为本病的发生与内分泌失调，精神压力过大有关，并与日晒、长期使用化妆品或长期服用某些药物以及某些慢性病如月经不调、痛经、不孕症、盆腔炎症、肝病、慢性酒精中毒、甲亢、结核等有关。

黄褐斑属于祖国医学中的"面尘""肝斑""面黑斑""鼾黑斑"等范畴。祖国医学认为，情志不畅、肝郁气滞，冲任失调，肝肾亏虚，阴虚内热，或久病气血亏虚，营卫失和，面失所养，或饮食不节，忧思过度，损伤脾胃，脾虚湿困，痰瘀互结，均可导致本病的发生。本病病位在面部肌肤，与阳明经及肝、脾、肾三脏关系密切。基本病机是气滞血瘀，面失所养。

❀ 经典用穴 ❀

一、经典单穴

1. 迎香

操作方法：双侧取穴，常规消毒，直刺 0.1～0.2 寸，得气后，施以泻法，每次留针 30 分钟，每 10 分钟行针 1 次，每日 1 次，10 次为 1 个疗程。

注解：迎香属手阳明大肠经，且与足阳明经交会，手足阳明经多气多血，且本穴在面部之中央，针刺可通调手足阳明二经之经气，清泻二经邪热，故对黄褐斑有极佳的疗效。

2. 阿是穴

操作方法：先于黄褐斑明显区域施以轻轻叩刺，使之微微泛红，然后再施以围刺法，浅刺留针 30 分钟，隔日 1 次，7 次为 1 个疗程。

注解：通过局部皮肤针叩刺及围刺，可疏通经络，活血化瘀，调养气血，使腠理得养，瘀祛生新，肤色光亮润泽，从而消除褐斑。

3. 足三里

操作方法：双侧取穴，常规消毒，直刺 1～2 寸，得气后，施以平补平泻法，每次留针 30 分钟，每 10 分钟行针 1 次，每日或隔日 1 次，15 次为 1 个疗程。

注解：足三里为足阳明胃经之合土穴、胃腑下合穴，为土中之土穴。足阳明胃经在面部广泛循行，足阳明气血最为充盛，土中之土，健脾胃的功能最强，因此针之可健脾和胃，扶正培元，调补气血，通经活络。从而能使面部气血得养，瘀滞而消，色斑自退。

4. 人迎

操作方法：双侧取穴，常规消毒，避开动脉直刺 0.5～1 寸，不施以手法，每次留针 15 分钟，起针后宜按压针孔，以防出血，隔日 1 次，7 次为 1 个疗程。

注解：人迎属足阳明胃经，且与足少阳胆经交会，功善调气血，通经络，利咽喉。足阳明胃经上行于面部，且足阳明多气多血，因此针刺人迎能改善面部气血运行，通瘀滞，面部得润，从而使褐斑消失。

二、经典对穴

1. 脾俞与足三里

操作方法：

脾俞：双侧取穴，常规消毒，向脊柱方向斜刺 0.5~1 寸，得气后，施以平补平泻法。

足三里：双侧取穴，常规消毒，直刺 1~2 寸，得气后，施以平补平泻法。

每次留针 30~40 分钟，每 10 分钟行针 1 次，每日或隔日 1 次，15 次为 1 个疗程。

注：本穴组已在贫血章节叙述，故不再赘述，其运用可参考这一章节。

2. 关元与肾俞

操作方法：

关元：常规消毒，直刺 1~1.5 寸，得气后，施以补法。

肾俞：双侧取穴，常规消毒，直刺 1~1.5 寸，得气后，施以补法。

每次留针 30~40 分钟，每 10 分钟行针 1 次，每日或隔日 1 次，15 次为 1 个疗程。

注解：关元属任脉，为任脉与冲脉、足三阴之交会，小肠经经气汇聚之募穴，乃元气之所藏，三焦气之所出，肾间动气之所发，十二经脉之根，五脏六腑之本，为温补肾阳、培元固本、大补元气之要穴；肾俞居腰部，内应于肾，为肾之精气输注于背部之处，功专补肾，既能补肾滋阴，填精益髓，强筋壮腰，明目聪耳，又能温补肾阳，补肾培元，涩精止带，化气行水。二穴伍用补虚固本，培补肝肾作用益彰，从而对肝肾亏虚而致的色斑迎刃而解。

3. 三阴交与足三里

操作方法：

三阴交：双侧取穴，常规消毒，直刺 1~1.5 寸，得气后，施以平补平泻法。

足三里：双侧取穴，常规消毒，直刺 1~2 寸，得气后，施以平补平泻法。

每次留针 30 分钟，每 10 分钟行针 1 次，每日或隔日 1 次，15 次为 1 个疗程。

注：本穴组已在腹痛章节叙述，故不再赘述，其运用可参考这一章节。

4. 肾俞与太溪

操作方法：

肾俞：双侧取穴，常规消毒，直刺 1~1.5 寸，得气后，施以补法。

太溪：双侧取穴，常规消毒，直刺 1~1.5 寸，得气后，施以补法。

每次留针 40 分钟，每 10 分钟行针 1 次，每日或隔日 1 次，15 次为 1 个疗程。

注解：肾俞为肾之精气输注于背部之处，功善调理肾脏之功能，既能滋补肾阴又能温补肾阳，阴阳双补；太溪为肾经之原穴，原气所过之处，为肾脉之根，是治疗一切阴虚精亏所致诸疾之常用要穴。二穴伍用一原一俞，相辅相成，补益肝肾阴作用强大，肾水足则气血得生，能够濡养颜面。

三、经典多穴

合谷、足三里、血海、三阴交、迎香、阿是穴

配穴：肝郁气滞者，加太冲、膻中；肝肾不足者，加肾俞、太溪；脾虚湿困者，加脾俞、阴陵泉。

操作方法：阿是穴在此是指黄褐斑密集区域，在此区域施以围刺法；余穴常规针刺。每次留针30~40分钟，每10分钟行针1次，每日或隔日1次，15次为1个疗程。

注解：合谷为手阳明大肠经之原穴，是治疗面部疾病之要穴，足三里是胃经之合穴，胃的下合穴，善补气血，二穴合用，可沟通阳明经气，益气养血，化瘀消斑；血海、三阴交，均为脾经之穴，二穴合用，可补益脾胃，调和气血、化瘀消斑；迎香为手足阳明经之交会，在面部，与阿是穴并用，可疏调局部经络之气，化瘀消斑。

小结

针灸治疗黄褐斑有较好的疗效，但需要较长时间的持续治疗，对于黄褐斑比较集中的区域可配合局部围刺或者轻叩刺以治其标，重点辨证取穴以治其本，治疗原则以调和气血、化瘀消斑为主。在治疗期间避免一切可诱发加重的因素，尤其避免阳光的直射，保持舒畅的心情，避免乱用化妆品，日常保持大便的畅通，女性要保证月经规律正常，这些因素对本病有着直接的影响，因此平时要尽量避免或及时处理相关因素。

第五节　神经性皮炎

概述

神经性皮炎是一种慢性皮肤神经功能障碍性疾病，因为现代医学认为本病的发生多与精神因素（如情绪紧张、失眠、忧郁）有关，所以在现代医学中以往称之为神经性皮炎，现代临床上一般很少称其名。本病其主要症状以苔藓样表现为主，所以当今临床主要以慢性单纯性苔藓疾病名称为主。本病主要以皮肤肥厚、皮沟加深、苔藓样改变和阵发性剧烈瘙痒为特征。临床根据其发病部位分为了局限型和泛发型（播散性）两种，局限型以颈项部最为多见，泛发型可散发于身体各处。

本病归属于祖国医学的"牛皮癣""顽癣""摄领疮"等范畴。祖国医学认为，本病与情志内伤、风邪侵扰等因素有关，营血失和、气血凝滞则为本病的基本病机。

经典用穴

一、经典单穴

阿是穴

操作方法：常规消毒，皮肤针中度叩刺，使之微微出血，每日或隔日1次，10次为1个疗程。

注解：皮肤针局部叩刺，疏通经络，促进血液循环，改善气血运行，从而促使机体恢复正常。

二、经典对穴

1. 委中与阳陵泉

操作方法：

委中：双侧取穴，常规消毒，直刺1~1.5寸，得气后，施以泻法。

阳陵泉：双侧取穴，常规消毒，直刺1~2寸，得气后，施以泻法。

每次留针30分钟，每10分钟行针1次，每日或隔日1次，10次为1个疗程。

注解：委中为足太阳膀胱经之合穴、膀胱腑之下合穴，太阳经主一身之表，因此委中穴既能舒筋活络，又能凉血活血，清热解毒，清血分之热邪；阳陵泉为足少阳胆经之合穴、胆腑之下合穴，具有疏肝解郁、清利肝胆、舒筋活络、通关利节的作用。二穴伍用，具有凉血清热、养血润燥作用。

2. 曲池与足三里

操作方法：

曲池：双侧取穴，常规消毒，直刺1~1.5寸，得气后，施以泻法。

足三里：双侧取穴，常规消毒，直刺1~2寸，得气后，施以平补平泻法。

每次留针 30 分钟，每 10 分钟行针 1 次，每日或隔日 1 次，10 次为 1 个疗程。

注解：曲池为手阳明大肠经之合穴，五行属土，善走血分，偏于泻热，具有祛风解表、调和气血、清热利湿之功，大肠与肺相表里，肺主皮毛，故治疗各种皮肤病具有特效；足三里为足阳明之合穴、胃腑之下合穴，具有健脾和胃、扶正培元、调补气血、疏风化湿、疏经通络的作用。二穴伍用能够疏风泻热，调和气血，使之荣于肌肤。

三、经典多穴

风池、曲池、血海、膈俞、委中、阿是穴

配穴：风热蕴阻者，加外关、合谷；阴虚血燥者，加太溪、复溜；肝郁化火者，加行间、侠溪；血虚风燥者，加足三里、三阴交。

操作方法：膈俞与委中可点刺放血，也可以毫针刺；阿是穴先施以皮肤针叩刺或三棱针点刺，再用 4~6 针毫针围刺，针尖沿病灶基底部皮下向中心平刺；余穴常规针刺。

注解：风池为胆经之穴，且与阳维脉之交会，具有祛风止痒、清泻肝胆郁火之效；曲池疏风清热止痒；膈俞为八会之血会，委中为血郄，尤以点刺放血其效更佳，再配以血液汇聚之海的血海，以达"治风先治血，血行风自灭"；阿是穴叩刺加围刺，可起到疏通局部经络、祛风泻火、化瘀止痒的作用。

🎗 小结 🎗

本病治疗目前在现代医学治疗多以外用各种膏剂为主，其常反复发作，缠绵难愈。针灸治疗有较好的作用，尤其对于局限型的患者以局部叩刺、围刺及艾灸并用，其效甚佳。而对于泛发型患者来说治疗难度较大，需要辨证组方为主，配合局部用穴，刺血疗法可有较好的作用。治疗一般需要较长的时间，医患双方要有耐心，平时宜保持舒畅心情，保证充足的睡眠，少食辛辣刺激性食品，戒烟酒。

第六节　蛇串疮

🎗 概述 🎗

蛇串疮是一种以皮肤上突然出现成簇水疱，呈带状分布，并且伴有不同程度的疼痛为主要症状的皮肤疾病。因其水疱呈带状，状如蛇形，所以称为蛇串疮，也称为蛇丹、蛇窠疮；因其多在腰部发病为常见，所以又称为缠腰火丹；又俗称为蜘蛛疮、火带疮等。祖国医学认为，本病由于机体素有蕴热，情志内伤，肝郁气滞，久而化火，肝经蕴热；或饮食不节，脾失健运，湿邪内生，蕴而化热，湿热内蕴。当机体正气不足时，外感毒邪，内外因素导致湿热火毒蕴结于肌肤，发为本病。

本病与现代医学中的带状疱疹相符，现代医学认为其发病是由于水痘-带状疱疹病毒经呼吸道进入人体，引起的一种以簇集状丘疱疹、局部刺痛为特征的急性疱疹性皮肤病。本病以老年人发病率为高，年龄越大其发病率越高，导致后遗性疼痛也越高，其发病是在机体免疫力低下时而发。

现代医学治疗以抗疱疹病毒与营养神经为主。针灸治疗本病有极佳的疗效，既能有效地控制疾病的发展，迅速止痛，也能防止后遗症的发生，是治疗本病的有效方法。

经典用穴

一、经典单穴

1. 龙眼

操作方法：双侧取穴，常规消毒，可以点刺放血，也可以毫针刺。点刺放血可使其出血 3~5 滴即可，每日 1 次；毫针针刺 0.1~0.3 寸，留针 20~30 分钟，每日 1 次，5 次为 1 个疗程。

注解：龙眼为经外奇穴，为带状疱疹之经验特效穴，专用于本病的治疗，针刺本穴可起到清热利湿、活血化瘀、通络止痛的作用。

2. 阿是穴

操作方法：阿是穴操作方法可有多种。可用皮肤针施以叩刺，或一次性刺血针头在疱疹施以点刺，然后加拔火罐 3~5 分钟拔出瘀血；也可以于阿是穴处施以围刺法，在皮损区域周围上、下、左、右施以毫针围刺；也可以于疱疹处施以艾灸法，灸至局部皮肤泛红为度，或施灸 20~30 分钟；对于早期疱疹（疱疹尚未破的情况下），可用医用脱脂棉施灸，按病损区大小，覆盖在患者疱疹上面，然后从薄棉片一端点燃施灸，此时薄棉片一过性燃完，如果疱疹结痂，疼痛消失，可不需要再灸，如不愈于第 2 日按上法重复操作一次。

注解：以上操作方法皆是在阿是穴（疱疹病损区）上施术，其所用方法可根据患者情况选择一种适宜方法，也可以几种方法配合运用。在阿是穴上施术操作方法简便、见效快、易学易用。

3. 丘墟

操作方法：双侧取穴，常规消毒，向照海方向透刺1.5寸，得气后，施以捻转泻法，每次留针30分钟，每10分钟行针1次，每日1次，7次为1个疗程。

注解：丘墟为胆经之原穴，针刺可起到清肝利胆、通经止痛的作用，针刺透向照海可以起到滋水涵木之效，不仅加强了清泻肝胆火之效，而且加强了止痛作用。

二、经典对穴

1. 支沟与阳陵泉

操作方法：

支沟：双侧取穴，常规消毒，直刺0.5~1寸，得气后，施以泻法。

阳陵泉：双侧取穴，常规消毒，直刺1~2寸，得气后，施以泻法。

每次留针30分钟，每10分钟行针1次，每日1次，7次为1个疗程。

注：本穴组已在胁痛章节叙述，故不再赘述，其运用可参考这一章节。

2. 足临泣与外关

操作方法：

足临泣：双侧取穴，常规消毒，直刺0.5~0.8寸，得气后，施以泻法。

外关：双侧取穴，常规消毒，直刺0.5~1寸，得气后，施以泻法。

每次留针30分钟，每10分钟行针1次，每日1次，7次为1个疗程。

注：本穴组已在头痛章节叙述，故不再赘述，其运用可参考这一章节。

3. 行间与内庭

操作方法：

行间：双侧取穴，常规消毒，直刺0.5~0.8寸，得气后，施以泻法。

内庭：双侧取穴，常规消毒，直刺0.5~0.8寸，得气后，施以泻法。

每次留针30分钟，每10分钟行针1次，每日1次，7次为1个疗程。

注解：行间为肝经之荥火穴，本经之子穴，性善清泻，具有清泻肝火、疏肝理气的作用；内庭为足阳明胃经之荥水穴，善清降胃火，导热下行，调气通经，通降胃气。二穴均为荥穴，一阴一阳，一脏一腑，一火一水，相互制约，相互为用，清热利湿，理气活血，通络止痛之功益彰。

4. 大陵与三阴交

操作方法：

大陵：双侧取穴，常规消毒，直刺 0.3~0.5 寸，得气后，施以泻法。

三阴交：双侧取穴，常规消毒，直刺 1~1.5 寸，得气后，施以平补平泻法。

每次留针 30 分钟，每 10 分钟行针 1 次，每日 1 次，7 次为 1 个疗程。

注：本穴组已在失眠章节叙述，故不再赘述，其运用可参考这一章节。

5. 合谷与太冲

操作方法：

合谷：双侧取穴，常规消毒，直刺 0.5~1.2 寸，得气后，施以泻法。

太冲：双侧取穴，常规消毒，直刺 0.5~0.8 寸，得气后，施以泻法。

每次留针 30 分钟，每 10 分钟行针 1 次，每日 1 次，7 次为 1 个疗程。

注：本穴组已在癫狂章节叙述，故不再赘述，其运用可参考这一章节。

三、经典多穴

支沟、阴陵泉、行间、夹脊、阿是穴

配穴：肝经郁热者，加大敦、太冲；脾经湿热者，加大都、隐白；瘀血阻络者，加血海、三阴交。

操作方法：阿是穴是皮损局部，先施以散刺出血，加拔火罐，再施以围刺法，即在疱疹带的头、尾各刺 1 针，两旁根据疱疹带大小选取 1~3 针，向疱疹带中央沿皮平刺；夹脊向脊柱方向斜刺 1~1.5 寸；余穴常规针刺。每次留针 40 分钟，每 10 分钟行针 1 次，每日 1 次，7 次为 1 个疗程。

注解：支沟为手少阳三焦经之经穴，阴陵泉为脾经之合穴，二穴所用可有清泻三焦郁火、健脾化湿之效；行间为肝经之荥穴，具有清泻肝胆之火之作用；取用夹脊，可泻火解毒，通络止痛；阿是穴所用可直接疏调局部之气血，施以刺血拔罐可使火毒外泄。

❀ 小结 ❀

本病在临床十分常见，针灸治疗具有确切的疗效，若能早期正确施治，一般 1~3 次可基本治愈。对于带状疱疹后遗神经痛者针灸也有较好的作用，尤其火针与皮肤针的联合运用，对后遗神经痛可较快地消除其疼痛症状。对于特殊部位的带状疱疹施治时较为棘手，如耳内带状疱疹、头面部带状疱疹、生殖器周围带状疱疹等，其治疗要根据所在病变部位确定病变经脉选择相应穴位施以治疗。本病

施治可有多种不同的方法运用，在临床施治时要根据患者就诊的不同时期选择适宜方法，这是取得疗效的关键因素。治疗越早疗效越佳，早期正确合理治疗，一般可在 1 周内达到痊愈。

第四章　五官科病

第一节　目赤肿痛

概述

目赤肿痛是以眼部突然出现红肿疼痛为主要症状的一类疾病，为多种眼部疾患的症状表现。其主要症状与现代医学中的急性结膜炎相符。主要症状除了眼睛红肿疼痛之外，还有畏光、流泪以及常伴有稀薄的分泌物等。

从古代医学文献记载来看，本病又有"天行赤眼""风热眼""暴风客热"等称谓。本病发作时，眼结膜因扩张和出血使眼睛明显地红肿，所以在民间俗称"红眼病"。祖国医学认为，本病的发生多与感受时邪疫毒或素体阳盛、脏腑积热等因素有关；风热时邪侵袭目窍，或肝胆火盛，循经上扰，以致经脉痹阻，血壅气滞而发为本病。基本病机是热毒蕴结目窍。

针灸疗法用穴少、见效快、作用强，是治疗本病的有效方法。

经典用穴

一、经典单穴

1. 耳尖

操作方法：双侧取穴，常规消毒，先充分按揉耳尖，使其充血，左手折耳，右手取用一次性刺血针头迅速点刺耳尖，然后再挤捏使其出血十余滴，再在耳背上 1/3 处瘀络点刺出血，每日或隔日 1 次。

注解：耳尖为经外奇穴，性善清散，刺血具有清热散风、明目利咽、退热止痛的作用。

2. 太阳

操作方法：双侧取穴，常规消毒，一手将穴位处皮肤捏起，另一手取用一次性刺血针头迅速点刺出血，然后再加拔罐 3~5 分钟使之出血 2~3mL 即可，每日或隔日 1 次。

注解：太阳为经外奇穴，其功善疏风散热、清头明目，穴位处于眼睛旁边，通过点刺出血，可直接起到宣泄眼部之郁热，达到消肿止痛明目的作用。本穴治疗本病早有相关记载，如《玉龙歌》中言："两眼红肿痛难熬，怕日羞明心自焦，只刺睛明鱼尾穴，太阳出血自然消。眼痛忽然血贯睛，羞明更涩目难睁，须得太阳针出血，不用金刀疾自平。"

3. 上明

操作方法：取用患侧穴位，常规消毒，针刺时左手示指向下轻压眼球，右手持针，沿眶缘缓缓直刺 0.8 寸，不提插不捻转，每次留针 20 分钟，每日 1 次。

注解：上明穴为经外奇穴，其穴位处于眼睛之处，在眉弓中点，眶上缘下。本穴可治疗多种眼疾，为治疗眼疾重要穴位，针刺具有疏风清热、明目止痛之效。

4. 肝穴

操作方法：本穴取得疗效的关键点是找准穴位，穴位准确方能获得疗效。本穴在第 2 掌骨桡侧，紧靠第 2 掌骨且顺着第 2 掌骨长轴方向轻轻来回按压，即在掌骨头凹陷处到掌骨基底部有一浅凹长槽。先标出长槽的中点，称之为 A 点，再标出从掌骨头后凹陷处到 A 点之间的中点，称之为 B 点，在 A 点与 B 点的中点即为本穴。可以于此处点刺出血十几滴，每日 1 次。也可以毫针直刺，得气后，施以较强的手法，每次留针 30 分钟，每 10 分钟行针 1 次。

注解：本穴为第 2 掌骨全息理论取用，本穴名为"肝穴"，祖国医学认为肝开窍于目，所以取之有效。当本病发生时，在多数患者此处区域可找到一个明显的压痛点，在临床实际治疗时应以压痛点取穴为佳。

二、经典对穴

1. 合谷与太冲

操作方法：

合谷：双侧取穴，常规消毒，直刺 0.5~1 寸，得气后，施以泻法。

太冲：双侧取穴，常规消毒，直刺 0.5~0.8 寸，得气后，施以泻法。

每次留针 20~30 分钟，每 5~10 分钟行针 1 次，每日 1 次。

注：本穴组已在癫狂章节叙述，故不再赘述，其运用可参考这一章节。

2. 风池与太冲

操作方法：

风池：双侧取穴，常规消毒，向鼻尖方向斜刺 0.5~0.8 寸，得气后，施以泻法。

太冲：双侧取穴，常规消毒，直刺0.5~0.8寸，得气后，施以泻法。

每次留针30分钟，每10分钟行针1次，每日1次。

注：本穴组已在眩晕章节叙述，故不再赘述，其运用可参考这一章节。

三、经典多穴

太阳、耳尖、攒竹、风池、合谷、太冲

配穴：风热外袭者加外关、曲池；肝胆火盛者加侠溪、行间；热毒炽盛者加大椎、内庭。

操作方法：局部穴位患侧取穴，远端穴位双侧取穴，常规消毒，太阳、耳尖点刺放血，每穴出血十几滴即可，余穴常规毫针刺，施以泻法。

注解：眼睛局部穴位针刺，可起到清泻眼部郁热、消肿止痛的作用；太冲、风池分属肝胆两经，上下相应，可起到清泻肝胆之火的作用；合谷与太冲名为"开四关"，针刺可疏泄风热、清降肝火而消肿止痛。

❀ 小结 ❀

本病为传染性疾病，针灸治疗时需要密切接触患者，因此在治疗时要做好预防，防止被传染或造成他人传染。针灸治疗本病具有确实的疗效，一般1~3次可基本治愈。本病为实证热证，因此多以泻热为治，尤其刺血疗法对本病治疗可有特效作用，临床施治时常先以刺血治疗再配合毫针，可效如桴鼓。

第二节 麦粒肿

❀ 概述 ❀

麦粒肿是指胞睑边缘内或外发生了犹如麦粒样小疮疖，伴有红肿热痛的表现，所以称之为麦粒肿，又名"针眼""土疳""土疡"，俗称"偷针眼"。祖国医学认为，本病的发生多因风热之邪客于胞睑，火灼津液，变生疖肿；或脾虚湿热，上攻于目，热毒壅于胞睑，而发硬结肿痛。基本病机是热邪结聚于胞睑。

本病相当于现代医学中的睑腺炎。现代医学认为本病是由于细菌侵入眼睑腺体而致的急性化脓性炎症。一般多发生于单侧眼睑，也可双侧同时发生，上、下眼睑均可发生，常反复发作，以青少年为高发人群。有内、外睑腺炎之分：如果是睫毛毛囊或其附属的皮脂腺或变态汗腺感染，则称为外麦粒肿，即外睑腺炎；发生于睑板腺的感染称为内麦粒肿，即内睑腺炎。

针灸治疗本病有确实的疗效。若未成脓，针刺可以迅速消退；若已成脓，可促进排脓。

经典用穴

一、经典单穴

1. 耳尖

操作方法：取患侧耳尖，先充分按揉耳尖，使其充血，常规消毒，左手将耳尖捏紧，右手持一次性刺血针头迅速点刺耳尖，然后挤捏出血十余滴即可，一次不愈者，于隔日按上述方法再治疗一次。

注解：耳尖为经外奇穴，施以点刺放血，可起到清泻肝火、行气活血、泻热解毒的作用，使营卫调和，经络畅通，热毒得以外泄。

2. 足中趾趾腹

操作方法：取用患侧穴位，先将脚趾充分按揉，使其充血，常规消毒，左手将足趾捏紧，右手持一次性刺血针头快速点刺足中趾趾腹，一般于近趾甲处点刺效果佳，使之出血以"血变而止"或出血十余滴即可。

注解：足中趾趾腹点刺出血主要针对下眼睑麦粒肿，可有确实的疗效。下眼睑为足阳明胃经所过，其发生多为脾胃积热，火毒循胃经上攻所致。足中趾为足阳明胃经所行，所以在足中趾趾腹点刺出血治疗下眼睑麦粒肿就具有特效了。

3. 太阳

操作方法：取用患侧穴位，常规消毒，左手捏起太阳处皮肤，右手持一次性刺血针头迅速点刺出血，然后挤捏出血十余滴即可，一次不愈者，于第 2 日按上法再治疗一次。

注解：太阳为经外奇穴，本穴近于眼睛，是治疗各种眼疾的重要穴位，点刺放血，可有祛风清热、解毒消炎、泻火散结的作用，因此本病用之特效。

4. 曲池

操作方法：双侧取穴，常规消毒，直刺 1~1.5 寸，得气后，施以较强的泻法，每次留针 20 分钟，每 5 分钟行针 1 次，每日 1 次，一般 3 次可愈。

注解：曲池为手阳明大肠经之合穴，功专清热解毒、祛风止痒、调和气血、舒筋利节等。针刺施以泻法，可起到通经活血、消肿止痛的作用，从而使肿胀疼痛迅速而解。

5. 行间

操作方法：取用双侧穴位，常规消毒，直刺 0.5～0.8 寸，得气后，施以泻法，每次留针 20 分钟，每 5 分钟行针 1 次，每日 1 次，一般 3 次可愈。

注解：行间为肝经之荥穴，且为肝经之子穴，"荥主身热"，因此本穴性善清热，常于清泻肝火。肝开窍于目，针刺行间穴，施以泻法，可起到清肝明目、消肿止痛的作用。

6. 少泽

操作方法：双侧取穴，先充分按揉指尖使其充血，常规消毒，左手捏紧手指，右手持一次性刺血针头迅速点刺出血，再挤捏出血数滴即可。

注解：少泽为手太阳小肠经之井穴，井穴善于泻热，点刺出血，加强了清泻的作用，针刺本穴可有清热解郁之效，手太阳小肠经联络于目内、外眦，因此于少泽点刺出血可清热明目，泻火解毒，从而使麦粒肿速愈。

7. 肩胛区反应点

操作方法：先于患侧肩胛区寻找其反应点，其反应点犹如小米粒大小的小红点，稍高起皮肤，少则一二个，多则数十个。在反应点区域常规消毒，取用一次性刺血针头点刺或挑刺出血，再用手挤捏点刺部位使其出血，出血原则是"血变色止"。

注解：本法主要用于上眼睑麦粒肿，因为上眼睑归属于足太阳膀胱经，背部肩胛区为足太阳经脉所行，根据"经脉所过，主治所及"用之极效。

8. 涌泉

操作方法：取用吴茱萸，研成细粉，再用醋调成糊状贴敷于涌泉穴，每晚睡前贴敷，于第 2 日晨起时取下，每日 1 次。

注解：涌泉为足少阴肾经之井穴，处于人体最低的部位，具有引热下行的作用，配用吴茱萸加强了引火降火之作用，所以用吴茱萸贴敷涌泉治疗麦粒肿极具特效。

二、经典对穴

1. 内庭与耳尖

操作方法：

内庭：双侧取穴，常规消毒，直刺 0.5～0.8 寸，得气后，施以泻法，每次留针 20 分钟，每 5 分钟行针 1 次，每日 1 次。

耳尖：患侧取穴，先充分按揉耳尖使其充血，然后一手将其耳郭对折并捏紧耳尖，另一手迅速点刺耳尖（耳郭尖端），再挤捏出血数滴，每日1次。

一次不愈者，第2天继续按法施治。

注解：内庭为足阳明胃经之荥穴，"荥主身热"，针刺本穴清泻胃热，宣通阳明经气，消肿止痛；耳尖为经外奇穴，点刺耳尖放血，可有泻热解毒、凉血消肿之效。针刺内庭配合耳尖放血泻热祛邪，消肿止痛，相得益彰，作用协同，更能提高疗效。

2. 耳尖与大椎

操作方法：

耳尖：患侧取穴，常规消毒，先充分按揉耳尖使其充血，一手将其耳郭对折并捏紧，另一手持针迅速点刺耳尖（耳郭尖端），再挤捏出血数滴即可。

大椎：常规消毒，迅速点刺3~5下，然后拔罐3~5分钟，使之出血2~3mL即可。

一次不愈者，隔日行第2次治疗。

注解：耳尖为经外奇穴，点刺放血具有清热泻火、消肿止痛的作用；大椎为督脉与诸阳经之所会，点刺放血可清热解毒，宣通气血。二穴均施以点刺放血为用，根据《黄帝内经》中所载"实则泻之""菀陈则除之"的治疗原则，二穴同时运用，并施以点刺放血可使邪热随血而出，血出邪尽，气血畅达，经络通畅，从而达到泻火解毒、散结消肿的作用。

3. 太阳与曲池

操作方法：

太阳：患侧取穴，常规消毒，点刺2~3下，挤捏出血数滴即可。

曲池：双侧取穴，常规消毒，直刺1~1.5寸，得气后，施以泻法。

每次留针20分钟，每5分钟行针1次，一次不愈者，隔日1次。

注解：太阳为经外奇穴，具有疏风散热、清头明目的作用，施以点刺放血，可起到清泻眼部郁热、明目止痛、泻火散结之效；曲池为手阳明的大肠经之合土穴，且为该经之母穴，其性善游走通导，由表达里，功专清热解表、祛风止痒、调和气血、舒筋利节。二穴伍用，一近一远，太阳在近，功在治标，曲池在远，功在治本，标本兼治，引头面之邪热下行，从而迅速得愈。

三、经典多穴

灵骨穴、内庭、攒竹、太阳

配穴：风热外袭者，加风池、商阳；热毒炽盛者，加大椎、曲池；脾胃湿热者，加阴陵泉、三阴交。

操作方法：攒竹、太阳患侧取穴，常规消毒，点刺放血；灵骨、内庭双侧取穴，常规针刺。

注解：攒竹与太阳均位于眼部，点刺放血，可起到清泻眼部郁热而散结的作用；灵骨为董氏奇穴之穴，本穴治疗麦粒肿具有特效，本穴在日本称为"偷针眼穴"，专用于本病的治疗；内庭为足阳明胃经之荥穴，"荥主身热"，可清泻阳明之邪热、消肿散结。

小结

本病临床较为常见，尤其小儿最为高发，有些患者可反复发作，现代医学对此尚无理想的方法。针灸治疗对其具有较好的疗效，无论是对于初发者还是反复发作者皆有显著疗效，具有取穴少而作用快的特点。本病治疗越早效果越好，因此积极早期施治是取得疗效的关键。在初期，患者若能及时正确治疗，经过一两次的治疗即可痊愈。尤其刺血疗法对本病具有确切的作用，施治要点根据麦粒肿发生在上、下眼睑的不同，上眼睑归属足太阳，下眼睑归属于足阳明。初期患者仅刺血就可以迅速痊愈，发病后切忌挤捏，以免引发感染，导致脓毒扩散。成脓后治疗缓慢，需要将其脓液放出。

第三节　眼睑下垂

概述

眼睑下垂是指上眼睑提举无力，或不能抬起，以致睑裂变窄，甚至遮盖部分或全部瞳仁，影响视力的一种眼病。现代医学根据病因将其分为先天性和获得性两类，针灸临床主要针对获得性患者，如现代医学中的重症肌无力眼肌型、动眼神经麻痹、眼外伤、癔病性等疾病。

本病在中医学早有相关的论述，并有诸多的名称，可有"睢目""眼睑垂缓""睑废""侵风"等相关病名，如《诸病源候论》载："若血气虚则肤腠开而受风，风客于睑肤之间，所以其皮缓纵，垂复于目，则不能开，世呼为睢目，亦名侵风。"祖国医学认为，本病的发生：多因脾虚气弱，升举无力，或因脾胃虚弱，水谷不化，精血不足，脉络失和，肤腠开疏，风邪客于胞睑；或因禀赋不足，命门火衰，脾阳不足，胞睑失于濡养；或因胞睑外伤，营卫失和，胞睑失养所致。基本病机气虚不能上提，血虚不能养筋。本病病位在胞睑筋肉，胞睑属脾，"太阳为目上冈"，由此可见，本病与脾脏、足太阳经关系密切。

❀ 经典用穴 ❀

一、经典单穴

1. 血海

操作方法：双侧取穴，常规消毒，直刺 1～1.5 寸，得气后，施以平补平泻法，每次留针 40 分钟，每 10 分钟行针 1 次，每日 1 次，10 次为 1 个疗程。

注解：血海为脾经之穴，血海乃血液汇聚之海也，有扶脾统血、养血活血的作用，眼睑属脾，病机为血虚不能养筋，针刺血海健脾益气，养血活血，从而以达生养眼肌之效。

2. 申脉

操作方法：双侧取穴，常规消毒，直刺 0.3～0.8 寸，得气后，施以平补平泻法，每次留针 40 分钟，每 10 分钟行针 1 次，每日 1 次，10 次为 1 个疗程。

注解：申脉为足太阳膀胱经之穴，且为八脉交会穴之一，通于阳跷脉，为阳跷脉脉气所出之起始穴。"太阳为目上冈"，阳跷脉司眼睑之开合，因此针刺申脉治疗眼睑开合则为最对症治疗用穴，用之特效。

3. 公孙

操作方法：双侧取穴，常规消毒，直刺 0.5～0.8 寸，得气后，施以平补平泻法，每次留针 40 分钟，每 10 分钟行针 1 次，每日 1 次，10 次为 1 个疗程。

注解：公孙为脾经之络穴，与胃相表里，且为八脉交会穴之一，通于冲脉，冲脉为"十二经之海""五脏六腑之海"和"血海"，为治疗脾胃病之要穴，脾主肉，足阳明胃经多气多血，联系着脾胃二经之经气，针公孙能脾胃双治，有健脾益气、调和冲脉之效，故治疗上睑下垂、眼皮难抬有效。

4. 三阴交

操作方法：双侧取穴，常规消毒，直刺 1～1.5 寸，得气后，施以补法，加用艾炷施灸，每次施灸 30 分钟，每日 1 次，10 次为 1 个疗程。

注解：三阴交为足太阴、厥阴、少阴三经交会之穴，具有健脾益气、滋阴养血的作用，胞睑属脾，眼睑下垂之病机气虚不能上提，血虚不能养筋而致，因此温针灸三阴交可达益气升阳、滋阴养血、调理气机之效，从而使眼睑能上提。《眼科锦囊》记载："上睑低垂轻证，灸三阴交。"

二、经典对穴

1. 鱼腰与申脉

操作方法：

鱼腰：患侧取穴，常规消毒，向攒竹方向透刺，得气后，施以平补平泻法。

申脉：双侧取穴，常规消毒，直刺 0.3~0.5 寸，得气后，施以平补平泻法。

每次留针 40 分钟，每 10 分钟行针 1 次，每日或隔日 1 次，10 次为 1 个疗程。

注解：鱼腰居眉毛中央，功善疏风通络，清热明目；申脉穴属足太阳膀胱经，且为八脉交会穴之一，通于阳跷脉故善调理阳跷脉之经气。《灵枢·经筋》载："太阳为目上纲。"跷脉司眼睑之开合，故申脉调理眼睑极效。二穴伍用，一近一远，鱼腰在近处以治标，申脉在远处以治本，相互为用，标本兼治。

2. 液门与公孙

操作方法：

液门：双侧取穴，常规消毒，向上斜刺 0.5~0.8 寸，得气后，施以平补平泻法。

公孙：双侧取穴，常规消毒，直刺 0.5~0.8 寸，得气后，施以平补平泻法。

每次留针 30 分钟，每 10 分钟行针 1 次，每日 1 次，10 次为 1 个疗程。

注解：液门为三焦经之荥水穴，常用于治疗少阳郁火上攻所致头面五官疾病；公孙为足太阴脾经之络穴，别走足阳明，联系着脾胃二经之经气，有健脾益气、理气化湿、调和冲脉的功效。二穴伍用，一上一下，一脏一腑，一阴一阳，相辅相成，清泻郁热，健脾益气，邪热除，宜升提，故下垂可解。

三、经典多穴

阳白、攒竹、丝竹空、三阴交、足三里、申脉

配穴：肝血不足者，加肝俞、肾俞；脾虚气弱者，加足三里、气海；风邪袭络者，加合谷、风池。

操作方法：阳白、攒竹、丝竹空均透刺鱼腰；余穴常规针刺。

注解：阳白、攒竹、丝竹空均位于眼上方，三穴合用，可通经活络、调和局部之气血而升提眼睑；三阴交为脾、肝、肾三经之交会穴，具有补脾益肾、养血荣筋、调和气血之效；足三里为足阳明胃经之合穴、胃腑之下合穴，足阳明胃经多气多血，脾胃相表里，以取足三里健脾益气，养血荣筋；太阳为目上冈，跷脉司眼睑之开合，故取用申脉疏调膀胱之经气，而使目上冈升提。

✦ 小结 ✦

眼睑下垂有先天性和后天性之分，针灸主要针对后天性的治疗，病程短的患者易于治疗，病程长的患者施治较为棘手，需要较长时间的施治。传统针灸治疗多以局部用穴为主，其效多不理想，根据长期临床实践来看，要重视远端用穴。远端用穴思路多以从脾肾两脏、足阳明胃经及足太阳膀胱经入手，脾为后天之本，气血生化之源，主肌肉；肾为天天之本，藏精生髓，上荣于目。因此，上眼睑下垂与脾、肾两脏密切相关，脾虚、肾虚是发病的关键。足阳明胃经多气多血，上眼睑归属于足太阳经。针刺治疗可以起到健脾补肾、益气补中、疏经通络的作用，可取得满意疗效。

第四节　耳鸣、耳聋

✦ 概述 ✦

耳鸣与耳聋皆是自我听觉异常的症状，二者因其病因、病机及针灸治疗基本相同，故一同论述。耳鸣是感觉耳内出现鸣响的一种特殊异常听觉，或如蝉鸣，或如蜂鸣，或如潮水，或如鼓声，或如风声，或如机器隆隆声等；耳聋是以听力不同程度减退或听觉完全丧失为主症的。在临床中可以单独一只耳朵发病，也可以两只耳朵先后或同时发病。耳鸣、耳聋症状可单独出现，亦可先后发生或同时出现。

祖国医学历代多有相关记述，在其所存文献中可有"劳聋""暴聋""气聋""风聋""虚聋""毒聋""阴聋""阳聋"等不同名称。祖国医学认为，本病有虚实之分。实证多因外感风邪或肝胆郁火循经上扰清窍而致，虚证多因肾精亏虚、耳窍失养所致。从临床实践来看，其患者多虚实并见，由于精气不能上濡于耳为根本，而因感受恼怒或肝胆风火上逆从而发病。基本病机是邪扰耳窍或耳窍失养。

耳鸣、耳聋属于现代医学疾病中耳科疾病，可见于多种现代疾病中，如各种耳内疾病、动脉硬化、贫血、脑血管疾病、糖尿病、药物中毒、感染性疾病、脑部占位性疾病、耳外伤性疾病等。

针灸对多种耳鸣、耳聋有较好的疗效，通过长期针灸临床来看，针灸疗法可谓是本病的有效方法，值得临床推广运用。

经典用穴

一、经典单穴

1. 风市

操作方法：双侧取穴，常规消毒，直刺1~2寸，得气后，施以较强的提插捻转泻法，每次留针30分钟，每10分钟行针1次，每日1次，10次为1个疗程。

注解：风市归属于足少阳胆经，耳朵归属于少阳经脉，足少阳胆经"从耳后入耳中，出走耳前"，根据"经脉所过，主治所及"的治疗规律，可以选取足少阳经之穴。风市具有疏风热、清胆火、通经络、理气血的作用，因此耳鸣、耳聋针刺风市可有较好的疗效。

2. 听宫

操作方法：取用患侧穴位，常规消毒，嘱患者微微张口，直刺1寸，得气后，施以快速的捻转泻法，使针感向耳内放散，每次留针30分钟，每10分钟行针1次，10次为1个疗程。

注解：听宫为手太阳小肠经之穴，且为手足少阳经与手太阳经之会，具有通经活络、开窍聪耳的作用，别名则有"多所闻""窗聋"之称，且有"耳之门窗"之说。手足少阳经与手太阳经皆入耳，因此本穴是治疗耳疾的重要穴位，在历代针灸文献中皆有诸多的记载，在《黄帝内经》《针灸甲乙经》《针灸大成》等经典医籍中均记载了本穴治疗耳鸣、耳聋的相关资料。本穴主要用于实证耳鸣、耳聋。

3. 太溪

操作方法：取用双侧穴位，常规消毒，直刺1~1.5寸，得气后，施以捻转补法1分钟，每次留针40分钟，每10分钟行针1次，每次行针1分钟，每日1次，10次为1个疗程。

注解：耳鸣、耳聋分为虚实之证，虚证多因肾精亏虚，耳窍失养所致，祖国医学认为"肾开窍于耳",针刺太溪可益肾补虚,施以补法,补肾填精,上荣于耳,故耳鸣、耳聋而愈。

4. 中渚

操作方法:双侧取穴,常规消毒,针尖以15°方向向上斜刺0.8~1寸,得气后,施以较强的捻转手法,使针感向上传导,每次留针30分钟,每10分钟行针1次,每日1次,10次为1个疗程。

注解:中渚为三焦经之输穴,三焦经与耳朵关系最为密切,在《足臂十一脉灸经》及《阴阳十一脉灸经》中三焦经被称为"耳脉",强调了本经脉与耳朵的重要关系,在《黄帝内经》经脉病候中言:"是动病,耳聋、浑浑焞焞。"中渚具有通络止痛、清热泻火、开窍聪耳之效,在历代治疗耳鸣、耳聋皆非常重视,如《针灸甲乙经》载:"耳聋,两颊颥痛,中渚主之。"《针灸大成》中言:"中渚主热病汗不出,目眩头痛,耳聋……"

5. 听会

操作方法:取患侧穴位,常规消毒,直刺0.8寸,得气后,施以相应手法,虚证施以补法,实证施以泻法,每次留针30分钟,每10分钟行针1次,每日1次,10次为1个疗程。

注解:听会为足少胆经之穴。听,聆也,耳受声为听;会,聚会之义。因本穴为声音会合聚集之处,司听之会,所以名为听会,是治疗耳疾重要穴位。本穴具有疏风清热、通窍利耳的作用,所以是治疗耳鸣、耳聋重要穴位。《百症赋》中言:"耳聋气闭,全凭听会、翳风。"又言:"耳中蝉噪有声,听会堪攻。"《玉龙歌》中也载:"耳聋之症不闻声,痛痒蝉鸣不快情,红肿生疮须用泻,宜从听会用针行。"说明听会治疗耳鸣、耳聋是从实践而来,是行之有效的特效穴。

6. 耳和髎

操作方法:取患侧穴位,常规消毒,避开动脉向耳内方向斜刺0.8寸,得气后,施以补泻手法,实证施以泻法,虚证施以补法,每次留针30分钟,每10分钟行针1次,每日1次,10次为1个疗程。

注解:耳和髎为手少阳三焦之穴,且与足少阳经、手太阳经交会,三经与耳联系最为密切,均达耳内,针刺本穴,能疏通三阳经之经络,疏风散热,消肿止痛,濡养耳窍,故用之可有很好的疗效。

二、经典对穴

1．中渚与耳门

操作方法：

中渚：双侧取穴，常规消毒，直刺 0.3~0.5 寸，得气后，施以泻法。

耳门：患侧取穴，常规消毒，直刺 0.5~1 寸，得气后，施以平补平泻法。

每次留针 30 分钟，每 10 分钟行针 1 次，每日 1 次，10 次为 1 个疗程。

注解：中渚为三焦经脉气所注之输木穴，性善通调，针之能通调三焦气血，通经活络，泻之清泻三焦郁火；耳门属手少阳三焦，其功善疏通耳部经络之气机，宣通开窍。二穴均为手少阳三焦经穴，一在近处，一在远处，近取直接宣通耳窍，调理局部；远取清泻三焦之郁火，通调经络，整体调理。远近相配，整体与局部相合，经络得通，气血得养，启闭耳窍。

2．听会与翳风

操作方法：

听会：患侧取穴，常规消毒，直刺 0.5~1 寸，得气后，施以泻法。

翳风：患侧取穴，常规消毒，向耳内直刺 0.5~1 寸，得气后，施以泻法。

每次留针 30 分钟，每 10 分钟行针 1 次，每日或隔日 1 次，7 次为 1 个疗程。

注解：听会归属足少阳胆经，位于耳前，为胆经入耳中、出走耳前之处，具有疏风清热、通窍利耳的作用；翳风属手少阳三焦经，穴处于耳后，具有疏风清热、祛风通络、清宣耳窍作用。二穴伍用，一前一后，一表一里，作用协同，前后夹击，直达病所，相辅相成。

3．足临泣与外关

操作方法：

足临泣：双侧取穴，常规消毒，直刺 0.5~0.8 寸，得气后，施以平补平泻法。

外关：双侧取穴，常规消毒，直刺 0.5~1 寸，得气后，施以泻法。

每次留针 30 分钟，每 10 分钟行针 1 次，每日或隔日 1 次，10 次为 1 个疗程。

注：本穴组已在蛇串疮章节叙述，故不再赘述，其运用可参考这一章节。

4．风池与听宫

操作方法：

风池：双侧取穴，常规消毒，向鼻尖方向斜刺 0.5~1 寸，得气后，施以平补平泻法。

听宫：患侧取穴，常规消毒，嘱患者微张口，直刺 0.8～1.2 寸，得气后，施以泻法。

每次留针 30 分钟，每 10 分钟行针 1 次，每日 1 次，7 次为 1 个疗程。

注解：风池穴属足少阳胆经，且与手少阳经、阳维脉、阳跷脉交会，具有疏风解表、平肝息风、清利头目的作用；听宫为手太阳经小肠经之穴，且与手足少阳交会。穴居耳屏前，针之能听五音，助恢复听力，故名听宫。功善通经活络，开窍聪耳，是治疗耳疾之要穴。二穴伍用，共奏疏风解表、通窍聪耳之效。

三、经典多穴

（一）实证处方

耳门、听会、翳风、中渚、丘墟、侠溪、太冲

配穴：外感风邪者，加外关、风池；肝胆火盛者，加行间、丘墟。

操作方法：耳门透向听会；翳风向耳内方向斜刺 1.2 寸，使针感向耳内放散；丘墟取用 3 寸毫针透向照海；余穴常规针刺，施以泻法。每次留针 30 分钟，每 10 分钟行针 1 次，急性患者每日 1 次，慢性患者隔日 1 次，7 次为 1 个疗程。

注解：耳门、翳风穴属手少阳三焦，听会为足少阳胆经，两经均入于耳，与耳朵联系密切，且三穴均在耳周，针刺既可疏调耳部经气，又能通调少阳两经；中渚、侠溪、太冲也分别归属手足少阳经，针刺可疏导少阳经气，清泻肝胆之火；丘墟为足少阳胆经之原穴，针刺透向照海，可起到滋水涵木之效。以上诸穴远近配用，局部用穴聪耳启闭，远端用穴疏调少阳经气，通上达下，宣通耳窍。

（二）虚证处方

听宫、翳风、太溪、照海、三阴交、悬钟

配穴：肾精亏虚者，加肾俞、悬钟；气血不足者，加足三里、气海。

操作方法：听宫针刺 1 寸，使针感向耳内放散；翳风向耳内方向斜刺 1.2 寸，使针感向耳内放散；余穴常规针刺，施以补法。每次留针 40 分钟，每 10 分钟行针 1 次，每日或隔日 1 次，10 次为 1 个疗程。

注解：听宫为手太阳经与手足少阳经之交会，三经达于耳内，穴处于耳前，气通于耳，具有聪耳启闭之功，是治疗耳疾常用重要穴位，与耳后手少阳三焦经之翳风配用，一前一后，直接挟于耳，疏调耳窍；太溪、照海均为肾经穴位，太溪为肾之原穴，照海善于滋阴，悬钟为八会髓之会，三穴用之可起到补肾填精，益肾养窍的作用；三阴交为足之三阴交会穴，既能补脾养血，又能补肾固精。

❀ 小结 ❀

耳鸣、耳聋为五官科常见疾病，目前现代医学尚无可靠理想的方法，针灸治疗有较好的疗效，因其病因不同，施治疗效差异性极大，对鼓膜损伤者疗效不佳。本病治疗越早疗效越佳，随着病程的延长，其疗效也会下降，因此及时治疗对恢复至关重要。

通过长期的临床来看，本病的发生因素多以虚实夹杂为常见，虚证多以肾气亏虚为主，需补益肾精；实证以肝胆火旺为主，以清泻肝胆之火为用，因此临床施治时要明确辨证，补其不足，泻其有余，局部穴位（耳前耳后穴位）与远端穴位（辨证用穴）相辅为用。

第五节　过敏性鼻炎

❀ 概述 ❀

过敏性鼻炎是指突然和反复发作的鼻痒、喷嚏、流清涕、鼻塞等为主要特征的鼻病，可常年发病，亦可呈季节性、阵发性发作，属于祖国医学中的"鼻鼽"之范畴。祖国医学认为，本病的发生多由脏腑虚损，正气不足，尤以肺气虚损，腠理疏松，卫表不固，风邪、寒邪或异气乘虚入侵，犯及鼻窍所致。病位主要在肺，鼻为肺之窍，居中属脾土，肾络通于肺为诸阳之根，由此可见，与肺、脾、肾三脏关系密切。基本病机是脾肾亏虚，肺气不固，邪居鼻窍。

本病见于现代医学中的变应性鼻炎、血管运动性鼻炎、嗜酸性粒细胞增多性非变应性鼻炎等疾病中。现代医学认为本病是发生在鼻黏膜的变态反应性疾病，超敏状态下的鼻黏膜在变应原的刺激下发生 I 型变态反应，冷热刺激也易于诱发。近年来，本病的发病率呈明显上升趋势，其发病率高达 37.74% 以上，值得临床高度重视。

❀ 经典用穴 ❀

一、经典单穴

1. 迎香

操作方法：双侧取穴，常规消毒，针尖向鼻通穴透刺 0.5～0.8 寸，使针感向鼻腔内放散，每次留针 30 分钟，每 10 分钟行针 1 次，每日 1 次，7 次为 1 个疗程。

注解：迎香为手阳明大肠经之穴，且为手足阳明经之交会。其穴位处于鼻子之两旁，针刺本穴既可以直接疏调鼻腔之气血，起宣通鼻窍的作用，而且还能疏调手足阳明之气血，手足阳明经多气多血，故针刺迎香穴治疗鼻疾具有特效。

2. 素髎

操作方法：常规消毒，一手捏紧鼻头，沿鼻柱直刺 0.5 寸，得气后留针 20 分钟，每 10 分钟行针 1 次，隔日 1 次，7 次为 1 个疗程。

注解：素髎为督脉之穴，督脉为阳脉之海，具有调节全身阳经之气的作用，其穴在鼻端，刺之可以调节鼻部之经气，通利鼻窍，因此可起到标本兼治之效。

3. 蝶腭

操作方法：双侧取穴，常规消毒，从蝶腭进针，针尖朝向对侧的率谷与额厌中点处区域，以出现明显的麻胀感为度，隔日 1 次。

注解：本穴是经外奇穴，其穴位于下颌支冠突和颧骨突所形成的切迹处。本穴是在临床实践中所发现的新穴，是专治各种鼻炎的特效穴。

4. 下关

操作方法：双侧取穴，常规消毒，直刺 1～1.5 寸，使患者出现明显的酸、麻、胀之感觉，且向穴位周围四处放散为度，每次留针 30 分钟，每 10 分钟行针 1 次，每次施以较强的捻转及震颤手法 1 分钟，每周 2 次，7 次为 1 个疗程。

注解：下关为足阳明胃经之穴，且与足少阳胆经之会，针之具有疏风通络、通利牙关、开窍益聪的作用。针刺本穴治疗鼻炎与现代医学刺激神经有关，其穴下有蝶腭神经节，蝶腭神经节发出鼻支即鼻神经由蝶腭孔入鼻腔，由此发挥了作用。

二、经典对穴

1. 合谷与迎香

操作方法：

合谷：双侧取穴，常规消毒，直刺 0.5~1 寸，得气后，施以较强的平补平泻法。

迎香：双侧取穴，常规消毒，略向内上方斜刺 0.3~0.5 寸，得气后，施以泻法。

每次留针 30 分钟，每 10 分钟行针 1 次，每日 1 次，10 次为 1 个疗程。

注：本穴组已在面瘫章节叙述，故不再赘述，其运用可参考这一章节。

2. 大椎与肺俞

操作方法：

大椎：常规消毒，针刺 1~1.5 寸，得气后，施以平补平泻法，并加用艾炷温针灸。

肺俞：双侧取穴，常规消毒，直刺 0.5 寸，得气后，施以补法，并加用艾炷温针灸。

每次温针灸 30 分钟，每日或隔日 1 次，10 次为 1 个疗程。

注：本穴组已在荨麻疹章节叙述，故不再赘述，其运用可参考这一章节。

3. 印堂与足三里

操作方法：

印堂：常规消毒，平刺 0.5~1 寸，施以较强的平补平泻捻转手法，使针感向鼻内放散，并加用温灸 20 分钟。

足三里：双侧取穴，常规消毒，直刺 1~2 寸，得气后，施以补法，并加用艾炷温针灸，施灸 30 分钟。

每日或隔日 1 次，10 次为 1 个疗程。

注解：印堂属督脉，居于鼻根之上，具有镇静安神、疏风清热、通利鼻窍的作用，是治疗鼻疾之要穴；足三里穴属足阳明胃经，为足阳明胃经之合土穴，胃腑之下合穴，为土中之土穴，具有很强的健脾胃作用，调补气血之效，补肺气之功。足阳明胃经起于鼻，交于鼻根，下循鼻外，与鼻子关系密切，是治疗鼻疾之要穴。足三里不仅直接调理鼻疾，而且还能提高人体免疫力，增强肺气，肺开窍于鼻，还能间接调理鼻疾。二穴配用，一近一远，近处印堂直接作用于鼻而治其标，远处足三里调补气血，增强肺气，提高免疫力而治本，再结合灸之从而达到标本兼治，共奏温经散寒通窍、培元固本之功。

4. 上星与素髎

操作方法：

上星：常规消毒，针尖向鼻尖方向斜刺 1~1.5 寸，得气后，施以泻法。

素髎：常规消毒，向鼻柱方向斜刺 0.3~0.5 寸，得气后，施以平补平泻法。

每次留针 20~30 分钟，每 5~10 分钟行针 1 次，隔日 1 次，5 次为 1 个疗程。

注解：上星穴属督脉，位居头上，阳中之阳，针刺泻之故能清热凉血，清利头目，是治疗鼻疾之要穴；素髎归属督脉，穴居鼻尖，因此用之既能清热通利鼻窍，用于治疗鼻病，又能苏厥醒神开窍，治疗昏厥惊风等急性病变。二穴均属督脉，且均处于头面部，一上一下，直达病所，散邪开窍，通利鼻窍之力益增。

5. 迎香与神阙

操作方法：

迎香：双侧取穴，常规消毒，向上斜刺 0.5~0.8 寸，得气后，施以泻法，每次留针 30~40 分钟。

神阙：施以艾灸，可以采用隔姜灸或温和灸，每次 20~30 分钟。

每日 1 次，7 次为 1 个疗程。

注解：迎香属手阳明大肠经，位居鼻旁，能宣通肺气，散风清热，畅通鼻窍，是治疗鼻病之常用要穴；神阙位于脐中，为先天之结蒂，后天之气舍，真气之所系，灸之温运脾阳，温中和胃，可提高人体免疫力，增强体质。迎香在鼻部，善疏通鼻部经气；神阙居人体黄金分割部位，能培补先后天，调整整体功能而改变体质。二穴配伍，一远一近，近者治其标，远者治其本，远近相配，标本兼治，因此达到疗效快而疗效巩固之效。

三、经典多穴

迎香、印堂、通天、风池、合谷、足三里

配穴：肺气虚寒者，加肺俞、太渊；脾气虚者，加脾俞、太白；肾阳亏虚者，加肾俞、命门。

操作方法：诸穴常规消毒，迎香宜斜向上透刺鼻通穴；迎香、印堂可加用灸法；风池注意针刺方向与深度；余穴常规刺。每日或隔日 1 次，每次留针 30 分钟，每 10 分钟行针 1 次，10 次为 1 个疗程。

注解：迎香为手足阳明经之交会穴，位于鼻旁，通利鼻窍，治疗一切鼻疾，是鼻疾的首选穴位；印堂位于鼻上，归属督脉，是治疗鼻炎之要穴；通天位于巅顶，宣通肺窍；风池疏风解表通利鼻窍；合谷为手阳明大肠经之原穴，取其"面口合谷收"；足三里健脾益肺，补气固卫，扶正以治本。

❀ 小结 ❀

本病现代医学尚难以根治，多易反复发作，针灸治疗具有较好的作用，可较快地改善症状，若要根治需要持续治疗一定时间。针灸施治常以局部与远端用穴相结合，局部用穴常以印堂、迎香为常用，远端用穴主要以手足阳明经为主。本类疾病患者体质多有一定的遗传性和家族性，容易患过敏性鼻炎，也容易患湿疹、支气管哮喘等相关疾病，所以还需要有效改善体质方能得到根本治疗，针灸具有这方面的优势特点，但需要坚持施治。尤其配合艾灸疗法、贴敷疗法同时运用，可以明显地提高临床治愈率。

<h1 style="text-align:center">第六节　鼻衄</h1>

❀ 概述 ❀

鼻衄即鼻腔出血，为临床常见症状，也是耳鼻喉科常见急证之一。在祖国医学中鼻衄又称为"鼻红""鼻洪""脑衄"，在女性经期而发的称为"倒经"。祖国医学认为，本病的发生常与外感风热、过食辛辣、暴怒伤肝、虚火上炎或脾气虚弱等因素有关。基本病机是鼻中络脉损伤，血液溢于脉外。

现代医学认为，鼻出血，可单侧由鼻腔、鼻窦疾病引起，也可因某些全身性疾病所致，在临床中则以鼻部疾病引起为多见。其中，鼻部疾病有鼻中隔偏曲、鼻腔炎症、肿瘤、鼻腔内异物损伤等，全身性疾病有高血压、动脉硬化、凝血障碍性疾病、肝硬化、维生素缺乏、内分泌失调及营养不良等。

临床主症有一侧或双侧鼻腔出血，可点滴而出，也可见量多而势急。针灸对单纯性鼻出血效果显著，对于复杂性的出血要明确病因，针对原发病施以治疗。

❀ 经典用穴 ❀

一、经典单穴

1. 迎香

操作方法：双侧取穴，常规消毒，针尖向四白穴方向斜刺 0.5 寸，得气后，施以泻法，以酸胀感向鼻腔内放散为度，每次留针 20 分钟或使以鼻流血而止，每 5 分钟行针 1 次，每日 1 次。

注解：迎香为手阳明大肠经之穴，且与足阳明经交会。本穴善散风热，通鼻窍，清火气，是治疗各种鼻疾之要穴。鼻出血多以火热而致鼻窍，故以针刺迎香调和鼻部气血，清热凉血。本穴治疗鼻出血诸多医籍有记载，如《针灸甲乙经》

载："鼻衄不利，窒洞气塞，歪僻多涕鼽衄有痈，迎香主之。"《针灸大成》载："迎香主鼻塞不闻香臭……鼻衄多涕，鼻衄骨疮，鼻有息肉。"

2. 尺泽

操作方法：双侧取穴，常规消毒，直刺 1~1.5 寸，得气后，施以泻法，每次留针 30 分钟或使鼻出血而止出针，每 5~10 分钟行针 1 次，每日 1 次。

注解：尺泽为肺经之合穴，为其子水穴，"合主逆气而泄""实则泻其母"，故针刺泻之，可清泻肺热，宣降肺气，凉血解毒，因此治疗血热毒邪所致的鼻出血极效。

3. 上星

操作方法：常规消毒，针尖向鼻子方向沿皮平刺，得气后，施以频频捻转，使鼻出血而止后出针。

注解：上星为督脉之穴，其穴位于头上，阳中之阳，针刺可起到清热凉血、清利头目的作用，治疗风热上攻而致的鼻衄具有特效，是自古治疗鼻出血之效验穴。

4. 少商

操作方法：双侧取穴，先充分按揉指端，使其充血，一手捏紧穴位处，另一手持一次性刺血针头迅速点刺，施以出血数滴。

注解：少商为手太阴肺经之井穴，肺开窍于鼻，点刺放血，具有清泻肺热的作用，可使肺经上逆之火清泻，故血而止。

5. 孔最

操作方法：双侧取穴，常规消毒，针尖稍向上斜刺 1.2 寸，得气后，施以泻法，每次留针 30 分钟或使鼻出血而止后出针，每 10 分钟行针 1 次。

注解：孔最为肺经之郄穴，阴经之郄穴善治血证，本穴是治疗各种出血之证的要穴，衄者，鼻中出血，肺开窍于鼻，针刺孔最治疗鼻出血则为对证用穴，故针之可使鼻出血立止。

6. 行间

操作方法：健侧取穴，常规消毒，直刺 0.5~0.8 寸，得气后，施以较强的泻法，使鼻出血而止后出针。

注解：行间为肝经之荥穴，且为本经之子穴，"荥主身热"，实则泻其子，针刺行间可清泻肝火。凡肝经实证、热证，皆可取之，而鼻衄之疾患，多因肺胃热盛或木火刑金所致，行间穴能降肝气使相火下行，血随之而下，则鼻血即止。

二、经典对穴

1. 上星与囟会

操作方法：

上星：常规消毒，点刺出血，或向囟会透刺。小儿囟门未合者不宜刺。

囟会：常规消毒，点刺出血，可由上星透刺。

每次留针 20 分钟，或者使血止后出针。

注解：上星属督脉，位于头上，具有清热凉血的作用，是治疗鼻出血之特要穴；囟会也归属督脉，具有疏通督脉、清热散风之效。二穴伍用见于《针灸资生经》中之记载，二穴均为督脉之穴，督脉循行过鼻，二穴相邻，相互为用，共调理鼻窍之气血，可治鼻疾。

2. 上星与口禾髎

操作方法：

上星：常规消毒，从上向下斜刺 0.5~0.8 寸，得气后，施以泻法。

口禾髎：双侧取穴，常规消毒，向鼻腔方向斜刺 0.3~0.5 寸，得气后，施以平补平泻法。

每次留针 30 分钟，每 10 分钟行针 1 次，每日 1 次。

注解：上星位于鼻上，督脉经气所发，具有清热凉血、清利头目的作用；口禾髎穴属手阳明大肠经，处于鼻下两旁，阳明经多气多血，用之清热散风，疏通鼻腔之功。二穴伍用，一在鼻上，一在鼻下，上下夹击，直达病所，通经活络，活血散瘀，清热凉血，启闭通窍之功益彰。

3. 上星与素髎

操作方法：

上星：常规消毒，从上向下斜刺 0.5~0.8 寸，得气后，施以泻法。

素髎：常规消毒，向鼻梁方向斜刺 0.3~0.5 寸，得气后，施以平补平泻法。

注：本穴组已在面瘫章节叙述，故不再赘述，其运用可参考这一章节。

4. 天府与合谷

操作方法：

天府：双侧取穴，常规消毒，直刺 0.5~1 寸，得气后，施以平补平泻法。

合谷：双侧取穴，常规消毒，直刺 0.5~1 寸，得气后，施以平补平泻法。

注解：天府属手太阴肺经，肺居脏腑之最上，为脏腑之天，开窍于鼻，借鼻通于天气，肺气归于此穴，故名天府，具有宣降肺气的作用；合谷穴属手阳明大肠经，为手阳明经之原穴，有通经活络、疏风解表、清泻肺气、镇静止痛之功。二穴伍用治疗鼻衄由来已久，可见于《百症赋》："天府、合谷，鼻中衄血宜追。"二穴伍用，一表一里，一脏一腑，表里双解，脏腑俱清，故凉血止血，下气平喘之功益彰。

三、经典多穴

迎香、上星、印堂、合谷、孔最

配穴：肺经风热者，加少商、尺泽；胃热炽盛者，加内庭、合谷；肝火上逆者，加行间、侠溪；阴虚火旺者，加太溪、行间；脾虚气弱者，加足三里、脾俞。

操作方法：迎香宜斜向上平刺；上星、印堂可配合点刺出血；余穴常规针刺，施以泻法。

注解：迎香、印堂为局部选穴，可调和鼻部气血，清热凉血；上星为督脉之穴，可清泻鼻窍之火，凉血止血；合谷为手阳明之原穴，清泻头面之热而止鼻衄；孔最为手太阴肺经之郄穴，可起到肃肺清热的作用，是治疗鼻衄之要穴。

❀ 小结 ❀

针灸主要针对单纯性鼻出血，祖国医学认为本类疾病多是由于肺、胃积热而致，针灸施治具有较好的作用，治疗常以清热肃肺、凉血止血为治则，常以督脉、手太阴经穴为主。尤其刺血施治有很好的疗效，对于复杂性的鼻出血要明确其具体原因，尤其是血液系统疾病，慎用针刺疗法，可用艾灸、指压鼻翼止血、局部冷敷及贴敷疗法等。

第七节　牙痛

❀ 概述 ❀

俗话说"牙痛不算病，疼起来不要命"，为何牙痛不算病？这是因为牙痛在临床中十分常见，几乎一个人的一生中皆有过或轻或重的牙痛发生，由于发病极为常见，所以一般情况下不当作病来看了。但是给患者却带来了巨大的痛苦，其疼痛往往难以忍受，所以就有"疼起来不要命"之说。日常还有牙痛方"一大筐"之说，为何牙痛方一大筐呢？因为各种方法难以达到治疗效果，才有了一个又一个的方法。

祖国医学认为，牙痛发生多与外感风火邪毒、过食膏粱厚味、体弱过劳等因素有关，基本病机为风火、胃火或虚火上炎所致。本病病位在齿、牙龈。肾主骨，齿为骨之余，手足阳明经分别入下、上齿，故牙痛与胃、大肠、肾关系密切。

牙痛多见于现代医学中的龋齿、牙髓炎、牙周炎、牙槽或牙周脓肿、冠周炎及牙本质过敏等。

经典用穴

一、经典单穴

1. 合谷

操作方法：健侧取穴，常规消毒，直刺 1～1.5 寸，得气后，施以较强的泻法，每次留针 30 分钟或使牙痛消失为止，每 5～10 分钟行针 1 次，每日 1～2 次。

注解：合谷为手阳明大肠经之原穴，手阳明大肠经与牙齿联系密切，行于下牙齿，在古代手阳明大肠经称为"齿脉"。原穴气血充盛之处，针刺合谷具有清泻阳明经之热邪、疏调阳明经之脉气的作用。合谷是全身止痛之要穴，可治疗多种疼痛，尤其对面部疾病有更佳的作用，自古就有"面口合谷收"之用，在牙痛的治疗上更有卓效。《针灸甲乙经》载："齿龋痛，合谷主之。"

2. 偏历

操作方法：双侧取穴，常规消毒，向上斜刺 0.5～0.8 寸，得气后，施以泻法，每次留针 30 分钟，每 10 分钟行针 1 次，每日 1 次。

注解：偏历为手阳明大肠经之络穴，在《灵枢·经脉》载："手阳明之别，名曰偏历。去腕三寸，别走太阴，其别者，上循臂，乘肩髃，上曲颊遍齿……实，则龋、聋；虚，则齿寒、痹膈，取之所别也。"由此可见，偏历可治疗各种牙痛，尤对龋齿牙痛则为首选穴。

3. 下关

操作方法：患侧取穴，常规消毒，直刺 0.5～1 寸，得气后，施以较强的泻法，每次留针 30 分钟，每 5～10 分钟行针 1 次，急性疼痛可每日 1～2 次，慢性疼痛可每日或隔日 1 次。

注解：下关为足阳明胃经之穴，且为手阳明经、少阳经、太阳经和足少阳经筋所过之处，又是足阳明经筋所结之处，其功善疏风活络而舒筋，通利牙关。针刺下关穴，既可清泻阳明之火，又能通调牙络，疏经止痛，尤其对上牙痛更为有效。

4. 颊车

操作方法：患侧取穴，常规消毒，直刺 0.5 寸，得气后，施以较强的捻转手法，每次留针 30 分钟，每 10 分钟行针 1 次。

注解：颊车属于足阳明胃经，本穴与牙齿关系极为密切，本穴在耳下面颊端牙车骨处，该骨总载诸齿，转关开合，为上下牙齿之运动枢纽，穴当其处，故名颊车，别名有牙车、曲牙等称谓。针刺该穴具有祛风开窍、清热消肿、疏经止痛的作用，因此对牙痛极为有效。

5. 内庭

操作方法：双侧取穴，常规消毒，向上斜刺 0.5~0.8 寸，得气后，施以较强的泻法，每次留针 30 分钟，每 10 分钟行针 1 次。

注解：本穴为足阳明胃经之荥水穴，具有清泻胃火、调气通经的作用。针刺内庭有以水抑火之功效，凡胃火炽盛所致的牙痛均可以取用本穴治之。

6. 牙痛

操作方法：患侧取穴，常规消毒，直刺 0.5 寸，得气后，施以强刺激泻法，每次留针 20~30 分钟，每 10 分钟行针 1 次。

注解：牙痛为经外奇穴，位于掌心横纹与第 3、4 掌骨缝交点处。本穴为治疗牙痛的特效穴，专用于牙痛治疗，具有清热泻火的作用，针之立效。

7. 太溪

操作方法：双侧取穴，常规消毒，直刺 1~1.5 寸，得气后，施以补法，每次留针 30 分钟，每 10 分钟行针 1 次。

注解：肾主骨，齿为骨之余，所以牙齿疼痛多属肾阴不足，虚火上炎。年老体虚、素体禀赋不足或房劳纵欲过度等，均可导致本病。太溪为肾之原穴、输穴，针刺本穴具有滋补肾阴的作用，故虚火牙痛用之极效，如《通玄指要赋》言："牙齿痛，吕细（即太溪）堪治。"

8. 翳风

操作方法：患侧取穴，常规消毒，直刺 0.8 寸，得气后，施以泻法，每次留针 20~30 分钟，每 5~10 分钟行针 1 次。

注解：翳风为三焦经之穴，性善祛风，有疏风清热降逆之效，针之可泻三焦之火，祛风止痛，所以对风火牙痛有特效。

9. 阳溪

操作方法：患侧取穴，常规消毒，将大蒜捣烂如泥，贴敷于阳溪上，用塑料薄膜包扎，当疼痛消失时，即取下大蒜，将其水疱穿破，不要将水疱皮弄掉。

注解：阳溪为手阳明大肠经之经穴，手阳明与牙齿联系密切，直接联系下牙齿，本穴五行属火，用之可清泻阳明热邪，又可通调本经经气，通过大蒜发疱可起到泻热解毒的功效，因此牙痛用之有极佳的疗效。

二、经典对穴

1. 合谷与内庭

操作方法：

合谷：双侧取穴，常规消毒，直刺1~1.5寸，得气后，施以泻法。

内庭：双侧取穴，常规消毒，直刺0.5~0.8寸，得气后，施以泻法。

每次留针30分钟，每10分钟行针1次，每日1次。

注解：合谷为手阳明大肠经之原穴，手阳明大肠经入于下牙齿，合谷为镇痛要穴，《四总穴》载："面口合谷收。"因此合谷治疗牙痛极效。《针灸甲乙经》载："齿龋痛，合谷主之。"针刺合谷有通经活络、清热退热、行气止痛的作用；内庭为足阳明之荥穴，"荥主身热"。足阳明经入上牙齿，针刺内庭具有清降胃火、导热下行、调气通经的作用。

2. 二间与太溪

操作方法：

二间：双侧取穴，常规消毒，直刺0.3~0.5寸，得气后，施以泻法。

太溪：双侧取穴，常规消毒，直刺0.5~0.8寸，得气后，施以补法。

每次留针30分钟，每10分钟行针1次，每日1次。

注解：二间为手阳明大肠经之荥穴，"荥主身热"，手阳明大肠经入于下牙齿，在《足臂十一脉灸经》中称为齿脉，因此本穴对牙齿疾病有殊效，针之可有清热泻火、消肿止痛的作用；太溪为肾之原穴、输穴，具有滋肾阴、清虚热、强腰膝的作用。二穴伍用可见于《卧岩凌先生得效应穴针法赋》，其载曰："牙齿痛吕细（太溪）堪治穴在二间。"二穴伍用，一清一滋，一补一泻，相互制约，相互促进，共奏滋阴清热、泻火解毒、消肿止痛之功。

三、经典多穴

颊车、下关、合谷、内庭

配穴：风火牙痛者，加翳风；胃火牙痛者，加厉兑；虚火牙疼者，加太溪；龋齿牙痛者，加偏历。

操作：颊车、下关患侧取穴，合谷健侧取穴，内庭双侧取穴，诸穴常规针刺，施以泻法，每次留针 30 分钟，每 10 分钟行针 1 次，急性者每日 1~2 次，慢性者每日或隔日 1 次。

注解：手阳明大肠经入下牙齿，足阳明胃经入上牙齿。颊车、下关均为足阳明胃经的局部经穴，合谷、内庭分别为手足阳明经之远端穴。诸穴合用，远近配合，可清泻阳明火热之邪，通络止痛。

❧ 小结 ❧

针灸治疗牙痛有较好的作用，对于一般性牙痛可有迅速止痛之效，一般 1~3 次即可基本治愈，对于龋齿痛需要多次施治，也有较好的作用。针灸施治主要从两个方面入手：一是根据经络的原理，手阳明经入下齿，足阳明经入上齿，尤其手阳明大肠经更为常用，常取用输穴或者荥穴；二是根据病性，明确是胃火、是风火还是肾虚性牙痛。风火、胃火者，清热泻火、消肿止痛；肾虚者，养阴清热、降火止痛。采用经络与病性相结合的方法，可以达到有效治疗。

第八节　咽喉肿痛

❧ 概述 ❧

咽喉肿痛在中医学中又称为喉痹、咽痹，是临床主要以咽喉红肿疼痛、吞咽不适为主症的一种病证。祖国医学认为，咽喉肿痛主要由外感风热或风寒，或肺胃积热，或虚火上炎等因素所致。本病病位在咽，涉及肺、胃、肾等脏腑。基本病机是火热或虚火上灼咽喉。

咽喉肿痛可见于现代医学中诸多疾病，如急性咽炎、扁桃体炎、扁桃体周围脓肿、咽后脓肿、咽旁脓肿、急性喉炎等。

针灸治疗咽喉肿痛有较好的疗效，尤其是对急性咽喉肿痛其效更佳。

经典用穴

一、经典单穴

1. 少商

操作方法：双侧取穴，先将指尖充分按揉，常规消毒，左手捏紧指尖，右手持针迅速点刺，使之出血，挤捏出血十几滴即可，每日1次。

注解：少商为手太阴肺经之井穴，喉是肺之门户，肺胃热盛，上蒸喉嗌而出现咽喉肿痛。井穴有泄热的作用，于少商点刺放血可起到清热解毒，清肺利咽之效。关于这方面有诸多文献记载，如《外台秘要》载："备急疗急喉炎舌病者方；随病所进左右，以刀锋裁刺手大指甲后爪中，令出血即愈。"《玉龙歌》载曰："乳蛾之症少人医，必用金针疾始除，如若少商出血后，即时安稳免灾危。"《医学入门》云："少商，主双蛾风，喉痹。"《十四经要穴主治歌》曰："少商惟针双蛾痹，血出喉开功最奇。"可见少商治疗咽喉肿痛是历代医家长期临床实践经验之总结，用之即效，效如桴鼓。

2. 鱼际

操作方法：双侧取穴，常规消毒，向掌心斜方向刺0.8寸，得气后，施以泻法，每次留针30分钟，每10分钟行针1次，每日1次。

注解：鱼际为手太阴肺经之荥火穴，具有养阴润肺、清肺利咽的作用。咽喉为肺之门户，清泻肺火，则能清宣上焦而利咽喉。鱼际为手太阴肺经之荥穴，五行属火，而肺为金脏，火能克金，故清泻本穴可以清肺火，利咽喉，治疗肺火上炎之咽喉肿痛有极效。

3. 照海

操作方法：双侧取穴，常规消毒，直刺0.5寸，得气后，施以平补平泻，每次留针30分钟，每10分钟行针1次，在行针时嘱患者做吞咽动作，每日1次。

注解：照海为足少阴肾经之穴，为阴跷脉之起始穴，有调理阴跷脉气之功，因而能滋肾阴，清虚热，利咽喉，安神志，用于治疗肾阴亏虚所致的咽喉诸疾。

4. 液门

操作方法：双侧取穴，常规消毒，直刺0.5~0.8寸，得气后，施以泻法，每次留针30分钟，每10分钟行针1次，每日1次。

注解：液门为手少阳三焦经脉气所溜之荥水穴，水能克火，性善清实热，故刺之能清热泻火，消肿止痛，对少阳郁火上攻而致的头面五官肿痛皆效。

5. 曲池

操作方法：双侧取穴，常规消毒，直刺 1~1.5 寸，得气后，施以较强的泻法，每次留针 30 分钟，每 10 分钟行针 1 次，每日 1 次。

注解：曲池为手阳明大肠经之合穴，具有清热解毒之效，肺与大肠相表里，故能清热解表，操作施以泻法，从而达到泻热解毒。《马丹阳天星十二穴杂病歌》言："曲池拱手取……喉痹促欲死，发热更无休，偏身风癣癫，针着即时瘳。"

6. 商阳

操作方法：双侧取穴，先充分按揉指尖，使其充血，常规消毒，左手捏紧手指，右手持一次性刺血针头迅速点刺，挤捏出血数滴，每日 1 次。

注解：商阳为手阳明大肠之井穴，井穴有泄热解毒的作用，喉痹多因外感邪毒，或肺胃热盛壅滞而成。大肠与肺相表里，点刺商阳穴以泻大肠热邪，使肺之邪热经大肠而清泻。《针灸大成》载："商阳穴主口干颐颔肿。"

二、经典对穴

1. 列缺与照海

操作方法：

列缺：双侧取穴，常规消毒，向肘关节方向平刺 0.5~0.8 寸，得气后，施以泻法。

照海：双侧取穴，常规消毒，直刺 0.3~0.5 寸，得气后，施以补法。

每次留针 30 分钟，每 10 分钟行针 1 次，每日 1 次，3 次为 1 个疗程。

注：本穴组已在咳嗽章节叙述，故不再赘述，其运用可参考这一章节。

2. 少商与商阳

操作方法：二穴均双侧取穴，常规消毒，均施以点刺放血，每穴使之出血 5~10 滴即可，每日或隔日 1 次，3 次为 1 个疗程。

注解：少商为手太阴肺经之井穴，交传于阳明之初，出阴经而入阳经，具金气肃清之力，功善清泻脏热，开瘀通窍，点刺放血可清肺热，利咽喉，是喉科之要穴；商阳为手阳明大肠经之井穴，其性属金其脉络肺，点刺出血，可清泻阳明之热邪，清肺利咽，用于治疗咽喉疾患有特效。二穴皆为井穴，且互为表里，皆是治疗咽喉疾病之要穴。肺为脏，属里；大肠为腑，属表。少商突出一个"解"字，商阳侧重一个"清"字，二穴相合，一清一解，疏散肺经风热、清泄胃腑蕴热，肺胃之邪热消，则咽喉自利。

3. 鱼际与太溪

操作方法：

鱼际：双侧取穴，常规消毒，直刺 0.5~0.8 寸，得气后，施以泻法。

太溪：双侧取穴，常规消毒，直刺 1~1.5 寸，得气后，施以补法。

每次留针 30 分钟，每 10 分钟行针 1 次，每日或隔日 1 次，5 次为 1 个疗程。

注解：鱼际为手太肺经之荥火穴，针刺泻之可清肺利气，利咽消肿，是治疗阴虚肺热或燥热伤肺之常用要穴；太溪为足少阴肾经之输穴、原穴，为肾脉之根，先天元气之所发，功专"滋阴"，为滋阴之要穴。鱼际属手太肺经，五行中属金，所用突出一个"清"字，以清泻肺火为主；太溪所用侧重一个"补"字，五行中属水，以补肾育阴为要。二穴伍用，一上一下，一泻一补，一金一水，滋阴润燥，清热消肿，利咽止痛之功益彰。

4. 液门与鱼际

操作方法：

液门：双侧取穴，常规消毒，直刺 0.3~0.5 寸，得气后，施以泻法。

鱼际：双侧取穴，常规消毒，直刺 0.5~0.8 寸，得气后，施以泻法。

每次留针 30 分钟，每 10 分钟行针 1 次，每日或隔日 1 次，5 次为 1 个疗程。

注解：液门为手少阳三焦经脉气所溜之荥水穴，性善清热，有清三焦郁火、消肿止痛之功；鱼际为手太肺经之荥火穴，本穴功善养阴清肺，泻之清利肺气，利咽消肿。二穴伍用相互为用，功用协同，清热泻火，清利咽喉，消肿止痛之功益增。

三、经典多穴

（一）实证基本处方

少商、商阳、廉泉、天容、内庭、合谷

配穴：外感风热者，加曲池、风池；外感风寒者，加列缺、风门；肺胃热盛者，加鱼际、厉兑。

操作方法：少商、商阳用一次性刺血针头点刺出血；廉泉施以合谷刺，向舌根方向斜刺 0.8 寸；余穴常规针刺。每次留针 30 分钟，每 10 分钟行针 1 次，施以泻法，每日 1 次。

注解：少商为手太阴肺经之井穴，商阳为手阳明大肠经之井穴，二穴互为表里，相伍为用清热泻火，利咽止痛；廉泉、天容为局部用穴，可利咽宣痹；内庭

为足阳明胃经之荥穴，合谷手阳明大肠之原穴，可清泻阳明火热之邪，消肿利咽。

（二）虚证基本处方

廉泉、太溪、列缺、照海、鱼际

操作方法：廉泉施以合谷刺，向舌根方向斜刺 0.8 寸；太溪、照海施以补法；列缺、照海行针时嘱患者做吞咽动作；列缺、鱼际施以平补平泻手法。每次留针 30 分钟，每 10 分钟行针 1 次，每日 1 次。

注解：廉泉为局部用穴，可利咽宣痹；太溪、照海属足少阴肾经，可滋阴降火；列缺通任脉，照海通阴跷脉，二穴伍用为八脉交会相配，善治咽喉诸疾；鱼际为手太阴肺经之荥穴，可清肺热、利咽喉。

小结

咽喉肿痛为临床常见病，现代医学施治主要以抗生素为主，抗生素不良反应多，带来的危害大，针灸施治无任何不良反应，且见效快捷，尤其急性咽喉肿痛施以点刺出血极效，一般可达血出立效之功，可谓是特效之法。急性咽喉肿痛多为外感风热，熏灼肺系，或肺、胃二经郁热上壅，致咽喉肿痛，治疗以疏风清热为主，常以手足阳明经用穴，针刺泻法；对慢性咽喉肿痛也有较好的作用，其病因为虚火上炎，以益阴降火为治，常以足少阴肾经用穴。在治疗期间要注意饮食，忌食辛辣刺激性食物，戒烟酒，多喝水，避免过度讲话，保证咽喉休息。

第五章　妇产科病

第一节　月经不调

﹩ 概述 ﹩

月经不调即为月经病，这是一个广泛的概称，所有因月经不正常的问题即为月经不调，是妇科临床的多发病，主要包括了月经周期的异常（又包括了经早、经迟、经乱）、月经量的异常（又包括了月经过多、月经过少）、行经时间及经间期异常（又包括了经期延长、经间期出血）。

祖国医学认为，月经不调的主要病因为寒热湿邪侵袭、内伤七情、房劳多产、饮食不节、劳倦过度和体质因素等，主要病机为脏腑功能失调、气血不和、冲任二脉损伤以及肾—天癸—冲任—胞宫轴失调。月经病病位在胞宫，与肾、肝、脾三脏及冲任二脉功能失调有关。

现代医学认为，月经不调仅作为一种症状，可见于现代医学的多种疾病，如内分泌失调、高血压、肝病、妇科杂症、生殖器炎症及生殖器肿瘤等均可引起月经不调。

针灸对月经不调有较好的治疗效果，尤其是对功能性月经不调有显著的疗效。对于因生殖系统器质性病变而致的月经不调，需要针对病因处理。

﹩ 经典用穴 ﹩

一、经典单穴

1. 三阴交

操作方法：双侧取穴，常规消毒，直刺 1~1.5 寸，得气后，施以补法，每次留针 30~40 分钟，每 10 分钟行针 1 次，每日或隔日 1 次，10 次为 1 个疗程。

注解：三阴交为足太阴、厥阴、少阴经之交会穴，可调理脾、肝、肾三脏，既能补脾养血，又能补肾固精，滋阴柔肝，是治疗妇科病、血证以及男科及泌尿系统疾病之常用要穴，尤其对妇科病有广泛的作用、确切的疗效。因对妇科病与血证作用确实，因此对各种月经病的治疗均有显著疗效，可谓是临床之首选穴。

2. 神阙

操作方法：常规消毒，用食盐填平肚脐，然后再在其上放置一生姜片，施以艾灸，一般 20~30 分钟左右即可，急性病每日 1 次，慢性病隔日 1 次，7 次为 1 个疗程。

注解：神阙位于脐中，为任脉之要穴，任脉为阴脉之海，上连心肺，中经脾胃，下通肝肾，与督脉、冲脉"一源而三歧"。为先天之结蒂，后天之气舍，真气之所系。通过艾灸本穴，可调理冲任，调整脏腑功能，补肾助阳，调畅气血，使月经自然复常。

3. 次髎

操作方法：双侧取穴，常规消毒，直刺 1 寸，得气后加用温灸，一般灸用 30 分钟左右，每日或隔日 1 次，7 次为 1 个疗程。

注解：次髎为八髎穴之一，归属膀胱经，内应泌尿生殖系统，具有补肾强腰、调理冲任之作用，是妇科病与泌尿生殖系统疾病之要穴，无论痛经还是月经失调皆有很好的调治作用。

4. 隐白

操作方法：双侧取穴，常规消毒，施以温和灸，每次施灸 20~30 分钟，每日 1 次，5 次为 1 个疗程。

注解：隐白为足太阴脾经之井木穴，灸之能益气固摄，活血止血，理血调经的作用，因此可以治疗崩漏、月经过多、月经不调等妇科病之经血病。

5. 子宫

操作方法；双侧取穴，常规消毒，根据患者疾病之虚实分别施以艾灸或针刺治疗，也可以针或灸并用，常施以温针灸，每日或隔日 1 次，7~10 次为 1 个疗程。

注解：子宫为经外奇穴，其穴在腹部，所处之地为胞宫之门户，胞宫气血汇聚之处，性善温散，有补肾调经、暖宫散寒、疏调下焦气机、调经和血之功。补之灸之补肾调经，暖宫散寒；泻之刺之则能调理下焦气机，调经和血。故本穴是调理月经不调之重要穴位。

二、经典对穴

1. 足三里与三阴交

操作方法：

足三里：双侧取穴，常规消毒，直刺 1~2 寸，得气后，施以平补平泻法。

三阴交：双侧取穴，常规消毒，直刺 1~1.5 寸，得气后，施以平补平泻法。

每次留针 30 分钟，每 10 分钟行针 1 次，每日或隔日 1 次，10 次为 1 个疗程。

注：本穴组已在腹痛章节叙述，故不再赘述，其运用可参考这一章节。

2. 天枢与水泉

操作方法：

天枢：双侧取穴，常规消毒，直刺 1~2 寸，得气后，施以平补平泻法。

水泉：双侧取穴，常规消毒，直刺 0.3~0.5 寸，得气后，施以平补平泻法。

每次留针 30 分钟，每 5~10 分钟行针 1 次，每日或隔日 1 次，10 次为 1 个疗程。

注解：天枢属足阳明经，且为大肠之募穴，本穴具有疏肠调胃、理气消滞、养血通经之效；水泉为足少阴肾经之郄穴，似深处之水源，治证多关乎血、水，故名水泉，是治疗妇科血证和小便不利之常用穴。二穴伍用由来已久，早在《百症赋》有载："月潮违限，天枢、水泉细详。"二穴伍用相得益彰，对月经延后、闭经有较好的作用。

3. 关元与三阴交

操作方法：

关元：常规消毒，直刺 1~1.5 寸，得气后，施以补法。

三阴交：双侧取穴，常规消毒，直刺 1~1.5 寸，得气后，施以补法。

每次留针 30 分钟，每 10 分钟行针 1 次，每日或隔日 1 次，7 次为 1 个疗程。

注解：关元属任脉，小肠之募穴，且为足之三阴经、冲脉之交会，本穴既可以调元气，又可以调肝脾肾三脏之气血，是治疗生殖、泌尿系统疾病之要穴；三阴交属脾经，且为足之三阴经之交会，具有调补冲任、疏肝、健脾、补肾之作用，是"妇科病第一要穴"。二穴相伍，相辅为用，益气助阳，滋补肝肾，疏理下焦。

4. 地机与血海

操作方法：

地机：双侧取穴，常规消毒，直刺 1~1.5 寸，得气后，施以平补平泻法。

血海：双侧取穴，常规消毒，直刺 1~2 寸，得气后，施以平补平泻法。

每次留针 30 分钟，每 10 分钟行针 1 次，每日 1 次，10 次为 1 个疗程。

注解：地机属足太阴脾经，为脾经之郄穴，郄穴善治急证，阴经郄穴善治血证，因此本穴功善调和气血，活血理血，调理胞宫，健脾利湿；血海属脾经，为脾血归聚之海，所以名为血海，具有扶脾统血、养血活血、理血调经的作用。二穴均为脾经穴，且皆为治疗妇科病之常用要穴，二穴伍用治疗月经不调由来已久，《百症赋》载曰："妇人经事改常，自有地机、血海。"二穴伍用通经接气，作用协同，相辅为用，扶脾统血，和血调血，补脾虚之不固作用益彰。

5. 血海与梁丘

操作方法：

血海：双侧取穴，常规消毒，直刺1～2寸，得气后，施以平补平泻法。

梁丘：双侧取穴，常规消毒，直刺1～1.5寸，得气后，施以平补平泻法。

注解：血海属足太阴脾经，具有祛瘀生新、引血归脾之效；梁丘属足阳明胃经，且为足阳明胃经之郄穴，功善理气和胃，通经活络之效。二穴伍用，一表一里，一脏一腑，一阴一阳，调气理血相互配合，而起到互补相辅的作用。

三、经典多穴

（一）月经周期异常基本方案

子宫、关元、三阴交、足三里

配穴：月经先期，加血海；月经后期，加归来、气海；月经先后不定期，加太冲、太溪。

操作方法：一般于月经前5～7天开始治疗，至月经结束为1个疗程，一般需要2～3个疗程。虚证、寒证可在子宫、关元、足三里施以艾灸。

注解：子宫、关元居小腹部，近于胞宫，调理冲任、通胞宫之气血；三阴交为"妇科病第一要穴"；足三里穴属胃经，与气血生化、运行密切相关，针之可行气活血，灸之能益气养血，对全身脏腑、经脉气血皆有良好的调节作用。

（二）月经量异常基本方案

子宫、气海、血海、三阴交

配穴：月经过多，加隐白、大敦；月经过少，加归来、中极。

操作方法：一般于月经前5～7天开始治疗，至月经结束为1个疗程，一般需要2～3个月经周期的治疗。虚证加用灸法，诸穴常规针刺。

注解：子宫、气海处小腹部，近于胞宫，理冲任，通调胞宫之气血；气海主气，血海主血，两穴相配既可调理冲任，又可调理气血；三阴交为"妇科病第一要穴"，调三阴，理经血。

（三）行经间期及经间期异常基本方案

子宫、气海、足三里、三阴交

配穴：经期延长，加关元、断红；经间期出血，加太溪、血海。

操作方法：一般于月经前5~7天开始治疗，至月经结束为1个疗程，一般需要2~3个月经周期的治疗。虚证加用灸法，诸穴常规针刺。

注解：子宫、气海其穴处于小腹部，穴与胞宫邻近，理冲任，通调胞宫气血；足三里为气血生化之源，益气摄血；三阴交为妇科病之效穴，有理三阴、益肝肾、调经血的作用。

🎗 小结 🎗

月经不调是月经病中最主要的一类疾病，包括了月经周期异常、月经量的异常及行经时间与经间期异常一系列疾病。当前现代医学尚无理想的方法，针灸施治具有较好的疗效。

月经周期异常的施治主要以调理冲任、益肾调经为主。经早当以血热或气虚为常见；经迟当以寒凝为常见；经乱当以肝郁为常见。月经量异常的施治当以调理冲任、调和气血为主。经量多者当以气虚、血热为常见；月经量过少者当以血虚、血瘀为常见。行经时间与经间期异常主要以调理冲任、活血止血为主。经间期延长主要以虚热、血瘀为常见；经间期出血多以肾虚为常见。临床施治时要把握治疗时机有助于提高疗效。一般多在月经来潮前5~7天开始治疗，在行经间期不停针，至月经结束为1个疗程。

平时要保持愉快的情绪，切忌郁怒生气，注意防寒保暖，少食寒凉食品，注意生活的调养和经期卫生。

第二节　痛经

🎗 概述 🎗

痛经是指在经期或行经前后，出现周期性小腹疼痛，或痛引腰骶，甚至剧痛晕厥者，又称为"经行腹痛"。痛经是妇科常见病之一，多见于青年女性。

祖国医学对本病有较早的记载，如《金匮要略·妇人杂病脉证并治》载：

"经水不利，小腹满痛，经一月再见。"在针灸学的运用也有较早的记载，如《针灸甲乙经》载："女子胞肿痛，月水不以时休止，天枢主之。"祖国医学认为痛经有虚实之分，实者多因情志不调，肝气郁结，血行受阻而致气滞血瘀；或经气受寒，坐卧湿地，冒雨涉水，寒湿之邪客于胞宫，致使气血运行不畅，冲任阻滞，"不通则痛"。虚者多因禀赋不足，肝肾不足，精血亏虚，或大病久病而致气血虚弱，加之行经后经血更虚，胞脉失养而致"不荣则痛"。病位在胞宫，与冲任二脉及肝、肾二脏关系密切。

现代医学将其分为原发性痛经和继发性痛经。原发性痛经又称为功能性痛经，系指生殖器官无明显器质性疾病者，占痛经90%以上；继发性痛经则多继发于生殖器的某些器质性疾病。针灸临床主要针对原发性痛经的治疗。针灸治疗有极佳的疗效，疼痛发作时多能立竿见影，且有很好的治本之效，一般2个月经周期即可治愈。

❀ 经典用穴 ❀

一、经典单穴

1. 承山

操作方法：双侧取穴，常规消毒，向上斜刺3寸，得气后，施以较强的捻转手法，每次留针30分钟，每10分钟行针1次，于月经前5~7天开始治疗，至月经来潮为止，每日1次。

注解：承山为足太阳膀胱经之穴，《灵枢·经别》载："足太阳之正，别入腘中，其一道下尻五寸，别入于肛……"可用于调理肠腑及肛周疾病，为治疗痔疾、痛经之经验效穴。

2. 十七椎

操作方法：常规消毒，直刺0.8~1.2寸，得气后，施以较强的平补平泻捻转手法，待疼痛消失或留针30分钟，每10分钟行针1次，于月经前5~7天开始治疗，至月经来潮为止，每日1次。

注解：十七椎为经外奇穴，是临床治疗痛经之效验穴，诸多的痛经患者可在十七椎处有明显的压痛反应。其穴虽为经外奇穴，但穴位处于督脉线上，督脉与任脉相应，针刺可以起到通督扶阳、暖宫散寒、化瘀止痛的作用，也是针灸临床"从阳引阴"的运用。

3. 地机

操作方法：双侧取穴，常规消毒，直刺 1~1.5 寸，得气后，施以较强的平补平泻提插捻转手法，每次留针 30 分钟，每 10 分钟行针 1 次，于月经前 5~7 天开始治疗，至月经来潮为止，每日 1 次。

注解：地机为脾经之郄穴，足太阴经循于少腹部，阴经之郄穴善治血证。本穴其性主疏调，功善调和气血，活血理血，调理胞宫，是治疗血证之常用要穴，因此针之可调血通经止痛，治疗痛经极效。

4. 三阴交

操作方法：双侧取穴，常规消毒，直刺 1~1.5 寸，得气后，施以平补平泻法，每次留针 30 分钟，每 10 分钟行针 1 次，于月经前 5~7 天开始治疗，至月经来潮为止，每日 1 次。

注解：三阴交为足太阴、厥阴、少阴三经之交会穴，健脾之中，又有补阳之功，益气升阳之中，又能滋补肝肾之阴，有通气滞、疏下焦、调血室、固精宫等作用，为"妇科病的第一要穴"，对痛经也有很好的作用。

5. 归来

操作方法：双侧取穴，常规消毒，直刺 1~1.5 寸，得气后，施以泻法，每次留针 30 分钟，每 10 分钟行针 1 次，于月经前 5~7 天开始治疗，至月经来潮为止，每日 1 次。

注解：本穴归属足阳明胃经，具有温经固脱、培补冲任、和血调经、调气降逆的作用，是妇科病之要穴，犹如"当归"之效。灸之可温经散寒；补之可起到培补冲任，益气固脱；泻之理气和血，调经止痛。

6. 公孙

操作方法：双侧取穴，常规消毒，直刺 0.5~0.8 寸，得气后，施以平补平泻法，每次留针 30 分钟，每 10 分钟行针 1 次，于月经前 5~7 天开始治疗，至月经来潮为止，每日 1 次。

注解：公孙为脾经之络穴，八脉交会穴之一，通于冲脉，脾能统血，冲为血之海，冲为十二经之海，女子以血为本，故本穴治疗妇科诸疾有特效，对痛经也有较好的疗效。

7. 血海

操作方法：双侧取穴，常规消毒，直刺 1~2 寸，实证施以泻法，虚证施以补法，每次留针 40 分钟，每 10 分钟行针 1 次，于月经前 5~7 天开始治疗，至月经来潮为止，每日 1 次。

注解：血海归属足太阴脾经，为血之海，具有活血化瘀、统血养血、凉血理血、通经止痛的作用，虚则补，实则泻，从而促使阴阳平衡，气血调和，达到"通则不痛"的目的。

8. 列缺

操作方法：双侧取穴，常规消毒，向上斜刺 0.5 寸，得气后留针 30 分钟，每 5~10 分钟行针 1 次，然后再施以艾灸，每穴灸 15 分钟，于月经前 5~7 天开始治疗，至月经来潮为止，每日 1 次。

注解：列缺为手太阴肺经之络穴，肺主气，朝百脉，刺之可调一身之气，因通于手阳明，手阳明为多气多血之经，所以列缺还能调理阳明之气血，使气血旺盛通达。列缺又为八脉交会穴，通于任脉，任脉主一身之阴，所以针刺列缺不但能通调任脉之气，还能调理诸阴经之气血。针配以灸法，可起到温经、行气以加强止痛之力。

9. 至阴

操作方法：双侧取穴，常规消毒，直刺 0.1 寸，得气后，施以较强的捻转手法，每次留针 30 分钟，每 10 分钟行针 1 次，于月经前 5~7 天开始治疗，至月经来潮为止，每日 1 次。

注解：至阴归属足太阳膀胱经之经金穴，本经之母穴，交于肾经之处，而胞脉系于肾，故本穴有调理胞宫气血之功。针之可调达胞宫气血，使气血畅通，腹痛自止。

二、经典对穴

1. 合谷与太冲

操作方法：

合谷：双侧取穴，常规消毒，直刺 0.5~1 寸，得气后，施以补法。

太冲：双侧取穴，常规消毒，直刺 0.5~0.8 寸，得气后，施以泻法。

每次留针 30 分钟，每 10 分钟行针 1 次，每日 1 次，与月经前 5~7 天施以治疗，至月经来潮为 1 个月经周期，一般 2~3 个疗程治愈。

注：本穴组已在癫狂章节叙述，故不再赘述，其运用可参考这一章节。

2. 合谷与三阴交

操作方法：

合谷：双侧取穴，常规消毒，直刺 0.8~1.2 寸，得气后，施以平补平泻法。

三阴交：双侧取穴，常规消毒，直刺 1~1.5 寸，得气后，施以平补平泻法。

每次留针 30~40 分钟，每 10 分钟行针 1 次，每日 1 次，于月经前 5~7 天施以治疗，至月经来潮为 1 个疗程，一般 2~3 个疗程治愈。

注解：合谷属手阳明大肠之原穴，具有通经活络、疏风解表、清热开窍、镇痛安神等作用；三阴交属足太阴脾经，为足之三阴之交会穴，具有健脾益气、滋阴养血、滋补肝肾、调和气血、通经活络之效。合谷以理气为主，三阴交以理血为要，二穴伍用，一气一血，气血同调，行气活血，通络止痛。

3. 子宫与次髎

操作方法：

子宫：双侧取穴，常规消毒，直刺 1~1.5 寸，得气后，施以平补平泻法。

次髎：双侧取穴，常规消毒，直刺 1~1.5 寸，得气后，施以平补平泻法。

每次留针 30 分钟，每 10 分钟行针 1 次，每日 1 次，于月经前 5~7 天施以治疗，至月经来潮为 1 个疗程，一般 2~3 个疗程治愈。

注解：子宫为经外奇穴，因穴近于子宫，且主治胞宫疾患，故名子宫，具有补肾调经、暖宫散寒、疏调下焦气机的作用；次髎属足太阳膀胱经，内应泌尿生殖系统，具有通经止痛、疏调下焦、调理冲任的作用，是治疗痛经之经验效穴。二穴伍用，一前一后，同居下焦，作用协同，相辅为用，共奏调补冲任，疏理下焦，调理气血，暖宫散寒之功。

4. 关元与三阴交

操作方法：

关元：常规消毒，直刺 1~1.5 寸，得气后，施以平补平泻法，并加用艾灸，施灸 20~30 分钟。

三阴交：双侧取穴，常规消毒，直刺 1~1.5 寸，得气后，施以平补平泻法。

于月经前 3~5 天施以治疗，每天 1 次，至月经来潮为 1 个疗程，一般 2~3 个疗程可愈。

注：本穴组已在月经不调章节叙述，故不再赘述，其运用可参考这一章节。

5. 公孙与内关

操作方法：

公孙：双侧取穴，常规消毒，直刺 0.5~0.8 寸，得气后，施以平补平泻法。

内关：双侧取穴，常规消毒，直刺 0.5~1 寸，得气后，施以平补平泻法。

每次留针 30~40 分钟，每 10 分钟行针 1 次，每天 1 次，于月经前 3~5 天施以治疗，至月经来潮为 1 个疗程，一般 2~3 个疗程可愈。

注：本穴组已在呃逆章节叙述，故不再赘述，其运用可参考这一章节。

6. 天枢与水泉

操作方法：

天枢：双侧取穴，常规消毒，直刺 1~1.5 寸，得气后，施以平补平泻法。

水泉：双侧取穴，常规消毒，直刺 0.3~0.5 寸，得气后，施以平补平泻法。

每次留针 30~40 分钟，每 10 分钟行针 1 次，每天 1 次，于月经前 3~5 天施以治疗，至月经来潮为 1 个疗程，一般 2~3 个疗程可愈。

注：本穴组已在月经不调章节叙述，故不再赘述，其运用可参考这一章节。

三、经典多穴

关元、子宫、十七椎、地机、三阴交

配穴：气滞血瘀者，加血海、太冲；寒凝血瘀者，加神阙、归来；气血不足者，加足三里、气海；肾气亏虚者，加太溪、肾俞。

操作方法：诸穴常规针刺，寒凝血瘀及气血不足者均可在小腹部穴位加用灸法，月经来潮前 5 天左右开始治疗，发作期每日治疗 1~2 次，非发作期可每日治疗 1 次。

注解：关元与子宫皆在小腹部，皆通于胞宫，且关元与足三阴经之交会，子宫虽为经外奇穴，但穴系胞宫，为治疗妇科病之专用穴，二穴针之可直接疏调胞宫，活血化瘀，调和气血，灸之温经散寒，调补冲任；十七椎是经外奇穴，为治疗痛经之经验效穴；地机为足太阴脾经郄穴，足太阴经循于少腹部，阴经郄穴善治血证，可调血通经止痛；三阴交为足三阴经之交会穴，具有调理脾、肝、肾的作用。

❀ 小结 ❀

痛经为妇科病中最常见的病症，现代医学尚缺乏有效的治疗方法，一般仅治标难治本，针灸施治可具有标本兼治的作用，具有见效迅速、适应证广、取穴少、无不良反应等优点，因此针灸可为治疗本病首选方法。

针灸治疗的关键要正确地辨证，首先本着针灸治疗之大则，根据"虚则补之，实则泻之，寒者热之，热者清之"的总原则，根据寒、热、虚、实的不同，分别采用温、清、补、攻四法随证施治，施以毫针刺、艾灸、刺血或其他方法。当经痛发作时则以调血止痛以治其标，平素调理时则当辨证求因以治本。

痛经施治掌握好针刺时机具有事半功倍之效，宜选择在月经前 3~5 天或者 5~7 天为佳，一般至月经来潮或者月经结束。在此时治疗既能提高临床疗效，又

能判断治疗的效果，一般 2~3 个月经周期可达到治愈目的。

第三节 闭经

😵 概述 😵

闭经是指年逾 16 周岁，月经尚未来潮，或已行经又中断 6 个月以上的症状，又称为"经闭"。前者（从无月经来潮者）称为"原发性闭经"，后者（曾经有过月经，又中断者）称为"继发性闭经"。闭经为妇科常见的一种病症。

祖国医学对本病有较早的认识，早在《黄帝内经》中已有载，称之为"女子不月""月事不来""月水不通"等。祖国医学认为，本病的发生多与禀赋不足、七情所伤、感受寒邪、房事不节、过度节食、产育或失血过多等因素有关。本病病位在胞宫，与肝、脾、肾有密切关系。闭经的发病机制有虚、实两个方面。虚者多因肝肾亏虚，气虚不足，阴虚血燥，而致经血不足，血海空虚，无血可下，故而致经闭不行，称为"血枯经闭"。实者多因气滞血瘀，痰湿阻滞而致血行不畅，冲任受阻，胞脉不通，而致经闭不行，称为"血滞经闭"。

在现代医学中将闭经分为了原发性与继发性两类：原发性闭经主要见于子宫、卵巢的先天异常或无子宫等；继发性闭经主要见于多囊卵巢综合征、阿谢曼综合征、席汉综合征、闭经-溢乳综合征、卵巢早衰、生殖器结核、药物毒副作用以及精神心理因素等引起的中枢神经及丘脑下部功能失常等疾病。

😵 经典用穴 😵

一、经典单穴

1. 长强

操作方法：常规消毒，直刺 1 寸，得气后，施以较强的泻法，每次留针 30 分钟，每 5~10 分钟行针 1 次，每日 1 次，7 次为 1 个疗程。

注解：长强起于督脉之首，别走任脉之行，又为足少阴肾经之所结。督脉为阳脉之海，任脉主胞胎，且与冲脉相通，冲为血之海，肾主前后二阴。且其穴又位于尾骨与肛门之间，近于胞宫，通于下腑，所以针刺长强具有补肾壮阳、通调任督、调理下焦作用。故针刺治疗闭经具有极佳的疗效，为临床闭经之公认效穴。

2. 承浆

操作方法：常规消毒，向上斜刺 0.3~0.5 寸，得气后，施以较强的捻转平补平泻法，每次留针 30 分钟，每 10 分钟行针 1 次，每日 1 次，7 次为 1 个疗程。

注解：承浆为任脉之尾穴，且与督脉、手足阳明交会。任脉起于胞中，主胞胎；督脉为阳脉之海，手足阳明经多血多气，针刺承浆可疏通四经之经气，调理任督，通调气血，故经自来。

3. 地机

操作方法：双侧取穴，常规消毒，直刺 2.5 寸，得气后，施以较强的捻转泻法，每次留针 30 分钟，每 10 分钟行针 1 次，每日 1 次，5 次为 1 个疗程。

注解：地机为脾经之郄穴，郄穴气血深聚之处，性主疏调，功善调和气血，活血理血，调理胞宫，凡月经异常、经闭或月经过多、崩漏等，皆可取之。

4. 归来

操作方法：双侧取穴，常规消毒，直刺 1~1.5 寸，得气后，施以平补平泻手法，每次留针 30~40 分钟，每 10 分钟行针 1 次，每日 1 次，10 次为 1 个疗程。

注解：归来为足阳明胃经之穴，其性主调和，具有温经固脱、培补冲任、和血调经的作用，其功犹如"当归"之效，为妇科病之要穴，闭经之效穴。

二、经典对穴

1. 中极与子宫

操作方法：

中极：常规消毒，排尿后向下斜刺 1.5~2 寸，使针感向会阴部放散，根据虚实施以补泻法。

子宫：双侧取穴，常规消毒，直刺 1~1.5 寸，得气后，施以平补平泻法，并配合温和灸 20 分钟。

每次留针 30~40 分钟，每 10 分钟行针 1 次，每日或隔日 1 次，7 次为 1 个疗程。

注解：中极属任脉，为任脉与足三阴经之交会，膀胱经气汇聚之募穴，具有调理下焦、通利膀胱的作用，泻之可化胞宫之瘀，祛下焦之瘀血，补之可温补肾气，温阳化气；子宫为经外奇穴，穴近子宫，主治胞宫疾患，故名子宫，性善温散，针之并施以灸，故有补肾调经、暖宫散寒、疏调下焦气机、调经和血之功。二穴同居下焦，并以调下焦为治，作用协同，相辅为用，以达调理冲任、疏理下焦、补肾暖宫、调经和血之效。

2. 长强与三阴交

操作方法：

长强：常规消毒，斜刺，针尖向上与骶骨平行刺入 0.5～1 寸，得气后，施以平补平泻法。

三阴交：双侧取穴，常规消毒，直刺 1～1.5 寸，得气后，施以平补平泻法。

每次留针 30 分钟，每 10 分钟行针 1 次，每日 1 次，7 次为 1 个疗程。

注解：长强属督脉，督脉为"诸阳之会"，脉长而气盛，其穴位居督脉之首，为纯阳之初始，其气尤为强盛，故名为长强。长强又为足少阴肾经所结，别走任脉，由于冲、任、督同出胞宫。补之可温阳益气，补精生血，活血通经；泻之可活血化瘀，调理冲任。三阴交为足三阴经之交会，因此针之可有健脾、补肾、疏肝之效，为治疗妇科病之首选穴。二穴伍用：三阴交以活血为主，属阴，为远端取穴，以治其本；长强以化瘀为要，属阳，为近部取穴，以治其标。二穴组合，远近相配，阴阳同调，活血化瘀，气血畅通，故月经自来。

3. 关元与归来

操作方法：

关元：常规消毒，排尿后直刺 1～1.5 寸，得气后，施以补法，并施以温和灸 20～30 分钟。

归来：双侧取穴，常规消毒，直刺 1～1.5 寸，得气后，施以泻法，

每次留针 30～40 分钟，每 10 分钟行针 1 次，每日 1 次，7 次为 1 个疗程。

注解：关元属任脉，为任脉与冲脉、足三阴经之交会，补之并灸之可温肾壮阳，培元固本，大补元气；归来属足阳明胃经，性主调和，能调气和血，培补冲任，调经止痛，尤长于治疗妇科诸疾，效如当归，为妇科之要穴。二穴均处于小腹，补泻兼施，相互制约，相互为用，既直接疏调胞宫，又能培元固本，理气和血，从而使经血生化有源，气血得通。

4. 合谷与太冲

操作方法：

合谷：双侧取穴，常规消毒，直刺 0.5～1.2 寸，得气后，施以泻法。

太冲：双侧取穴，常规消毒，直刺 0.5～0.8 寸，得气后，施以泻法。

每次留针 30 分钟，每 10 分钟行针 1 次，每日 1 次，10 次为 1 个疗程。

注：本穴组已在癫狂章节叙述，故不再赘述，其运用可参考这一章节。

5. 足三里与三阴交

操作方法：

足三里：双侧取穴，常规消毒，直刺 1.5~2 寸，得气后，施以补法。

三阴交：双侧取穴，常规消毒，直刺 1~1.5 寸，得气后，施以补法。

每次留针 30 分钟，每 10 分钟行针 1 次，每日 1 次，10 次为 1 个疗程。

注：本穴组已在腹痛章节叙述，故不再赘述，其运用可参考这一章节。

6. 合谷与三阴交

操作方法：

合谷：双侧取穴，常规消毒，直刺 0.5~1.2 寸，得气后，施以泻法。

三阴交：双侧取穴，常规消毒，直刺 1~1.5 寸，得气后，施以平补平泻法。

每次留针 30 分钟，每 10 分钟行针 1 次，每日 1 次，10 次为 1 个疗程。

注：本穴组已在痛经章节叙述，故不再赘述，其运用可参考这一章节。

三、经典多穴

（一）血枯经闭基本处方

关元、归来、大赫、肾俞、足三里、三阴交

配穴：肝肾亏虚者，加肝俞、太溪；气虚不足者，加气海、脾俞。

操作方法：本型操作用补法，腹部穴位可加用灸法，诸穴常规针刺，每次留针 40 分钟，每 10 分钟行针 1 次，每日 1 次，至月经来潮为止。

注解：关元为任脉与足三阴经之交会，位近胞宫，具有补益元气、调理冲任之功，是治疗妇科诸疾之要穴；归来位于小腹部，具有活血调经之效，是治疗经闭之效验穴；大赫是肾经与冲脉之交会穴，肾主生殖、冲为血之海，二经与经带胎产皆有重要关系，具有补益肾气、调理冲任之功；肾俞为肾之背俞穴，补益肾气，肾气旺则经血自充；足三里属于多气多血之足阳明胃经，为气血生化之源；三阴交为妇科之病首选穴。

（二）血滞经闭基本处方

中极、归来、子宫、血海、三阴交

配穴：气滞血瘀者，加太冲、期门；痰湿阻滞者，加中脘、丰隆；寒湿凝滞者，加神阙、命门。

注解：本型操作用泻法，气滞血瘀者可于血海点刺放血；寒湿凝滞者可于小腹部穴位施灸；余穴常规针刺。每次留针 40 分钟，每 10 分钟行针 1 次，至月经来潮为止。

注解：中极为任脉与足三阴经之交会穴，位近胞宫，有活血化瘀、通络止痛的作用，是妇科病实证之要穴；子宫有通胞脉，调气血的作用，是治疗妇科病之特效穴；血海为脾经之穴，有活血化瘀、统血养血之效；归来属足阳明胃经，具有活血化瘀、温经散寒之效，是妇科病之要穴；三阴交具有疏肝健脾补肾的作用，为"妇科病第一要穴"。

⚙ 小结 ⚙

导致闭经的原因多而复杂，现代医学施治多以性激素药治疗为主，所用往往仅治标难治本，祖国医学治疗本病多以通法为用，尤其针灸临床更为突出，然单纯通经之法是治疗的误区。对此古人早有告诫，经水不通，分有余与不足，医圣张仲景有言："经闭有血隔、血枯之不同，隔者病发于暂，通之而愈，枯者其来渐，补养乃充。"对此非常明确地指出了闭经有虚实之别，治法攻补各异。通过长期临床来看，本病属虚者并不少见，反而纯实者少之。因此临床中以单纯"通法"为治则是不当的思想观点，临证一定明确辨证，分清疾病之虚实，明辨是虚证的血枯经闭还是实证血滞经闭。按照"虚则补之，实则泻之"选择相应的穴位，并施以相应的手法。虚证的血枯经闭当以益脏为主，温通为辅，尤其配用灸法治疗；实证的血滞经闭当以活血通经为主，调冲任为辅的治疗原则，尤其配用刺血治疗。

第四节　崩漏

⚙ 概述 ⚙

崩漏是指妇女不在行经期间阴道内突然大量流血或淋漓不断的一种病证。前者称为崩中，表现为发病急骤，暴下如注，如《诸病源候论》中载："忽然暴下，谓之崩中。"发病突然急剧，病情较为严重，正如《妇科证治约旨》载："崩中者，势急症危。"；后者称为漏下，一般表现为缓慢发病，出血量少，淋漓不绝，《诸病源候论》中载："非时而下淋漓不断，谓之漏下。"崩与漏发病机制相同，仅是病情程度不同，在临床实际中，二者常常相互交替出现，因此崩与漏常常相互并称，一同论述。

　　祖国医学认为，本病的发生常与素体阳盛或脾肾亏虚、房劳多产、饮食不节、七情内伤、过度劳累等因素密切相关。或热伤冲任、迫血妄行；或瘀血阻滞、血不归经；或肾阳亏虚、失于封藏；或脾气虚弱、统摄无权，而致冲任损伤，不能制约经血，使子宫藏泻失常。其病位在胞宫，病变涉及冲、任二脉及肝、脾、肾三脏。病机主要是冲任损伤，固摄失司，而致经血自胞宫非时而下。

　　崩漏属于现代医学中的无排卵型功能失调性子宫出血、生殖器炎症、生殖器肿瘤及宫内节育环等原因所引起的阴道不规则出血之范畴。

经典用穴

一、经典单穴

1. 断红

操作方法：双侧取穴，常规消毒，握拳取之，沿掌骨水平方向刺入 1～1.5 寸，得气后，施以补法，每次留针 30 分钟，每 10 分钟行针 1 次，每日 1 次，至流血而止。

注解：断红为经外奇穴，在手背第 2、3 掌骨之间，指端下 1 寸处。本穴是近代临床发现的新穴，治疗妇科出血病证特效，因此称之为断红。

2. 隐白

操作方法：双侧取穴，常规消毒，崩证宜灸之，每次 20 分钟，每日 1～2 次，漏证宜针刺，每次 30 分钟，施以补法，每 10 分钟行针 1 次，每日 1 次，至流血而止。

注解：隐白为脾经之井穴，是脾经经气流注之起点，经气之所出。补之则能大益脾气，生发脾气而升阳举陷；灸之则能益气固摄，统血止血，理血调经，是妇科血证之要穴。漏证则是脾不统血而致，因此隐白尤其对漏证更具特效。

3. 大敦

操作方法：双侧取穴，常规消毒，崩证宜灸之，每次 20 分钟，每日 1～2 次，漏证宜针刺，每次 30 分钟，施以补法，每 10 分钟行针 1 次，每日 1 次，至流血而止。

注解：大敦是肝经之井穴，肝主藏血，大敦为足厥阴脉气所发，根之所在。足厥阴之脉绕阴器，会任脉，循少腹，因此刺之则能疏理下焦，调理冲任，灸之则能暖肝而温下元，治疗男女生殖妇科诸病，尤对妇科之崩证极具特效，因崩证主要与肝不藏血有关。

4. 关元

操作方法：常规消毒，施以隔姜灸，每次灸 20 分钟，每日 1 次，至出血而止。

注解：关元为任脉与足三阴经之交会，功善温肾壮阳，培元固本，大补元气，灸之温通脾、肝、肾及任脉，振奋脏腑气化功能，激发机体阳气，以达扶正、止血之功效。

5. 地机

操作方法：双侧取穴，常规消毒，直刺 1~2 寸，得气后，施以平补平泻法，每次留针 40 分钟，每 10 分钟行针 1 次，每日 1 次。

注解：地机为脾经之郄穴，性主疏调，功善调和气血，活血理血，调理胞宫，尤长于治疗血证。脾统血，故能健脾理血，凡经事异常、经闭、月经过多及崩漏皆可治之。

二、经典对穴

1. 隐白与大敦

操作方法：

隐白：双侧取穴，实证施以点刺放血或毫针刺 0.1~0.2 寸，虚证施以灸法。

大敦：双侧取穴，实证施以点刺放血或毫针刺 0.1~0.2 寸，虚证施以灸法。

点刺放血一般隔日 1 次，毫针每次 30 分钟，每日或隔日 1 次，艾灸每次 20~30 分钟，每日或隔日 1 次。

注解：隐白为脾经之木穴，补之健脾益气，升举下陷，灸之或刺之可益气固摄，活血止血，理血调经；大敦为肝经之井木穴，泻之可疏理下焦，调理冲任，灸之则能暖肝而温下元，为治疗前阴病和妇科病之常用穴。大敦以泻肝木为主，隐白以安脾胃为要。二穴参合，一肝一脾，井木协力，疏泄升清，收敛止血之功益彰。

2. 血海与三阴交

操作方法：

血海：双侧取穴，常规消毒，直刺 1~2 寸，得气后，施以平补平泻法。

三阴交：双侧取穴，常规消毒，直刺 1~1.5 寸，得气后，施以平补平泻法。

每次留针 30~40 分钟，每 10 分钟行针 1 次，每日 1 次，5 次为 1 个疗程。

注解：血海属足太阴脾经，为血液汇聚之海，有扶脾统血、养血活血、凉血理血之功；三阴交为足太阴、厥阴、少阴三经之交会穴，具有健脾、疏肝、补肾的作用，是治疗妇科病、血证以及脾肝肾三脏有关的男女、泌尿系统疾病之常用穴。二穴均为脾经之穴，同中有异，血海功善调和气血，三阴交善滋补三阴，养血活血。二穴相互为用，一调一补，健脾调血，气血得调，故血而止。

3．地机与血海

操作方法：

地机：双侧取穴，常规消毒，直刺 1~1.5 寸，得气后，施以平补平泻法。

血海：双侧取穴，常规消毒，直刺 1~2 寸，得气后，施以平补平泻法。

每次留针 30 分钟，每 10 分钟行针 1 次，每日 1 次，10 次为 1 个疗程。

注：本穴组已在月经不调章节叙述，故不再赘述，其运用可参考这一章节。

4．关元与三阴交

操作方法：

关元：常规消毒，排尿后直刺 1~1.5 寸，得气后，施以补法，并加用温针灸。

三阴交：双侧取穴，常规消毒，直刺 1~1.5 寸，得气后，施以补法，并加用温针灸。

每日 1 次，每次留针 30~40 分钟，5 次为 1 个疗程。

注：本穴组已在月经不调章节叙述，故不再赘述，其运用可参考这一章节。

5．隐白与足三里

操作方法：

隐白：双侧取穴，施以温和灸，每次 20~30 分钟。

足三里：双侧取穴，常规消毒，直刺 1~2 寸，得气后，施以补法，每次留针 30 分钟。

每日 1 次，5 次为 1 个疗程。

注解：隐白穴属足太阴脾经之井木穴，灸之可有益气固摄，活血止血，理血调经之效；足三里穴属足阳明胃经，为足阳明胃经脉气所入之合土穴，具有健脾和胃、扶正培元、调补气血的作用。二穴伍用，一里一表，一阴一阳，一脏一腑，一井一合，一木一土，相互制约，相互为用，作用协同，可补益脾胃之气，使得脾气充足则统摄气血之力增强，崩漏可止。

6．内关与公孙

操作方法：

内关：双侧取穴，常规消毒，直刺 0.5~1 寸，得气后，施以平补平泻法。

公孙：双侧取穴，常规消毒，直刺 0.5~0.8 寸，得气后，施以平补平泻法。

每次留针 30~40 分钟，每 10 分钟行针 1 次，每日 1 次，7 次为 1 个疗程。

注：本穴组已在呕吐章节叙述，故不再赘述，其运用可参考这一章节。

7. 隐白与太溪

操作方法：

隐白：双侧取穴，施以温和灸，每次灸 20~30 分钟。

太溪：双侧取穴，常规消毒，直刺 1~1.5 寸，得气后，施以补法，每次留针 30 分钟。

每日 1 次，7 次为 1 个疗程。

注解：隐白为脾经之井木穴，具有益脾统血、开窍醒神之效；太溪为足少阴肾经之土输穴、原穴，具有益肾补虚、滋阴降火之效。二穴伍用，一先天一后天，一补脾一补肾，一井木一输土，先后天同治，健脾补肾，益气固脱。

三、经典多穴

关元、子宫、三阴交、隐白、大敦、断红

配穴：血热者，加血海、行间；瘀血者，加血海、膈俞；脾虚者，加足三里、脾俞；肾虚者，加太溪、肾俞。

操作方法：关元针尖向下斜刺，使针感向会阴部放散；余穴常规针刺；脾虚及肾虚者腹部穴位加灸；瘀血者隐白、大敦加用刺血。每日 1 次，每次 40 分钟，每 10 分钟行针 1 次，7 次为 1 个疗程。

注解：关元为任脉与足三阴经之交会，具有调冲任、固摄经血的作用；子宫为经外奇穴，穴居于小腹部，系于胞宫，以调理胞宫气血而固崩；三阴交为足三阴经之交会穴，可疏调足三阴之经气，以健脾胃、益肝肾、补气血、调经水；隐白与大敦分别为脾经和肝经之井穴，脾统血，肝藏血，二穴一统一藏，止血调经；断红为经外奇穴，是崩漏证之效验穴。

🎋 小结 🎋

针灸治疗崩漏具有较好的优势性，疗效确实，临床施治时要根据"急则治其标，缓则治其本"的治疗原则，合理地运用塞流、澄源、复旧之三法。

塞流就是止血之法，这种情况适合暴崩，暴崩之际，需要止血防脱。急证多失血脱气，故遵循"急则治其标"的原则，运用塞流之法，止血防脱，采用固气摄血，益气固脱之法。止血之法，应以固气为先，"气为血之帅，血为气之母""有形之血不能速生，无形之气所当急固"。故止血的同时（常用止血的穴

位断红穴、地机、隐白等）常配气海、关元、足三里、脾俞、百会等益气止血，回阳固脱，方法常取针与灸并用。

漏证需要辨证求因，澄清本源，通过中医四诊辨其虚实，明确病性，知其根源，根据"虚者补之，实者泻之，热者清之，寒者温之"的原则来调理。虚者、寒者常施以艾灸，实者、热者常施以刺血疗法。

第五节　绝经前后诸症

概述

绝经前后诸症是指妇女在绝经前后，出现烘热汗出、眩晕耳鸣，心悸失眠、烦躁易怒、五心烦热、腰背酸痛、水肿泄泻、月经紊乱、情志不宁等诸多相关症状，诸症与绝经有关的证候，就称为"绝经前后诸症"，又称为"经断前后诸症"，俗称"更年期综合征"。相当于现代医学中绝经综合征、围绝经期综合征、卵巢早衰等疾病。

祖国医学认为，本病的发生与先天禀赋、情志所伤、劳逸适度、经孕产乳所伤等因素有关。妇女至绝经前后，肾气渐亏，天癸将竭，精血不足，阴阳平衡失调，出现肾阴不足，阳失潜藏，或肾阳虚衰，经脉失于温养等肾阴阳失调而发病。本病病位主要在肾，与肝、脾、心关系密切。基本病机为肾精不足，冲任亏虚。

本病症状表现多样，患者症状轻重悬殊较大，病程长短不一，有些患者可持续时间数年，有些患者仅几周即可症状消失。针灸治疗本病有较佳的疗效，无论在改善症状上还是从根本上解决皆有满意的效果，值得临床推广运用。

经典用穴

一、经典单穴

1. 三阴交

操作方法：双侧取穴，常规消毒，直刺 1~1.5 寸，得气后，施以平补平泻法，每次留针 30 分钟，每 10 分钟行针 1 次，每日或隔日 1 次，10 次为 1 个疗程。

注解：三阴交为足三阴经交会穴，寓藏着肝脾肾三脏之阴阳，既能补脾养血，又能补肾固精，滋阴柔肝，调补冲任，使脏腑得养，气血得充，阴阳平衡，故诸症得解。

2. 照海

操作方法：双侧取穴，常规消毒，直刺 0.5～0.8 寸，施以平补平泻法，得气后留针 30 分钟，每 10 分钟行针 1 次，每日或隔日 1 次，10 次为 1 个疗程。

注解：照海为足少阴肾经之穴，且为八脉交会穴之一，通于阴跷脉，是阴跷脉气生发之起始穴，功善滋阴泻火，补肾益精，调理经血，是治疗肾阴亏虚之疾要穴，绝经前后诸症多为肾阴亏虚所致，因此是肾阴亏虚而致本病的首选穴。

3. 然谷

操作方法：双侧取穴，常规消毒，直刺 0.5～0.8 寸，阳虚者灸之，可艾灸 20～30 分钟；阴虚者泻之，得气后留针 30 分钟，每 10 分钟行针 1 次，每日或隔日 1 次，10 次为 1 个疗程。

注解：然谷为足少阴肾经之荥火穴，为水中之真火，艾灸补之可温补少阴之火，温阳益气；泻之滋阴泻火，起到双向调节作用，无论阴虚还是肾阳虚衰之失调皆可调治。

二、经典对穴

1. 太溪与太冲

操作方法：

太溪：双侧取穴，常规消毒，直刺 1～1.2 寸，得气后，施以补法。

太冲：双侧取穴，常规消毒，直刺 0.5～0.8 寸，得气后，施以泻法。

每次留针 30～40 分钟，每 10 分钟行针 1 次，每日或隔日 1 次，10 次为 1 个疗程。

注：本穴组已在高血压病章节叙述，故不再赘述，其运用可参考这一章节。

2. 复溜与合谷

操作方法：

复溜：双侧取穴，常规消毒，直刺 0.5～1 寸，得气后，施以补法。

合谷：双侧取穴，常规消毒，直刺 0.5～1.2 寸，得气后，施以泻法。

每次留针 30 分钟，每 10 分钟行针 1 次，每日或隔日 1 次，10 次为 1 个疗程。

注解：合谷为手阳明大肠经之原穴，具有疏风解表、清热开窍、镇痛安神、益气固脱的作用；复溜归属足少阴肾经，为足少阴肾经经气所行之经金穴，功善疏通肾经经气，行气化水，通调水道，对汗液有双向调节作用。二穴配用，一阴一阳，一补一泻，一固一利，扶正祛邪，止汗益彰。

3. 关元与三阴交

操作方法：

关元：常规消毒，直刺 1~1.5 寸，得气后，施以补法。

三阴交：常规消毒，直刺 1~1.5 寸，得气后，施以平补平泻法。

每次留针 30~40 分钟，每 10 分钟行针 1 次，每日或隔日 1 次，10 次为 1 个疗程。

注：本穴组已在月经不调章节叙述，故不再赘述，其运用可参考这一章节。

4. 肾俞与肝俞

操作方法：

肾俞：双侧取穴，常规消毒，直刺 0.5~1 寸，得气后，施以平补平泻法。

肝俞：双侧取穴，常规消毒，直刺 0.5~0.8 寸，得气后，施以平补平泻法。

每次留针 30~40 分钟，每 10 分钟行针 1 次，每日或隔日 1 次，10 次为 1 个疗程。

注解：肾俞为足太阳膀胱经之腧穴，为肾气转输之背俞穴，是补肾之要穴，功专补肾，为补肾之专穴，既能补肾滋阴，又能温补肾阳，阴阳双补，其力平和；肝俞归属足太阳膀胱经，为肝经脉气所输注背部之背俞穴，具有疏肝泻胆、平肝息风、调肝明目之功效。肝肾同源，肾阴不足，精亏不能化血，水不涵木，可导致肝肾阴虚，肝失柔养，肝阳上亢。二穴伍用，滋水涵木，益肾养肝，补肾益精，疏肝解郁。

三、经典多穴

百会、关元、三阴交、太溪、复溜、神门

配穴：气血不足者，加足三里、脾俞；肾阴虚者，加照海；肾阳虚者，加命门；阴阳俱虚者，加照海、命门；气滞血瘀者，加太冲、血海。

操作方法：诸穴常规针刺，根据患者症状施以补法或平补平泻法。肾阳虚可加灸。

注解：百会位于巅顶，属于督脉，升清降浊，平肝潜阳，清醒头目；关元属任脉，补益元气，调和冲任；三阴交为脾、肝、肾三经之交会穴，健脾、疏肝、益肾，理气开郁，调补冲任；太溪为肾之原穴，复溜为肾经之母穴，二穴伍用补益肾之精气治其本；神门为心之原穴，安神定志。

小结

本病是围绕着女性绝经前后所出现的一系列相关症状，是影响女性身心健康的重要疾病之一。目前现代医学尚无理想的方法，针灸治疗具有较好的疗效，若能准确辨证，合理组方，施以正确的手段，则可较迅速地度过这一特殊时期。

祖国医学认为本病以肾虚为其根本，在临床施治时根据阴阳之盛衰以固护肾气为基础，不可过度地补或者泻，以平为期，这是治疗本病的基本原则。在以肾为虚的基础上常会波及相应的脏腑。如肾水不能上济于火，可致心肾不交，此时当以肾俞、心俞、神门、太溪等背俞、原穴为常用；若肾阴不足不能滋养肝木，或情志不畅，瘀而化热，灼伤真阴，可致肝肾阴虚，此时当以太溪、复溜、肾俞、肝俞、太冲、行间等滋阴泻肝火为治；肾阳不足而不能温煦脾阳，或劳倦过度，过食寒凉，伤脾及肾，可出现脾肾阳虚之证，此时以脾俞、太白、足三里、肾俞、命门、关元等健脾温补肾阳为治。

第六节　乳少

概述

乳少是指产后哺乳期内产妇乳汁甚少或全无，称为缺乳，又有"乳汁不足""产后乳少""无乳"等名称。本病在祖国医学中认识较早，尤其在针灸学方面有较多的相关记载，如《针灸甲乙经》载："乳难，太冲及复溜主之。"《千金翼方》载："妇人无乳法：初针两手小指外侧近爪甲深一分，两手液门深三分，两手天井深六分。"《针灸大成》载："妇人无乳，少泽、合谷、膻中。"《针灸逢源》载："乳汁不通，膻中，少泽。"可见本病在针灸临床中古医家已有丰富的临床经验，认识较为全面，具有可靠的疗效，至今这些经验仍指导着临床。

本病根据发病的原因可分为虚、实两类。虚证多因素体亏虚，或分娩失血过多、产后营养缺乏而致；实证多因情志不遂，肝气郁结，或痰浊阻滞而致。

现代医学认为本病多与激素失调、情绪因素、营养不良及哺乳不当等因素有关。

针灸治疗乳少有较好的作用，尤其对实证更为有效。

❀ 经典用穴 ❀

一、经典单穴

1. 少泽

操作方法：双侧取穴，根据虚实选择刺血或艾灸，虚证施灸 20 分钟，实证施以刺血，每日 1 次，5 次为 1 个疗程。

注解：少泽为手太阳小肠经之井穴，小肠与心相表里，手太阳小肠经脉、经别及络脉皆入于心，手少阴经筋"伏乳里"。心主血，乳汁为血化，心血不足或气血郁滞，则可引起乳汁不通。本穴治疗乳汁不足在针灸临床已被公认，具有确实的疗效，如《类经图翼》载："少泽穴疗妇人无乳。"

2. 膻中

操作方法：常规消毒，分别向两侧乳房平刺 1~1.5 寸，得气后，施以较强的捻转补泻法，根据虚证补之，实证泻之，每次留针 30 分钟，每 10 分钟行针 1 次，每日 1 次，7 次为 1 个疗程。

注解：膻中为任脉之穴，心包之募穴，八会之气会，针刺本穴可宽胸理气，疏调气机，宣通乳络而下乳。《针灸大成》载："膻中穴治疗妇人无乳。"《针灸聚英》载："无乳膻中少泽烧。"

3. 涌泉

操作方法：双侧取穴，常规消毒，直刺 0.5~1 寸，得气后，施以平补平泻法，每次留针 30 分钟，每 10 分钟行针 1 次，每日 1 次，3 次为 1 个疗程。

注解：涌泉为足少阴肾经之井穴，具有启闭开窍的功能，产后乳汁不通则为乳窍闭，针刺涌泉，可使乳窍通，乳汁分泌。

4. 内关

操作方法：双侧取穴，常规消毒，直刺 0.5~1.2 寸，得气后，施以平补平泻法，每次留针 30 分钟，每 10 分钟行针 1 次，每日 1 次，7 次为 1 个疗程。

注解：内关为手厥阴心包经之络穴，八脉交会穴之一，与冲脉合于胃心胸，手厥阴心包经起于胸中乳旁，针刺可起到宽胸通乳、疏通经络、理气活血、通调三焦气机的作用，故对乳房诸疾有较好的治疗作用，乳汁不足针刺也有佳效。

5. 足三里

操作方法：双侧取穴，常规消毒，直刺 1~2 寸，得气后，施以补法，每次留针 30 分钟，每 10 分钟行针 1 次，每日 1 次，7 次为 1 个疗程。

注解：乳汁为气血所化，胃主受纳，脾胃为后天之本，胃为水谷之海，气血生化之源。足三里为足阳明胃经之合穴，胃腑下合穴，足阳明胃经多气多血，针刺可健脾和胃，扶正培元，调补气血，通经活络，故而使气血生化有源，乳汁则足。

二、经典对穴

1. 膻中与少泽

操作方法：

膻中：常规消毒，分别向两侧乳房平刺 1 寸，施以较强的手法，每次留针 30 分钟，每 10 分钟行针 1 次，每日 1 次，5 次为 1 个疗程。

少泽：双侧取穴，先充分按揉指尖，使其充血，然后再迅速点刺使之出血，挤捏出血数滴，隔日 1 次。

注解：膻中属任脉，心包之募穴，八会之气会，本穴在两乳之间，针刺可有理气宽胸，利膈通乳之效；少泽属少太阳小肠经，为手太阳小肠经脉气所出之井金穴，刺之可宣通气血，活络通乳，为临床治疗乳汁不通之效验穴。二穴伍用，一近一远，功专通乳，既能直接疏调乳部之经气，又能通经活络，从而达到气血得通、活络通乳之效。

2. 三阴交与涌泉

操作方法：

三阴交：双侧取穴，常规消毒，直刺 1~1.5 寸，得气后，施以平补平泻法。

涌泉：双侧取穴，常规消毒，直刺 0.5~0.8 寸，得气后，施以平补平泻法。

每次留针 30 分钟，每 10 分钟行针 1 次，每日 1 次，5 次为 1 个疗程。

注解：三阴交属足太阴脾经，且为足三阴经之交会，脾主统血，主运化，脾为气血生化之源，后天之本，乳汁为血所化生，血足乳汁生；肝经上贯膈，布胁肋，肝气不舒，乳络不畅，发病为缺乳。肾藏精，主胞胎，主水，为先天之本。涌泉为足少阴肾经之井木穴，为全身孔穴最下者，位置最低处，脉气由此向上腾溢，如泉水自地涌出，故名涌泉，其功在启闭开窍。二穴伍用启闭乳络，乳汁生化有源，故乳汁自充。

3. 足三里与三阴交

操作方法：

足三里：双侧取穴，常规消毒，直刺 1~2 寸，得气后，施以平补平泻法。

三阴交：双侧取穴，常规消毒，直刺 1~1.5 寸，得气后，施以平补平泻法。

每次留针 30 分钟，每 10 分钟行针 1 次，每日 1 次，7 次为 1 个疗程。

注：本穴组已在腹痛章节叙述，故不再赘述，其运用可参考这一章节。

4. 膻中与乳根

操作方法：

膻中：常规消毒，分别向两乳方向平刺 1~1.5 寸，得气后，施以较强的刺激，使针感向乳房传导。

乳根：双侧取穴，常规消毒，向乳房基底部平刺 1.5 寸，得气后，施以较强的刺激手法，使针感向乳房广泛放散。

每次留针 30 分钟，每 10 分钟行针 1 次，每日 1 次，5 次为 1 个疗程。

注解：膻中属任脉，八会之气会，穴处两乳之间，性善通调，具有开胸通乳之效；乳根属足阳明胃经，穴处乳下，功善通络催乳。二穴均处于乳房之要害部位，刺之直接疏调乳房之气血，作用协同，相互为用，可宽胸理气，活血通络催乳。

5. 合谷与三阴交

操作方法：

合谷：双侧取穴，常规消毒，得气后，施以补法。

三阴：双侧取穴，常规消毒，得气后，施以补法。

每次留针 30 分钟，每 10 分钟行针 1 次，每日 1 次，5 次为 1 个疗程。

注：本穴组已在痛经章节叙述，故不再赘述，其运用可参考这一章节。

三、经典多穴

膻中、乳根、少泽、内关、足三里

配穴：气血不足者，加气海、脾俞；肝气郁结者，加期门、太冲；痰浊阻滞者，加中脘、丰隆。

操作方法：膻中向两侧乳房平刺；乳根向乳房基底部平刺；少泽实证可点刺放血，虚证可用灸法；余穴常规刺。每日 1 次，每次 30 分钟，每 10 分钟根据虚实施以补泻手法，5 次为 1 个疗程。

注解：膻中为八会之气会，其穴在两乳之间，虚证可益气养血生乳，实证泻之理气开郁通乳；乳根在其乳下，为多气多血的足阳明胃经，针刺可补益气血，生化乳汁，又能行气活血，通畅乳络；少泽为手太阳经之井金穴，小肠主液所生病，可疏泄肝木之郁，善调乳络，为生乳通乳之经验效穴；内关为心包经之络穴，且为八脉交会穴之一，通于阴维脉，可起到宽胸通乳、理气活血、通畅经络的作用；足三里属足阳明胃经之合穴，为"土中之土穴"，健脾和胃之效强大，起到益气生源之效。

❀ 小结 ❀

针灸治疗乳汁不足具有确实的疗效，据临床医学统计，其有效率高达85%以上，且见效较快，一般1~3次即可收效，因此值得推广运用。

临床施治关键应首先分清虚实，根据"虚则补之，实则泻之"的治疗原则：虚证用补法，常配用灸法；实证用泻法，常配合刺血或推拿手法。实证见效更快，有针之即效的效果，虚证相对缓慢。虚证取穴常以阳明经为主，实证多以足厥阴肝经为主，并结合临床之效验穴，如少泽、膻中、乳根、屋翳等穴。

可根据患者虚实适当配合食疗：虚证患者多食用一些营养的汤液，如豆浆、花生浆、小米粥、猪蹄汤、鲫鱼汤等，有助于乳汁的化生；实证患者可食用丝瓜络、王不留行、橘络等食物。更重要的是做好患者心理辅导工作，让产妇保持愉悦的心情，切忌郁怒生气，则能起到重要作用。

第七节 乳癖

❀ 概述 ❀

乳癖是指妇女乳房部常见的慢性良性肿块，以乳房肿块和胀痛为主症，与月经周期、情绪变化密切相关，又有"乳痰""乳核""乳痞""奶癖""乳粟"等称谓。本病常见于中青年妇女，发病率甚高，是临床中最常见的乳房疾病，占乳房疾病的75%左右。本病在祖国医学中记述较早，早在隋代巢元方的《诸病源候论》中已有相关论述，到了北宋《圣济总录》一书中已有了更为完善的论述。

祖国医学认为，本病的发生多由情志内伤，忧思恼怒，或思虑伤脾，或冲任失调，导致气滞血瘀，痰凝成核所致。足阳明胃经过乳房，足厥阴肝经至乳下，足太阴脾经行于乳外，可见主要以脾、肝、胃三经密切相关。基本病机是气滞痰凝，冲任失调。

本病相当于现代医学中的乳腺小叶增生、乳腺囊性增生、乳房纤维腺瘤等疾病。现代医学认为本病主要因内分泌激素失调而致，多与婚育、膳食、生存的外环境和遗传因素有关。

本病在现代医学中尚无有效的方法，针灸治疗具有确实的作用，值得临床推广运用。

❀ 经典用穴 ❀

一、经典单穴

1. 足临泣

操作方法：双侧取穴，常规消毒，直刺 0.5~0.8 寸，得气后，施以泻法，每次留针 30 分钟，每 10 分钟行针 1 次。于月经前 1 周左右施以治疗，每日 1 次，至月经来潮为止，一般连续治疗 2~3 个月经周期。

注解：本穴为胆经之输木穴，八脉交会穴，通于带脉，性善条达，功善疏泄，通经活络，刺之可疏通胆经之经气，疏肝解郁，通经止痛，因此对乳腺增生有极佳的疗效。

2. 鱼际

操作方法：双侧取穴，先在鱼际周围施以按压，在其处找到压痛反应点或结节，然后以此为进针点，针尖向上肢方向进针 0.5 寸，得气后，施以较强的捻转泻法，使针感向上放散，每次留针 30~40 分钟，每 10 分钟行针 1 次。于月经前 1 周施以治疗，至月经来潮止，一般连续治疗 2~3 个月经周期。

注解：鱼际为手太阴肺经之荥火穴，肺主一身之气，调节全身气机的升降出入，五行属火，荥主身热，因此清泻火热作用极强，足厥阴肝经气血又回流到肺中，气血循环往复，周而复始，由此加强了鱼际理气通络的作用。

3. 人迎

操作方法：患侧取穴，常规消毒，避开动脉直刺 0.5 寸，得气后，留针 15 分钟，不行针，每日 1 次，5 次为 1 个疗程。

注解：用人迎治疗乳腺增生是根据标本与气街四海理论的运用。乳房在足阳明胃经上，人迎为足阳明胃经之穴，足阳明胃经之本在厉兑，标在人迎颊下、夹颃颡，故为阳明胃经之标本；"膻中者为气之海，其输上在于柱骨之上下，前在于人迎。"膻中即胸部，其相通的腧穴后面在大椎上下，前面在人迎。所以，针灸人迎就可以治疗胸部的所有病症。

4. 列缺

操作方法：双侧取穴，常规消毒，以 15°~20° 向上斜刺 0.5 寸，得气后，施以捻转泻法，每次留针 30 分钟，每 10 分钟行针 1 次，每日 1 次，7 次为 1 个疗程。

注解：列缺为手太肺经之络穴，别走手阳明大肠经，且为八脉交会穴之一，通于任脉，既可以治疗肺经病变，又可以治疗与其相表里的大肠经病变，还可以治疗任脉之病变。针刺列缺可有宽胸理气、疏通胸部经络气血的作用，故治疗本病效佳。

5. 天宗

操作方法：患侧取穴，常规消毒，直刺 0.5~0.8 寸，得气后，施以较强的泻法，每次留针 30 分钟，每 10 分钟行针 1 次，每日 1 次，7 次为 1 个疗程。

注解：天宗与乳腺为前后之对应，因此乳腺疾病针刺天宗为前后对应取穴法，且乳腺疾病常在天宗处有明显的压痛反应，针之具有行气宽胸、化瘀消癖的作用，故乳腺疾病时针刺天宗即有明显的疗效。

二、经典对穴

1. 内关与太冲

操作方法：

内关：双侧取穴，常规消毒，直刺 0.5~1 寸，得气后，施以平补平泻法。

太冲：双侧取穴，常规消毒，直刺 0.5~0.8 寸，得气后，施以泻法。

每次留针 30 分钟，每 10 分钟行针 1 次，每日 1 次，于月经前 5~7 天开始施治，至月经来潮止，一般 2~3 个月经周期可愈。

注：本穴组已在胃痛章节叙述，故不再赘述，其运用可参考这一章节。

2. 外关与足临泣

操作方法：

外关：双侧取穴，常规消毒，直刺 0.5~1 寸，得气后，施以泻法。

足临泣：双侧取穴，常规消毒，直刺 0.5~0.8 寸，得气后，施以泻法。

每次留针 30 分钟，每 10 分钟行针 1 次，每日 1 次，于月经前 5~7 天开始施治，至月经来潮为止，一般 2~3 个月经周期可愈。

注：本穴组已在耳鸣、耳聋章节叙述，故不再赘述，其运用可参考这一章节。

3. 光明与足临泣

操作方法：

光明：双侧取穴，常规消毒，直刺 0.5~1 寸，得气后，施以泻法。

足临泣：双侧取穴，常规消毒，直刺 0.5~0.8 寸，得气后，施以泻法。

每次留针 30 分钟，每 10 分钟行针 1 次，每日 1 次，于月经前 5~7 天施以治疗，一般 2~3 个月经周期可愈。

注解：光明属足少阳胆经，为胆经别走足厥阴之络穴，具有清肝利胆、通经活络、祛风明目的作用；足临泣属足少阳胆经，为胆经所注之输木穴，八脉交会穴，通于带脉，性善条达，功善疏泄，具有疏肝解郁、通经止痛的作用。二穴伍用，合而用之，通经接气，清泻肝胆，疏肝理气，通经止痛之力益增。

4. 支沟与阳陵泉

支沟：双侧取穴，常规消毒，直刺 0.5~1 寸，得气后，施以泻法。

阳陵泉：双侧取穴，常规消毒，直刺 1~1.5 寸，得气后，施以泻法。

每次留针 30 分钟，每 10 分钟行针 1 次，每日 1 次，于月经前 5~7 天施以治疗，至月经来潮为止，一般 2~3 个月经周期可愈。

注：本穴组已在胁痛章节叙述，故不再赘述，其运用可参考这一章节。

5. 合谷与太冲

操作方法：

合谷：双侧取穴，常规消毒，直刺 0.5~1.2 寸，得气后，施以平补平泻法。

太冲：双侧取穴，常规消毒，直刺 0.5~0.8 寸，得气后，施以泻法。

每次留针 30 分钟，每 10 分钟行针 1 次，每日 1 次，于月经前 5~7 天施以治疗，一般 2~3 个月经周期可愈。

注：本穴组已在癫狂章节叙述，故不再赘述，其运用可参考这一章节。

三、经典多穴

膻中、乳根、期门、屋翳、人迎、足三里、内关

配穴：肝郁气滞者，加合谷、太冲；痰湿凝滞者，加中脘、丰隆；冲任失调者，加公孙、三阴交。

操作方法：膻中向患侧乳房方向平刺；乳根向乳房基底部平刺；屋翳向乳房肿块方向平刺；人迎针刺时避开颈动脉，不宜深刺久留；余穴常规针刺。一般于月经前 5~7 天开始治疗，每次留针 30~40 分钟，每 10 分钟行针 1 次，每日 1 次，至月经来潮为止。

注解：膻中为八会之气会，位于两乳之间，具有理气解郁的功效；乳根、屋翳、人迎、足三里均为足阳明胃经之穴，足阳明胃经多气多血，经脉循行过乳房，故局部乳根、屋翳与远端的足三里配合可调和阳明气血，疏通乳络，化痰散结消癖；期门为足厥阴肝经之穴，为肝之募穴，内关为手厥阴心包经之络穴，八脉交会穴之一，通于阴维脉，二穴伍用可疏肝解郁，理气化痰。

❀ 小结 ❀

本病的发生与情志因素关系密切，时下由于物质生活的快速发展，生活节奏的加快，社会及经济压力的增大，本病发病率呈明显的升高趋势，现代医学目前尚缺乏理想的治疗方法，针灸治疗本病简单、实效、迅速，可谓是理想的方法。

本病的症状有明显的周期性变化，随着月经的来潮开始出现症状，月经结束症状消失，因此施治时一定掌握治疗时机，一般在症状出现前 1~2 天开始治疗，至月经结束，于恰当的时机治疗则有事半功倍之效。治疗主要以调肝脾、化痰祛瘀、调和气血为主要原则，取穴常以足阳明经、足厥阴经、任脉为主。临床取穴主要分为三部分：一是乳房局部取穴，直接在患处，尤其肿块坚硬不消者，局部取穴极为重要，可配合火针治疗；二是乳房邻近穴位，如膻中、乳根、屋翳、膺窗、期门、肩井等；三是远端取穴，如足三里、太冲、内关、合谷、足临泣等穴。

因为本病的发生与情志因素关系密切，在治疗时及治疗后调畅患者的心情十分关键，切忌郁怒生气，要始终保持乐观的心态。

第八节　乳痈

❀ 概述 ❀

乳痈是指以乳房结块肿痛、乳汁排出不畅以致结脓成痈为主症的乳房疾病。一般多发生于产后 3~4 周的哺乳期妇女，尤以初产妇为多见，故又称为"产后乳痈"，还有"吹乳""妒乳""乳毒""乳疯"等称谓。

祖国医学认为，本病的发生多因过食辛辣厚味，胃经积热；或因情志不遂，肝气郁结，或忧思恼怒，肝经郁火；或乳头皮肤破损，外邪火毒入侵等，导致乳房脉络不通，排乳不畅，郁热火毒与积乳互凝，从而结肿成痈。也可因哺乳及断乳方法不当，导致乳汁瘀积，酝酿成乳痈。本病病位在乳房，主要与肝、胃两经密切相关。基本病机是胃热肝郁，火毒凝结。

本病相当于现代医学中的乳腺炎，现代医学认为本病的发生多因乳头发育不良，妨碍哺乳；或乳汁过多不能及时完全排空，或乳腺管欠通畅，影响哺乳，致使乳汁瘀积；或乳头破损，使细菌入侵繁殖而发病。

本病针灸治疗有较好的疗效，尤其是初期患者，治疗方法得当可迅速痊愈，且无任何不良反应，值得临床推广运用。

经典用穴

一、经典单穴

1. 至阳

操作方法：常规消毒，取用一次性刺血针头点刺 2~3 下，然后加拔火罐使之出血 2~3mL，每日 1 次，一般 1~2 次可愈。

注解：至阳为督脉之穴，其穴居于胸阳之下，刺之出血可清泻胸膺部阳热之邪，清热解毒。所以对急性乳腺炎有较佳的疗效，可迅速清热消肿，散结止痛。《金针梅花诗抄》载："至阳穴治一切恶疮疔毒与无名肿毒，灸之有奇效。"

2. 梁丘

操作方法：双侧取穴，常规消毒，直刺 1~1.5 寸，得气后，施以泻法，每次留针 30 分钟，每 10 分钟行针 1 次，每日 1 次，一般 1~3 次左右可愈。

注解：乳房属胃，其足阳明胃经过乳房，乳痈发生多为胃热壅滞而成，梁丘为足阳明胃经之郄穴，郄穴善治急证、痛证，针刺梁丘可疏通阳明经气，调和气血，清阳明之热邪，化瘀消肿，活络止痛。

3. 肩井

操作方法：患侧或双侧取穴，常规消毒，针体与皮肤成 80°向锁骨方向斜刺 0.5 寸，施以泻法，得气后留针 30 分钟，每 10 分钟行针 1 次，每日 1 次，一般 1~3 次可愈。

注解：肩井为足少阳胆经之穴，且与手少阳经、阳维脉之交会，性善通降，针刺本穴可疏通手足少阳经和阳维脉之经气，通经活络，理气通乳，因此急性乳腺炎时针刺本穴可有较佳的疗效，多数乳腺炎患者按压肩井可有明显的压痛反应。正如《百症赋》所言："肩井乳痈而极效。"

4. 内关

操作方法：双侧取穴，常规消毒，直刺 0.5~1.2 寸，得气后，施以平补平泻法，每次留针 30~40 分钟，每 10 分钟行针 1 次，每日 1 次，3 次为 1 个疗程。

注解：内关属于手厥阴心包经之络穴，手厥阴心包经从胸走手，针刺内关可疏调三焦气机，宽胸理气，疏通瘀乳，化滞散结，因此内关是乳腺疾病的特效穴。

5．天宗

操作方法：患侧取穴，先在穴位处切循按压，找出痛点，常规消毒，取用一次性刺血针头点刺2~3下，然后加拔罐5~10分钟，使之出血3~5mL，若一次不愈，隔日再施以同法治疗，一般1~2次可愈。

注解：天宗与乳房前后相应，乳腺疾病多在本穴可找到压痛反应或结节，针刺治疗乳腺疾病则为前后对应取穴运用，点刺放血可起到散结祛瘀、清热解毒、疏通乳络的作用，因此乳腺炎时用之则速见其效。

二、经典对穴

1．少泽与天宗

操作方法：

少泽：双侧取穴，常规消毒，取用一次性刺血针点刺出血数滴即可。

天宗：患侧取穴，常规消毒，取用一次性刺血针点刺出血，然后加拔罐使之出血一二毫升即可。

一次不愈者，于第2天按上法重新治疗一次。

注解：少泽为手太阳小肠经之井穴，井穴乃十二经脉之"根"，阴阳经脉之气相交之所，有疏通气血、泻热凉血的作用，是临床治疗本病的特效穴。正如《玉龙歌》载："妇人吹乳痛难消，吐血风痰稠似胶，少泽穴内明补泻，应时神效气能调。"天宗穴属手太阳小肠经，穴居后背，前对乳房，有前病后治之妙。二穴组合，远近相合，通经接气，通畅气血，疗效倍增。

2．至阳与足临泣

操作方法：

至阳：常规消毒，向上斜刺0.8~1.2寸，得气后，施以泻法。

足临泣：双侧取穴，常规消毒，直刺0.5~0.8寸，得气后，施以泻法。

每次留针30分钟，每10分钟行针1次，每日1次。

注解：至阳为督脉脉气所发，阳气至极，因穴居上、中焦交界处，背部阴阳交关之地，故上可从阳引阴，振奋胸中之阳气，温通胸阳；足临泣归属足少阳胆经，为胆经经气所输注之输木穴，八脉交会穴，通于带脉，具有疏肝解郁、通经止痛的作用。二穴伍用，疏泄肝气，宣痹宽中，散瘀定痛作用增强。

3．丰隆与膻中

操作方法：

丰隆：双侧取穴，常规消毒，直刺1~2寸，得气后，施以泻法。

膻中：常规消毒，施以合谷刺，得气后，施以泻法。

每次留针 30 分钟，每 10 分钟行针 1 次，每日 1 次。

注解：丰隆属足阳明胃经，本经之络穴，别行走于足太阴脾经，其性能通能降，引邪热从阳明下行，且得太阴湿土之润下，因此不仅降泻实邪，而且还能化痰热；膻中属任脉，心包经之募穴，八会穴之气会，能理气宽胸，逐瘀止痛。二穴伍用，远近相合，协力为用，开胸散结，清降化痰，理气消痈之力益彰。

4. 阳陵泉与足三里

操作方法：

阳陵泉：双侧取穴，常规消毒，直刺 1~1.5 寸，得气后，施以泻法。

足三里：双侧取穴，常规消毒，直刺 1~2 寸，得气后，施以平补平泻法。

每次留针 30 分钟，每 10 分钟行针 1 次，每日 1 次。

注：本穴组已在黄疸章节叙述，故不再赘述，其运用可参考这一章节。

三、经典多穴

膻中、乳根、期门、肩井、内关、梁丘

配穴：气滞血瘀者，加太冲、血海；胃热者，加厉兑、内庭；火毒热盛者，加大椎、大敦。

操作方法：膻中向患侧乳房横刺；乳根向乳房基底部平刺；期门沿肋间隙向外平刺；肩井穴平刺或斜刺，不可直刺深刺；余穴常规针刺。每次留针 30 分钟，施以泻法，每 10 分钟行针 1 次。每日 1 次，一般 3~5 次可愈。

注解：膻中、乳根均在乳房之局部，膻中为八会之气会，在两乳之间，乳根在乳下，穴属足阳明胃经，针刺可宽胸理气，通调乳络；期门邻近乳房，肝之募穴，善疏肝理气，化瘀消肿；肩井为足少阳胆经之穴，且为手少阳、足阳明、阳维脉之交会，所交会诸经脉皆行于胸膺部，用之疏调诸经之经气，散瘀通络，宽胸理气，为治疗乳腺疾病之经验效穴；内关为手厥阴心包经之络穴，心包经起于乳头之外，针刺宽胸理气，疏肝解郁；乳房为足阳明胃经所过，梁丘为足阳明之郄穴，与乳根远近相配，针刺通经止痛，清泻阳明胃热。

❀ 小结 ❀

乳痈是哺乳期常见疾病，哺乳期是一个特殊时期，用药则会影响哺乳，因此选择天然绿色的针灸治疗具有独特的优势，且针灸治疗具有确实的疗效。

祖国医学认为本病的发生主要以热证、实证为主，所以治疗时主要以清热泻

火，通经活络，散瘀破结为基本治则。针灸学根据经络循行理论认为，胃经过乳房，足厥阴肝经行于乳下，脾经行于乳房外侧，因此针灸施治主要以足阳明胃经、足厥阴肝经、足太阴脾经穴位为主。临床最常用的穴位有肩井、膻中、梁丘、期门、乳根、内关、合谷、太冲等相关穴位。

第九节　带下病

❀ 概述 ❀

带下病是指带下量明显增多或减少，色、质、气味异常，或伴有全身或局部症状的疾病。在这里所谈的带下病主要针对带下过多而言，在古代这类疾病又称为"白沃""赤沃""白沥""下白物"等。本病在祖国医学中记述甚早，早在祖国医学经典著作《黄帝内经》中已有本病之名，如《素问·骨空论》载："任脉为病，女子带下瘕聚。"之后诸多的医学著作多有相关论述。在祖国医学中带下病有广义和狭义之分，广义的带下泛指经、带、胎、产等多种妇科疾病，因这些疾病皆发生在带脉以下，正所谓"经脉所过，疾病所生"，故古人也将妇产科医生称为"带下医"，由此可见，古人对带下病的重视。如《史记·扁鹊仓公列传》记载："扁鹊名闻天下，过邯郸，闻贵妇人，即为带下医。"在古代所指的带下病多指的广义之带下，所以在古代民间有"十女九带"之说，就指此而言。

正常的带下是成熟女性所应有的生理现象，正如著名医家王孟英所言："带下，女子生而即有，津津常润，本非病也。"可见生理性带下可有而不可无，可行而不可止。也就是说，女子有合适的量、正常的色、稀薄得当的白带则是必须存在的，反之则为病态了。

祖国医学认为，本病的发生常与感受湿邪、饮食劳倦、素体虚弱等因素有关。本病病位在胞宫，与带脉、任脉及脾、肾关系密切。基本病机则是湿邪阻滞，任脉不固，带脉失约。

带下病可见于现代医学诸多疾病，如阴道的各种炎症、宫颈炎、盆腔炎、女性淋病、子宫肿瘤及内分泌失调等皆可出现带下多的临床表现，凡以带下多为主症的患者可参考本篇施治。

❀ 经典用穴 ❀

一、经典单穴

1. 曲骨

操作方法：嘱患者先排空小便，仰卧位，常规消毒，向会阴部斜刺 2.5 寸，使针感向会阴部放散，施以平补平泻法，寒湿证者加用灸法，每次留针 40 ~ 60 分钟，每 10 分钟行针 1 次，隔日 1 次，每 3 次为 1 个疗程。

注解：曲骨位于下腹部，内应膀胱和内生殖器，为任脉之穴，且与足厥阴肝经交会，二脉皆循于阴部，与生殖系统联系密切，针刺可调理二经经气，二经皆是治疗带下病主要经脉。《素问·骨空论》载："任脉为病……女子带下瘕聚。"

2. 白环俞

操作方法：双侧取穴，常规消毒，直刺 1 ~ 1.5 寸，得气后，施以补法，每次留针 40 分钟，每 10 分钟行针 1 次，寒湿之症可加用灸法，每日 1 次，7 次为 1 个疗程。

注解：白环俞穴属足太阳膀胱经，位居于腰骶部，内应精室胞宫，是人体藏精之所，精华之气转输之处。功善益肾固精，调经止带。针刺或艾灸本穴可调膀胱气化，利湿止带，是临床治疗带下病之效验穴。

3. 带脉

操作方法：双侧取穴，常规消毒，直刺 1 ~ 1.5 寸，得气后根据虚实施以补泻，每次留针 30 分钟，每 10 分钟行针 1 次，每日 1 次，7 次为 1 个疗程。

注解：带脉为足少阳胆经之穴，且与带脉之交会，有维系妇女经带之功，功善调经止带，根据虚补实泻，补之则能补肾温阳，调经止带，泻之则能清热利湿，调经止带。故无论虚实之带下皆可调治。

二、经典对穴

1. 关元与带脉

操作方法：

关元：常规消毒，排尿后直刺 1 ~ 2 寸得气后，施以补法。

带脉：双侧取穴，常规消毒，得气后根据虚实施以补泻。

每次留针 30 ~ 40 分钟，每 10 分钟行针 1 次，每日或隔日 1 次，每 10 次为 1 个疗程。

注解：关元属任脉，且与冲脉、足三阴经之交会，功善温肾壮阳，培元固本，大补元气；带脉穴属足少阳胆经，且与带脉之会，有维系妇女经带之功，功善调经止带，补之则能补肾温阳，调经止带，泻之则能清热利湿，调经止带。二穴伍用，相辅为用，温肾暖宫，培元固本，故使经带而止。

2. 带脉与三阴交

操作方法：

带脉：双侧取穴，常规消毒，直刺 1~1.5 寸，得气后根据虚实施以补泻手法。

三阴交：双侧取穴，常规消毒，直刺 1~1.5 寸，得气后，施以平补平泻法。

注解：带脉位于带脉经气之所过，足少阳胆经与带脉之交会，有维系妇女经带之功，功善调经止带；三阴交为脾、肝、肾三经之所会，具有调经止带之效。二穴伍用，相辅为用，作用协同，带脉穴治其标，三阴交治其本，标本兼治，作用快，疗效巩固。

3. 复溜与足三里

操作方法：

复溜：双侧取穴，常规消毒，直刺 0.5~1 寸，得气后，施以补法。

足三里：双侧取穴，常规消毒，直刺 1~2 寸，得气后，施以补法。

每次留针 30~40 分钟，每 10 分钟行针 1 次，每日或隔日 1 次，7 次为 1 个疗程。

注解：复溜属足少阴肾经，为足少阴肾经经气所行之经穴，且为本经之母穴，具有滋补肾阴之功；足三里属足阳明胃经，为足阳明胃经之合穴，本腑之下合穴，具有健脾和胃、扶正培元、调补气血的作用。二穴伍用，先后天同调，补肾益气，经带复常。

4. 三阴交与阴陵泉

操作方法：

三阴交：双侧取穴，常规消毒，直刺 1~1.5 寸，得气后，施以补法。

阴陵泉：双侧取穴，常规消毒，直刺 1~2 寸，得气后，施以平补平泻法。

每次留针 30~40 分钟，每 10 分钟行针 1 次，每日或隔日 1 次，7 次为 1 个疗程。

注解：三阴交属足太阴脾经，且为足三阴经之交会，具有健脾益气、疏肝理气、调理冲任的作用；阴陵泉属足太阴脾经，为足太阴脾经经气所入之合水穴，具有健脾化湿、淡渗利湿、益气养血的作用。二穴皆为脾经之穴，其作用协同，相辅为用，健脾益气，祛湿止带之功益彰。

5. 归来与三阴交

操作方法：

归来：双侧取穴，常规消毒，向下斜刺 1.5～2 寸，得气后，施以平补平泻法。

三阴交：双侧取穴，常规消毒，直刺 1～1.5 寸，得气后，施以平补平泻法。

每次留针 30～40 分钟，每 10 分钟行针 1 次，每日或隔日 1 次，7 次为 1 个疗程。

注解：归来属足阳明胃经，穴居小腹部，具有温经固脱、培补冲任、和血调经之效；三阴交属足太阴脾经，且为足三阴经之交会穴，尤善治妇科诸疾。二穴均为妇科之要穴，二穴伍用，一脾一胃，一表一里，一近一远，疏理下焦，益气固脱，理气和血，培补冲任，调经止带之效益彰。

6. 中极与带脉

操作方法：

中极：常规消毒，向下斜刺 1～1.5 寸，得气后，施以平补平泻法。

带脉：双侧取穴，常规消毒，直刺 1～1.5 寸，得气后，施以平补平泻法。

每次留针 30 分钟，每 10 分钟行针 1 次，每日或隔日 1 次，10 次为 1 个疗程。

注解：中极属任脉，为任脉与足三阴经之会，具有调理下焦、通利膀胱、温阳化气的作用；带脉属足少阳胆经，且与带脉之会，具有调经止带的作用。二穴伍用，作用协同，以奏清理下焦，调经止带。

7. 足三里与阴陵泉

操作方法：

足三里：双侧取穴，常规消毒，直刺 1～2 寸，得气后，施以平补平泻法。

阴陵泉：双侧取穴，常规消毒，直刺 1～1.5 寸，得气后，施以泻法。

每次留针 30 分钟，每 10 分钟行针 1 次，每日或隔日 1 次，10 次为 1 个疗程。

注：本穴组已在水肿章节叙述，故不再赘述，其运用可参考这一章节。

三、经典多穴

关元、三阴交、带脉、白环俞

配穴：脾虚湿困者，加足三里、脾俞；肾阳虚者，加肾俞、命门；湿热下注者，加阴陵泉、中极、蠡沟。

操作方法：关元向下斜刺1.5寸，使针感向会阴部放散；带脉向前斜刺，不宜深刺；余穴常规针刺。每次留针40分钟，每10分钟行针1次，每日1次，7次为1个疗程。

注解：关元、三阴交均为脾、肝、肾之交会，调理肝、脾、肾，以治其本；带脉属足少阳胆经，为足少阳、带脉二经之交会，是带脉经气所过之处，可协调冲任，有理下焦、调经血、止带下的功效；白环俞属足太阳膀胱经，可调下焦之气，利下焦湿邪，有利湿止带之功，为临床治疗带下病之效验穴。

小结

针灸治疗本病有较佳的作用，关键点还是正确地辨证。带下病辨证的要点在于辨别色、质、气味三个方面，以带的三大要点可辨其寒、热、虚、实，因此色、质、味就是白带辨证的三大内容。

带下最基本的原因以脾虚为主，因此健脾祛湿是治疗本病的基本治则。在健脾祛湿的同时又应当辨其寒、热、虚、实，再根据虚则补之、实则泻之、寒则温之、热则清之的原则施以不同的对证治疗。若以脾虚为主则以补脾健脾为主，常以脾俞、足三里、阴陵泉、三阴交等穴为常用，适宜针灸并用；若以肾虚为主者则当以温阳补肾为主，常以肾俞、命门、关元、志室、太溪等穴为常用，适宜针灸并用；若以湿热为主者则当以清热利湿为主，常以阴陵泉、蠡沟、中极、行间等穴为常用，可配合刺血疗法。另外还有带下之特效穴，如带脉、白环俞等穴，各种带下证皆可运用，如此施以治疗，具有简、便、验的特点。

第十节　阴痒

概述

阴痒是指妇女外阴及阴道瘙痒，甚或痒痛难忍，坐卧不宁，又称为"阴门瘙痒""阴暀""阴虫"。本病名称首见于东晋葛洪所著的《肘后备急方》中，之后诸多医籍皆有相关论述，其著作中对病因病机及治疗已有了明确的认识，如《医宗金鉴》载："妇人阴痒，多因湿热生虫，甚则肢体倦怠，小便淋漓，宜用逍遥散、龙胆泻肝汤。"在针灸著作中也有明确的治疗经验，最早的医学经典巨著《黄帝内经》中已有相关治疗经验，如《灵枢·经脉》载："足厥阴之别，名曰蠡沟……其病气逆则睾肿卒疝，实则挺长，虚则暴痒，取之所别也。"在第一部针灸专著《针灸甲乙经》中也有载："女子下苍汁，不禁赤沥，阴中痒痛，因小腹控䏚，不可俯仰，下髎主之；女子少腹苦寒，阴痒及痛，经闭不通，中极主之。"可见，祖国医学已对本病有较早的认识。

祖国医学认为，本病的发生多与感染虫疾、忧思恼怒、房劳过度、久病体虚等因素有关。本病病位在阴部，主要与任脉、肝经密切相关。基本病机为肝经湿热下注或阴虚化燥生风。

本病可见于现代医学的外阴炎、阴道炎、外阴白斑、外阴营养不良、外阴瘙痒等疾病。

经典用穴

一、经典单穴

1. 蠡沟

操作方法：双侧取穴，常规消毒，向上平刺 0.5～0.8 寸，得气后，施以泻法，每次留针 30 分钟，每 10 分钟行针 1 次，每日 1 次，10 次为 1 个疗程。

注解：蠡沟为足厥阴肝经之络穴，足厥阴肝经经脉循于阴部，其经别分支经胫骨上结于阴部，故善治前阴病变，针刺泻之清利肝胆湿热，故对肝胆湿热而致的阴痒则有佳效，如《灵枢·经脉》载曰："足厥阴之别，名曰蠡沟，去内踝五寸，别走少阳；其别者，循经上睾，结于茎。其病气逆则睾肿卒疝，实则挺长，虚则暴痒，取之所别也。"

2. 曲泉

操作方法：双侧取穴，常规消毒，直刺 1～1.5 寸，得气后，施以泻法，每次留针 30 分钟，每 10 分钟行针 1 次，每日 1 次，10 次为 1 个疗程。

注解：本穴为足厥阴肝经之合水穴，足厥阴肝经与生殖系统联系密切，根据"经脉所过，主治所及"的理论可取用肝经之穴，本穴泻之具有清利肝胆湿热的作用，因此对湿热下注而致的前阴病变有良效。

3. 曲骨

操作方法：先排净膀胱，稍向下斜刺 1～1.5 寸，使针感向会阴部放散，施以泻法，每次留针 30 分钟，每 10 分钟行针 1 次，每日 1 次，7 次为 1 个疗程。

注解：曲骨为任脉之穴，且与足厥阴肝经之会，二脉皆循行于阴部，针之可调理二经之经气，其穴处于下腹部，可直接疏调小腹部之气血，利下焦。泻之则清热利湿，杀虫止痒，故对阴痒极效。

二、经典对穴

1. 蠡沟与阴陵泉

操作方法：

蠡沟：双侧取穴，常规消毒，向上平刺 0.5~0.8 寸，得气后，施以泻法。

阴陵泉：双侧取穴，常规消毒，直刺 1~1.5 寸，得气后，施以泻法。

每次留针 30 分钟，每 10 分钟行针 1 次，每日 1 次，7 次为 1 个疗程。

注解：蠡沟属足厥阴肝经，为肝经联络沟通与胆经之络穴，主治阴门瘙痒，有如虫行，故名蠡沟；阴陵泉属足太阴脾经，为足太阴脾经所入之合水穴，泻之具有健脾益气、祛湿止带的作用。一肝木，一脾土，相互制约，相互促进，健脾利湿，疏肝清热，杀虫止痒之功益彰。

2. 曲骨与三阴交

操作方法：

曲骨：常规消毒，排尿后直刺 1~1.5 寸，得气后，施以泻法。

三阴交：双侧取穴，常规消毒，直刺 1~1.5 寸，得气后，施以平补平泻法。

每次留针 30 分钟，每 10 分钟行针 1 次，每日 1 次，7 次为 1 个疗程。

注解：曲骨穴位于下腹部，内应膀胱和内生殖器，为任脉与足厥阴肝经之会，二脉皆循行于阴部，刺之可调二经之经气，泻之则清热利湿；三阴交属脾经，且为足三阴经之交会穴，可调理脾、肝、肾，清下焦湿热。二穴伍用，曲骨在近处，治其标，三阴交在远处，治其本，标本兼治，健脾补肾，通经化湿，清利湿热，故痒自止。

三、经典多穴

中极、蠡沟、行间、三阴交

配穴：肝经湿热者，加曲骨、下髎；肝肾阴虚者，加太溪、太冲；带下量多者，加带脉；阴部干涩者，加照海、然谷；气血不足者，加足三里、气海。

操作方法：中极针尖稍向下斜刺 1.5 寸，使针感向小腹部放射；余穴常规针刺。每次留针 30~40 分钟，施以泻法，每 10 分钟行针 1 次，每日或隔日 1 次。

注解：中极属任脉，且为足三阴经之交会，是膀胱之募穴，其穴在小腹部，有理下焦，调经带的作用；足厥阴肝经环阴器，抵小腹，足厥阴络脉结于阴器，蠡沟为足厥阴肝经之络穴，太冲为足厥阴肝经之原穴，二穴伍用则为本经原络配穴法，根据"经脉所行，主治所及"，二穴伍用具有疏肝利胆、清热利湿的作用；三阴交为足之三阴经之交会穴，可调理脾、肝、肾三经之虚实。

💈 小结 💈

祖国医学认为本病的发生主要与肝经湿热下注或阴虚化燥生风有关，因其病位在阴部，所以本病与肝经、任脉关系密切，肝经与生殖系统联系最为密切，故当以取肝经穴位为主，常取用行间、太冲、蠡沟等穴；任脉起于胞中，以上毛际，所以取用任脉穴位也极为重要，常取用中极、曲骨、关元、气海等穴。本病发生主要以湿为主，所以脾经之穴也常取用，临床多取用阴陵泉、三阴交等穴。

第十一节 子宫肌瘤

💈 概述 💈

子宫肌瘤是指女性子宫上方的平滑肌和结缔组织所形成的一种肿瘤。子宫肌瘤是女性最常见的一种良性肿瘤，也是人体中最常见的肿瘤之一，又称为纤维肌瘤、子宫纤维瘤。由于子宫肌瘤主要是由子宫平滑肌细胞增生而成，其中有少量纤维结缔组织作为一种支持组织而存在，故称为子宫平滑肌瘤，简称为子宫肌瘤。目前现代医学对其病因尚未完全明确，考虑与遗传、激素分泌失调等因素有关。一般多发生于30~50岁中年妇女，多数患者没有明显的症状，多在查体时被发现，少部分患者可有月经异常、带下异常、阴道出血、腹部触及肿物及下腹坠胀等临床表现。

子宫肌瘤归属于祖国医学中的癥瘕之范畴，又有"石瘕""血瘕"之称。其中结块坚硬，固定不移，推揉不散，痛有定处，病属血分，为"癥"；结块不坚，推之可移，痛无定处，病属气分，为"瘕"。由于气血关系密切，常因气聚日久而致血瘀成癥，临证时癥与瘕往往难以截然区分，因而在临床中多是"癥瘕"并称。本病在祖国医学中认识较早，早在《黄帝内经》中《素问·骨空论》中已有本病名之记载。祖国医学认为，本病的发生主要是因气血失调及脏腑失和，使痰湿、气滞、瘀血、寒凝、热毒等结聚于胞宫，日久形成结块。

现代医学治疗本病主要是以性激素或手术治疗为主，用药副作用大，疗效欠佳，手术痛苦性大，易复发。针灸治疗有较好的疗效，可有标本兼治的作用特点，值得临床推广运用。

❀ 经典用穴 ❀

一、经典单穴

1. 子宫

操作方法：双侧取穴，常规消毒，排尿后向下斜刺 2 寸，得气后，施以泻法，每次留针 30 分钟，每 10 分钟行针 1 次，每日或隔日 1 次，10 次为 1 个疗程，每个疗程间隔 3~5 天。

注解：子宫为经外奇穴，穴内近子宫，为胞宫气血汇聚之处，性善温散，有补肾调经、暖宫散寒、疏调下焦气机、调经和血的功效，主治胞宫诸疾，因此名为子宫穴。

2. 天枢

操作方法：双侧取穴，常规消毒，直刺 1~1.5 寸，得气后，施以平补平泻法，每次留针 30 分钟，每 10 分钟行针 1 次，每日 1 次，10 次为 1 个疗程，每个疗程间隔 2~3 天。

注解：天枢乃大肠之募穴，主奔豚，泄泻，妇人女子癥瘕，血结成块，月事不时，故对子宫肌瘤有较好的疗效。

3. 痞根

操作方法：双侧取穴，常规消毒，施以温针灸，每次 30 分钟，每日或隔日 1 次，10 次为 1 个疗程，每个疗程间隔 3~5 天。

注解：痞根为经外奇穴，在第 1 腰椎棘突下，后正中线旁开 3.5 寸处。"痞"是指痞块之意，指腹内出现异常的包块；"根"是之根部的意思。因本穴有截断痞块根部之效，故名。本穴具有健脾和胃、理气止痛、行气活血、软坚散结的作用，因此可对子宫肌瘤有很好的治疗功效。

二、经典对穴

1. 曲池与三阴交

操作方法：

曲池：双侧取穴，常规消毒，直刺 1~1.5 寸，得气后，施以泻法。

三阴交：双侧取穴，常规消毒，直刺 1~1.5 寸，得气后，施以补法。

每次留针 30~40 分钟，每 10 分钟行针 1 次，每日或隔日 1 次，10 次为 1 个疗程，每个疗程可间隔 3~5 天。

注解：曲池属手阳明大肠经，为手阳明经脉气所入之合土穴，具有清热解表、祛风止痒、调和气血、通经活络、舒筋利节的作用；三阴交属足太阴脾经，为足三阴经之会，是治疗妇科病、血证以及肝脾肾三脏有关的男女生殖、泌尿系统疾病之常用穴。曲池善游走通导，走而不守；三阴交功专补三阴，善守而不走。二穴伍用，一上一下，一阳一阴，一腑一脏，一泻一补，一走一守，相互制约，相互为用，调和气血，通经化瘀，消肿止痛之功益彰。

2. 中极与三阴交

操作方法：

中极：常规消毒，排尿后直刺 1~2 寸，得气后，施以泻法。

三阴交：双侧取穴，常规消毒，直刺 1~1.5 寸，得气后，施以补法。

每次留针 30~40 分钟，每 10 分钟行针 1 次，每日或隔日 1 次，10 次为 1 个疗程，每疗程间隔 3~5 天。

注解：中极属任脉，为任脉与足三阴经之会，膀胱经气汇聚之募穴。内应膀胱、胞宫、精室，具有调理下焦、通利膀胱、温阳化气的作用；三阴交为足太阴、厥阴、少阴三经交会穴，可调理肝、脾、肾三脏相关疾患。二穴伍用调理任脉与足三阴经之经气，理下焦、通胞宫、散瘀结、促气化、调经血、固下元之功益彰。

3. 中极与子宫

操作方法：

中极：常规消毒，排尿后直刺 1~2 寸，得气后，施以泻法。

子宫：双侧取穴，常规消毒，直刺 1~1.5 寸，得气后，施以平补平泻法。若同时加用艾灸其效更佳。

每次留针 30~40 分钟，每 10 分钟行针 1 次，每日或隔日 1 次，10 次为 1 个疗程，每个疗程可间隔 3~5 天。

注：本穴组已在闭经章节叙述，故不再赘述，其运用可参考这一章节。

4. 血海与三阴交

操作方法：

血海：双侧取穴，常规消毒，直刺 1~2 寸，得气后，施以平补平泻法。

三阴交：双侧取穴，常规消毒，直刺 1~1.5 寸，得气后，施以平补平泻法。

每次留针 30~40 分钟，每 10 分钟行针 1 次，每日或隔日 1 次，10 次为 1 个疗程，每个疗程间隔 3~5 天。

注：本穴组已在崩漏章节叙述，故不再赘述，其运用可参考这一章节。

三、经典多穴

中极、子宫、归来、三阴交、血海

配穴：气滞者，加气海、足三里；瘀血者，加膈俞、合谷、太冲；痰湿者，加中脘、丰隆；湿热者，加内庭、曲池。

操作方法：中极、子宫、归来针刺时先排净膀胱，注意针刺深度，中极针刺时针尖稍向下斜刺，腹部穴位最宜加用灸法，余穴常规针刺，每次留针 30～40分钟，每 10 分钟行针 1 次，每日 1 次，10 次为 1 个疗程，每疗程间可休息 3～5 天。

注解：中极、子宫、归来均在小腹部，具有直接疏调小腹部气血的作用。中极为任脉与足三阴经之交会，具有调理冲任、通利下焦的作用，子宫为妇科病之特效穴，也是本病之效验穴，归来具有活血化瘀、温通经脉的作用，三穴同用具有通利下焦、散瘀消结之效；三阴交是脾、肝、肾三经之交会，具有健脾、疏肝、补肾的作用，是历代治疗妇科之第一要穴；血海为血之海，具有活血化瘀、养血行血之效。

❀ 小结 ❀

随着现代化仪器广泛普及运用，以及国人对身体健康的高度重视，有诸多的女性被检查出本病，但是现代医学在目前尚无有效的保守治疗方法，当肌瘤发展到一定程度只能施以手术方法解决。通过长期针灸临床实践经验来看，针灸治疗具有确实的疗效，但目前在临床就诊率极低，多数一般在就诊时肌瘤就已经发展到较大，此时已错过最佳治疗时机，此时施治往往疗效不佳，本病应当早期发现、早期诊断、早期治疗，这是获取疗效的关键，肌瘤越小疗效越好。

针灸施治主要以局部与远端用穴相结合的方式确定治疗方案，局部用穴以改善局部气血运行，远端用穴以消除气滞、血瘀、痰凝等病因。并多主张艾灸与针刺结合运用，操作方法常以补泻并用，以疏通经络，培补正气，扶正祛邪。

第十二节　不孕症

❀ 概述 ❀

不孕症是指女子在生育年龄，夫妇同居 2 年以上，男方生殖功能正常，有正常的性生活，未避孕而未受孕；或曾孕育过，未避孕又间隔 2 年以上未再受孕。前者称为"原发性不孕"，古代又称为"全不产""无子"；后者称为"继发性不孕"，古代又称为"断续"。祖国医学无论在中药方面还是针灸学中皆积累了大量的临床经验，尤其是在针灸学方面留下了诸多的临床实效方法，凡有一定影响的针灸学著作皆有本病的相关治疗经验，如《针灸甲乙经》中有载："绝子，灸脐中，令有子……女子绝子，衃血在内不下，关元主之。"《针灸大成》中载曰："绝子：商丘、中极。"《针灸大全》中有载："女人子宫久冷，不受胎孕：照海二穴，中极一穴，三阴交二穴，子宫二穴。"《针灸资生经》记载："次髎、涌泉、商丘，治绝子。"还有诸多的针灸医籍皆有相关的临床实践经验记载，可见针灸学对治疗不孕症确为有效的方法。

祖国医学认为，本病的发生常与先天禀赋不足、房事不节、反复流产、久病大病、情志失调、饮食及外伤等因素有关。本病病位在胞宫，与任、冲二脉及肝、脾、肾关系密切。基本病机为肾气不足，冲任气血失调。

本病可见于现代医学中的诸多疾病，如子宫类疾病（先天子宫畸形、子宫发育不良、子宫腺肌症、子宫肌瘤）、输卵管类疾病（输卵管发育不良、输卵不通）卵巢类疾病（性腺发育不全、多囊卵巢综合征、卵巢肿瘤、卵巢功能早衰、黄体功能不全）下丘脑-垂体-卵巢轴功能失调（闭经、排卵障碍、闭经泌乳综合征）、生殖器疾病（如炎症、结核）及机体免疫和全身某些疾病等。可见本病极为复杂，临证时应当全面分析，正确地诊病，合理地辨证，对于先天性疾病或生殖缺陷类疾病非针灸所能治，祖国医学对此早就有明确的记载，如早在万全《广嗣纪要·择配篇》中言"五不女"（即螺、纹、鼓、角、脉）非能治。

经典用穴

一、经典单穴

1. 子宫

操作方法：双侧取穴，常规消毒，直刺 1~1.5 寸，根据患者虚实施以补泻，或施以灸法。每日 1 次或隔日 1 次，15 次为 1 个疗程，每疗程间隔 3~5 日。

注解：子宫为经外奇穴，因穴近于子宫，主治胞宫疾患，故名子宫。本穴补之或灸之则能补肾调经，暖宫散寒；泻法或平补平泻则可调理下焦气机，调经和血，是治疗妇科病之常用要穴，临床根据患者虚实施以补法、灸法或泻法，随证而施。本穴治疗不孕症由来已久，早在《针灸大成》有载"子宫穴……治妇人久无子嗣"。

2. 大赫

操作方法：双侧取穴，常规消毒，直刺 1~1.5 寸，针后加灸，每次留针 40 分钟，得气后，施以补法，每 10 分钟行针 1 次，同时配合温灸 20 分钟，每日或隔日治疗 1 次，10 次为 1 个疗程。

注解：大赫属足少阴肾经，且与冲脉之所会，穴居下焦，内应胞宫、精室，阴气盛大，精气会聚，赫赫下焦元阳升发之处，故名大赫。任主胞胎，冲为血之海、十二经之海、五脏六腑之海，女子当以血为本，故本穴对不孕症具有特效。针刺并灸之，可补肾培元，补虚散寒、暖宫促孕。

3. 关元

操作方法：常规消毒，直刺 1~2 寸，使针感向会阴部放散，每次留针 30 分钟，每 10 分钟行针 1 次，然后再施以艾灸 20 分钟，寒证、虚证可采用附子饼灸，每日 1 次，10 次为 1 个疗程，一般治疗 2~3 疗程即可。

注：本穴已在崩漏章节叙述，故不再赘述，其运用可参考这一章节。

4. 三角灸

操作方法：常规消毒，采用艾条灸，每次灸 30 分钟，每天 1 次，10 次为 1 个疗程，每疗程间隔休息 3~5 天，一般治疗 3 个疗程即可。

注解：三角灸为经外奇穴，以患者两口角之间的长度为一边，作等边三角形，将顶角置于脐中心，底边呈水平线，两底角处是穴。本穴施灸可具有调理气机、益肾培元、暖宫散寒、行气止痛之功，因此对宫寒不孕、肾虚不孕、气滞血瘀不孕皆效。

5. 阴交

操作方法：常规消毒，直刺 1~2 寸，得气后，施以补法，并加用温灸，每次留针 40 分钟，每日或隔日 1 次，15 次为 1 个疗程。

注解：本穴居于脐下属阴，为任脉与冲脉、足少阴经之所会，故名阴交。任主胞胎，冲为血海，二脉皆起于胞中，肾主生殖，因此针之并灸之，可温暖胞宫，调理冲任，补肾固本，调经和血。

二、经典对穴

1. 关元与三阴交

操作方法：

关元：常规消毒，排尿后直刺 1~2 寸，得气后，施以补法。

三阴交：双侧取穴，常规消毒，直刺 1~1.5 寸，得气后，施以平补平泻法。

每次留针 30~40 分钟，每 10 分钟行针 1 次，并同时加用温和灸，每日 1 次或隔日 1 次，15 次为 1 个疗程。

注：本穴组已在月经不调章节叙述，故不再赘述，其运用可参考这一章节。

2.　妇科与还巢

操作方法：

妇科：在大指背第 1 节之中央线外开（偏向尺侧）3 分，距上横纹 1/3 处 1 穴，距下横纹 1/3 处 1 穴，共 2 穴。针深 2 分，一用两针。

还巢：在无名指中节外侧（偏向尺侧）正中央点取穴。针深 1~3 分。

妇科与还巢左右交替用针，每次留针 30 分钟，每 10 分钟行针 1 次，施以平补平泻法，每日 1 次，10 次为 1 个疗程，每疗程间隔 3~5 天。

注解：二穴均为董氏奇穴穴位，二穴治疗妇科诸疾均有特效，因二穴治疗不孕症功效强大，所以在临床又称之为"送子观音穴"。临床用之，确具特效。

3.　关元与神阙

操作方法：

关元：常规消毒，排尿后直刺 1~2 寸，得气后，施以补法，每次 40 分钟。

神阙：先用食盐填平肚脐，再将铜币厚的姜片穿透数空放置于食盐上面，再将姜片上面置以艾炷，每次施灸 20~30 分钟。

每日 1 次，10 次为 1 个疗程，每疗程间隔 3~5 天。

注解：关，闭藏之义；元，气之始也，指元气。本穴适当丹田，为人身元气之根，男子藏精之阁，女子藏胞之宫，元阴元阳交关之所，具有温肾壮阳、培元固本之功；神阙位于脐中，为先天之结蒂，后天之气舍，真气之所系，功善温阳救逆，温中和胃。二穴均在丹田之处，作用协同，功效相近，合而用之，大补元气，培元固本，温肾壮阳，回阳救逆，暖宫散寒之力倍增。有道是："寒水之地不生草木，重阴之渊不长鱼龙。"因此二穴伍用增强了生发之气。

4.　归来与三阴交

操作方法：

归来：双侧取穴，常规消毒，直刺 1~2 寸，得气后，施以平补平泻法。

三阴交：双侧取穴，常规消毒，直刺 1~1.5 寸，得气后，施以平补平泻法。

每次留针 30~40 分钟，每 10 分钟行针 1 次，每日或隔日 1 次，15 次为 1 个疗程，每疗程间隔 3~5 天。

注：本穴组已在带下病章节叙述，故不再赘述，其运用可参考这一章节。

5. 中极与子宫

中极：常规消毒，排尿后直刺1~2寸，得气后，施以平补平泻法。

子宫：双侧取穴，常规消毒，直刺1~1.5寸，得气后，施以平补平泻法。

每次留针40分钟，每10分钟行针1次，每日或隔日1次，10次为1个疗程，每疗程间隔3~5天。

注：本穴组已在子宫肌瘤章节叙述，故不再赘述，其运用可参考这一章节。

6. 大赫与太溪

操作方法：

大赫：双侧取穴，常规消毒，直刺1~1.5寸，得气后，施以补法。

太溪：双侧取穴，常规消毒，直刺1~1.5寸，得气后，施以补法。

针后同时加用温和灸20分钟，每次留针30分钟，每日或隔日1次，10次为1个疗程，每疗程间隔3~5天。

注解：大赫为足少阴肾经脉气所发，冲脉与足少阴经之所会，内应胞宫、精室，具有温阳散寒、补肾培元之功；太溪归属足少阴肾经，为肾经经气所注之输土穴，肾脏原气所过和溜止足少阴经之原穴，为肾脉之根，先天元气之所发，能调节肾脏之元阴元阳。二穴皆为肾经之穴，一在小腹部直接疏调宫内气血，一远在下肢，重在补益肾气。二穴伍用相辅相成，协同应用，通经接气功专补肾，合而用之真阴充足摄精成孕。

三、经典多穴

关元、大赫、子宫、三阴交、太溪、肾俞

配穴：肾阴虚者，加复溜、照海；肾阳虚者，加命门、神阙；肝郁者，加太冲、血海；气血不足者，加足三里、气海；宫寒者，加命门、神阙。

操作方法：关元、大赫、子宫针刺时嘱患者排净膀胱，注意针刺深度，虚证、寒证宜加用灸法；余穴常规针刺。每日或隔日1次，每次30~40分钟，每10分钟行针1次，每10次为1个疗程，每疗程间隔休息3~5天，一般3~5个疗程即可。

注解：肾藏精主生殖，肾气旺盛，精血充足，冲任调和，乃能摄精成子。关元为任脉与足三阴经之交会，为元气所聚所藏之处，并位近胞宫，功善培补元气，温肾壮阳；大赫为足少阴肾经脉气所发，并与冲脉相交会，内应胞宫精室，是下焦元阳升发之处，水中之火，助阳生热，功善温阳散寒、调理冲任；子宫为经外奇穴，内应胞宫精室，可化瘀滞而通胞络；三阴交是足三阴经之交会穴，既

能滋补肝、脾、肾之阴血，又能温通肾阳而达培肾固本、温补元气之功；太溪为肾之原穴，肾俞为肾的背俞穴，二穴同用，补益肾气，以治其本。关元、大赫、三阴交三穴同用能有效地做到理下焦、通冲任、培元气的功能，是治疗不孕症之特效组合，可被称为"生殖三针"。

❈ 小结 ❈

祖国医学自古以来治疗不孕症就有较好的疗效，且积累了非常丰富的经验。但本病则是众多疾病所表现出的一个基本症状，其原因非常复杂，本病治疗的成功与否与其病因有直接的关系。祖国医学根据病因将不孕症归结为两大类，一是属于先天生理缺陷，二是由于后天原因，针灸主要针对的是后天原因所致的不孕症。祖国医学认为不孕的主要原因在肾气不足，孕育有赖于肾气的旺盛，正如《素问·上古天真论》载："女子七岁，肾气盛，齿更发长；二七天癸至，任脉通太冲脉盛，月事以时下，故有子……"由此可见，不孕症重点在肾，临床施治以调肾为主。常言道："寒水之地不生草木，重阴之渊不长鱼龙。"因此不孕治疗非常重视艾灸疗法。

第十三节 妊娠恶阻

❈ 概述 ❈

妊娠恶阻是指妊娠早期（6～16 周）出现恶心、呕吐、厌食，甚至食入即吐，亦称"孕吐""子病""病儿""病食""阻病"。在妊娠早期，孕妇出现了轻度的恶心、呕吐、择食等表现，不影响正常饮食和其健康，称为早孕反应，不属于本病之范畴，一般也不需要特殊处理，多在妊娠 3 个月左右逐渐消失。

祖国医学认为，妊娠恶阻的发生常与素体脾胃虚弱、抑郁恚怒等因素有关。也就是说本病的发生关键在于孕妇的体质、情绪因素和脏腑功能的强弱。本病病位在胃，与冲脉及肝、脾关系密切。基本病机是冲气上逆，胃失和降。

本病与现代医学中的妊娠剧吐相符，目前尚无有效药物，在这一时期是胎儿发育关键时期，用药须十分慎重，因此现代医学治疗较为棘手，针灸治疗没有不良反应且取穴少、见效快、疗程短，值得临床推广运用。

经典用穴

一、经典单穴

1. 内关

操作方法：双侧取穴，常规消毒，直刺 1~1.5 寸，得气后，施以平补平泻法，手法不宜过重，每次留针 20~30 分钟，每 5~10 分钟行针 1 次，每日 1 次，一般 3~5 次可愈。

注解：内关为手厥阴心包经之络穴，通于三焦，与冲脉合于胃心胸，通于阴维脉而主一身之阴络，内关五脏，联络涉及范围甚广，上可宽胸理气，中可和胃降逆，下可理气活血，外可疏通经络，尤其降逆和胃之效强大，临床有"降逆止呕第一穴"之称，因此对妊娠呕吐极效。

2. 足三里

操作方法：双侧取穴，常规消毒，直刺 1.5~2 寸，得气后，施以平补平泻法，每次留针 30 分钟，每 10 分钟行针 1 次，每日 1 次，一般 3~5 次可愈。

注解：足三里为胃经之合穴，胃腑之下合穴，具有升清降浊之功、化积行滞之力。施以针刺，升清降浊，条达气机，从而起到疏导胃气之枢纽的作用，呕逆自止。

3. 天突

操作方法：常规消毒，先直刺 0.2~0.3 寸，然后将针尖转向下方，紧贴胸骨后方刺入，不提插捻转，每次留针 15 分钟，每日 1 次，3 次为 1 个疗程。

注解：天突位于颈部，上连咽喉，内应气道，为任脉与阴维脉之会，性善清降，刺之可降逆化痰，清利咽喉，通利肺胃之气，因此对胃失和降之噎膈呃逆皆可治之。

二、经典对穴

1. 内关与公孙

操作方法：

内关：双侧取穴，常规消毒，直刺 0.5~1.2 寸，得气后，施以平补平泻法。

公孙：双侧取穴，常规消毒，直刺 0.5~0.8 寸，得气后，施以平补平泻法。

每次留针 20~30 分钟，每 5~10 分钟行针 1 次，每日 1 次，一般 1~3 次即可治愈。

注：本穴组已在呃逆章节叙述，故不再赘述，其运用可参考这一章节。

2. 中脘与足三里

操作方法：

中脘：常规消毒，直刺1~1.5寸，得气后，施以平补平泻法。

足三里：双侧取穴，常规消毒，直刺1~2寸，得气后，施以平补平泻法。

每次留针20~30分钟，每10分钟行针1次，每日1次，一般1~3次可愈。

注：本穴组已在呃逆章节叙述，故不再赘述，其运用可参考这一章节。

三、经典多穴

中脘、内关、公孙、足三里

配穴：肝胃不和者，加太冲、期门；脾胃虚弱者，加脾俞、胃俞；痰湿阻滞者，加丰隆、阴陵泉。

操作方法：诸穴常规针刺，以平补平泻为宜，治虚不用补法是唯恐补浊气上逆，治实不用泻法是唯恐泻法损伤胎气，以免发生意外，注意手法不宜过重，以轻手法为宜，每次留针30分钟，每日1次，一般中病即止。

注解：中脘是胃之募、腑之会，可通调腑气、和胃降逆；内关属于心包经之络穴，别通三焦，可宣上导下、和内调外；公孙为脾经之络穴，联络于胃，通于冲脉，与内关合用为八脉交会配穴法，既能健脾化湿、和胃降浊，又能调理冲任、平冲降逆；足三里为胃经之下合穴，与中脘合用，健脾强胃，降逆止呕。

❀ 小结 ❀

本病是妊娠期常见疾病，现代医学认为本病的发生主要与绒毛膜促性腺激素水平增高关系密切，但现代医学尚无理想方法。祖国医学认为本病的发生主要是因冲气上逆、胃失和降所致，因此针灸施治以"调气和胃，降逆止呕"为治则。针灸治疗具有确实的作用，具有见效快、无不良反应等优点。针灸治疗时取穴宜少宜精，刺激不宜过强，施以轻手法，留针时间不宜过长，中病即止，腹部穴位在3个月以上时不宜应用。

第十四节　阴挺

❀ 概述 ❀

阴挺是指妇女阴中有物下坠或脱出阴道口外，又称为"阴挺下脱""阴菌"

"阴颓""阴痔""阴㿉"。本病在临床多发生于产后,所以又有"产肠不收"或"子肠不收"之病名。本病在祖国医学中最早记载见于隋朝时期《诸病源候论》中,当时称之为"阴挺下脱"。祖国医学认为,本病的发生多在产后,因气虚而中气下陷,或产伤未复而操劳过度,或年老体衰,肾气不固,带脉失约;或因久咳、便秘而致。本病病位在胞宫,与任、督、冲、带脉及脾、肾关穴密切。基本病机则是中气不足或肾气亏虚冲任不固,带脉失约,无力系胞。

本病相当于现代医学中的子宫脱垂,常并发阴道前、后壁膨出及膀胱膨出。

经典用穴

一、经典单穴

1. 关元

操作方法:施以温针灸方法,常规消毒,先直刺 1.2 寸,得气后加用艾灸,每次 30~40 分钟,每日或隔日 1 次,15 次为 1 个疗程,每疗程间隔 3~5 天。

注解:关元属任脉,与足三阴经之交会,针刺并加用灸法,可起到温阳、益气、固脱、调任之功效,因此对本病有很好的调理功效。

2. 神阙

操作方法:先用食盐填平肚脐,再置以姜片,用艾炷施灸,每次 30 分钟,每日 1 次,15 次为 1 个疗程,每疗程间隔 3~5 天。

注解:神阙位于脐中,为先天之结蒂,后天之气舍,真气之所系,灸之可起到升阳举陷、固摄胞宫的作用。

3. 腰奇

操作方法:常规消毒,针尖向上斜刺 3 寸,得气后,施以补法,每次留针 30 分钟,每 5 分钟行针 1 次,并加用灸法 20 分钟,每日 1 次,10 次为 1 个疗程,每疗程间隔 3~5 天。

注解:腰奇为经外奇穴,在后正中线上,于尾骶骨直上 2 寸处。本穴虽为经外奇穴,但在督脉上,并处于腰骶部,内应胞宫,当针刺并灸之,可起到通调督任、维系胞宫,升提补气之功效,从而可使胞宫固脱。

4. 维道

操作方法:双侧取穴,常规消毒,直刺 1.5 寸,得气后,施以平补平泻,每次留针 30~40 分钟,每 10 分钟行针 1 次,每日 1 次,10 次为 1 个疗程,每疗程间隔 3~5 天。

注解：维道穴属足少阳胆经，且与带脉之交会，位于腰腹，居于诸经之要道，能维系、约束任、督、冲、带诸脉，从而固摄胞宫。

5．提托

操作方法：双侧取穴，常规消毒，直刺 1~1.5 寸，得气后，施以补法，每次留针 30~40 分钟，针后加灸或施以温针灸，每日 1 次，10 次为 1 个疗程，每疗程间隔 3~5 天。

注解：本穴为经外奇穴，位于关元旁开 4 寸。本穴位于下腹部，具有升提上托之力，功善益气升提，为脏器下垂之特效穴，尤其对子宫脱垂更效，为本病之效验穴，针刺并灸之可起到益气升阳、升提下陷的作用，从而使胞宫固脱。

二、经典对穴

1．中极与子宫

操作方法：

中极：常规消毒，排尿后直刺 1~2 寸，得气后，施以补法。

子宫：双侧取穴，常规消毒，直刺 1~1.5 寸，得气后，施以平补平泻法。

每次留针 30 分钟，每 10 分钟行针 1 次，针后配用温和灸 20 分钟，每日或隔日 1 次，10 次为 1 个疗程。

注：本穴组已在子宫肌瘤章节叙述，故不再赘述，其运用可参考这一章节。

2．归来与三阴交

操作方法：

归来：双侧取穴，常规消毒，直刺 1~2 寸，得气后，施以补法，并加用温针灸。

三阴交：双侧取穴，常规消毒，直刺 1~1.5 寸，得气后，施以平补平泻法。

每次留针 30 分钟，每 10 分钟行针 1 次，每日 1 次，10 次为 1 个疗程。

注：本穴组已在带下病章节叙述，故不再赘述，其运用可参考这一章节。

3．百会与气海

操作方法：

百会：常规消毒，向前平刺 0.5~0.8 寸，得气后，施以补法，每次留针 30 分钟，每 10 分钟行针 1 次，针后并加用灸法，采用悬浮灸，每次施灸 20 分钟。

气海：常规消毒，直刺 1~1.5 寸，得气后，施以补法，并加用温针灸，每次施灸 30 分钟。

每日或隔日 1 次，10 次为 1 个疗程，每疗程间隔 3~5 天。

注解：百会属督脉，位于巅顶，人身最高之处，为督脉之极，诸阳之会，针与灸并用可开提升阳，益气固脱；气海属任脉，穴居脐下，为元气之所会，生气之海，呼吸之根，功善大补元气，益肾固精，升举阳气。百会位于督脉，在上，以升清为主；气海位于任脉，在下，以培补为要。二穴伍用上下协调，通调任督，相互为用，升举阳气，固摄胞宫之力益彰。

三、经典多穴

百会、气海、大赫、子宫、维道、三阴交、足三里

配穴：脾虚者，加脾俞、足三里；肾气虚者，加肾俞、太溪。

操作方法：百会可先针后灸，或针灸同施；维道向会阴方向针刺；余穴常规针刺。腹部穴位可加用灸法。每次留针 30~40 分钟，每 10 分钟行针 1 次，施以补法，每日 1 次，10 次为 1 个疗程。

注解：百会位于巅顶，属于督脉，督脉起于胞宫，上行之巅顶交会诸阳经，有升阳举陷、固摄胞宫作用；气海属于任脉，邻近胞宫，可调理冲任、益气固脱；大赫为足少阴肾经和冲脉之交会，位于小腹，可固肾调冲维胞；子宫为经外奇穴，善调理胞宫之疾，为治疗阴挺之效验穴；维道位于腰腹，交会于带脉，能维系和约束任、督、冲、带诸脉，固摄胞宫；三阴交为足三阴经之交会，可调理脾、肝、肾，维系胞脉；足三里为多气多血足阳明胃经之合穴，可起到补中益气的作用。

❀ 小结 ❀

针灸治疗本病疗效明显，尤其针与灸并用则疗效更佳，所以临床多主张针灸并施。祖国医学认为本病主要以气虚为主，所以临床施治也主要以补虚为主，因此补益气血、升提固脱是本病的基本治则。常取用气海、关元、足三里、神阙、三阴交等穴调补气血，再配用某些特效穴位，如子宫、维道、提托、腰奇等穴。本病一般疗程较长，所以医患双方一定要有信心，坚持长程治疗。在治疗期间，可指导患者做提肛锻炼。平时不宜久蹲，保持大便通畅，避免腹泻与便秘，平时防止从事担、提重物等各种用力性劳动。

第六章　儿科病

第一节　小儿疳积

❀ 概述 ❀

疳积即积滞和疳证的总称。"积滞"二字含有积蓄和停滞的含义，是指小儿由于饮食不节、停聚肠胃、积而不消、停滞不化造成脾胃功能失常所出现的消化道及全身的病证；疳证是指小儿积滞日久，延误失治，伤及脾胃，耗伤津液，热从内生，进而伤及其他脏腑，出现的全身气血衰弱病证。由此可见，积滞相对来说病情较轻，是疳证的前期，疳证病情较重，是积滞迁延失治的后果，两者联系紧密，因此在临床中有"积为疳之母，无积不成疳"之说。祖国医学认为，疳证的发生多因喂养不当、病后失调、禀赋不足、感染虫疾等所致；病位主要在脾、胃，可涉及心、肝、肺、肾，基本病机为脾胃受损，气血津液亏耗。古代医家把疳积、麻疹、惊风、天花并称为儿科四大证。

从现代医学来说，疳积包括消化不良、营养不良、消化功能紊乱、肠道寄生虫、慢性腹泻等病，以及由于上述疾病迁延不愈而并发的贫血、佝偻病以及多种维生素缺乏症。

❀ 经典用穴 ❀

一、经典单穴

1. 四缝

操作方法：常规消毒，用一次性针头分别施以挑刺，挤出少量黄白色透明黏液或出血，一般每周 1~2 次，3 次为 1 个疗程。

注解：四缝为经外奇穴，在手指，第 2~5 指掌面近侧指间关节横纹的中央，一手四穴。本穴性善消食除积，止咳平喘，凡小儿伤食所致之脾胃诸疾，皆可治之，是临床治疗疳积证公认之特效穴。

2. 鱼际

操作方法：常规消毒，每次选择一穴，1周后用另一侧穴位，一般左右各一次即愈。在鱼际施以钩刺，钩断皮下纤维，碘伏消毒，用创可贴保护创面。

注解：用鱼际治疗本病可有多方面的原理，首先与经络循行有关，手太阴肺经"起于中焦，下络大肠，还循胃口"，这由此看出了肺与脾胃之间的关系。当疳积证时往往可在鱼际处有明显的压痛反应；又鱼际为手太阴肺经之荥穴，挑刺本穴，可使肺气充沛，肺朝百脉，肺气充盛则脾气健旺。由此可见挑刺鱼际治疗疳积疗效佳。

二、经典对穴

1. 中脘与足三里

操作方法：

中脘：常规消毒，直刺0.5~0.8寸，得气后，施以平补平泻法。

足三里：双侧取穴，常规消毒，直刺0.5~1寸，得气后，施以平补平泻法。

每次留针15~20分钟，每5~10分钟行针1次，每日或隔日1次，5次为1个疗程。

注：本穴组已在呃逆章节叙述，故不再赘述，其运用可参考这一章节。

2. 中脘与天枢

操作方法：

中脘：常规消毒，直刺0.5~0.8寸，得气后，施以平补平泻法。

天枢：双侧取穴，常规消毒，直刺0.5~0.8寸，得气后，施以平补平泻法。

每次留针15~20分钟，每5~10分钟行针1次，每日或隔日1次，5次为1个疗程。

注解：中脘为足阳明胃经经气汇聚之募穴，八会穴之腑会，性主调和，功善调理脾胃，升清降浊；天枢归属足阳明胃经，为大肠精气会聚于腹部之募穴，具有疏调肠胃、理气消滞的作用。中脘为胃之募穴，性主调和；天枢为大肠之募穴，性善疏通。二穴伍用，一健中州，一通肠腑，使中焦气机上通下达，胃肠功能和调。

3. 内关与足三里

操作方法：

内关：双侧取穴，常规消毒，直刺0.5~0.8寸，得气后，施以平补平泻法。

足三里：双侧取穴，常规消毒，直刺1寸，得气后，施以平补平泻法。

每次 20~30 分钟，每 10 分钟行针 1 次，每日或隔日 1 次，5 次为 1 个疗程。

注：本穴组已在呕吐章节叙述，故不再赘述，其运用可参考这一章节。

4. 四缝与天枢

操作方法：

四缝：轻证施以推拿法，重证施以点刺，左右手交替，点刺后挤出少量黏液或血水，每周 1~2 次。

天枢：双侧取穴，常规消毒，直刺 0.5~0.8 寸，得气后，施以平补平泻法，每日或隔日 1 次。

注解：四缝为经外奇穴，为小儿疳积证之特效穴；天枢属足阳明胃经，且为大肠之募穴，具有调和肠胃、疏通腑气的作用。二穴伍用，消食除积，疏通腑气，分清导浊。

5. 内关与公孙

操作方法：

内关：双侧取穴，常规消毒，直刺 0.5~0.8 寸，得气后，施以平补平泻法。

公孙：双侧取穴，常规消毒，直刺 0.3~0.5 寸，得气后，施以泻法。

每次留针 15~20 分钟，每 5~10 分钟行针 1 次，每日或隔日 1 次，5 次为 1 个疗程。

注：本穴组已在呃逆章节叙述，故不再赘述，其运用可参考这一章节。

6. 承浆与足三里

操作方法：

承浆：常规消毒，向上斜刺 0.1~0.3 寸，得气后，施以平补平泻法。

足三里：双侧取穴，常规消毒，直刺 0.5~1 寸，得气后，施以平补平泻法。

每次留针 15~20 分钟，每 10 分钟行针 1 次，每日或隔日 1 次，5 次为 1 个疗程。

注解：承浆属任脉，且与督脉、手足阳明经交会。任脉"总任一身之阴脉"，刺之可振奋脾之阳气，调和胃气，通调任督气血升降之气机，达到和胃降气、健脾消食、开胃进食之功；足三里属足阳明胃经，且为本经之合穴、胃腑之下合穴，具有健脾和胃、升清降浊、疏理胃气、化积行滞等作用。二穴伍用气机升降顺畅，胃气得开，脾气得醒，故而脾胃复常。

三、经典多穴

四缝、中脘、下脘、脾俞、天枢、足三里

配穴：脾胃虚弱者，加胃俞、三阴交；食积者，加下脘、梁门；虫积者，加百虫窝、天枢；呕吐者，加内关；烦躁不安者，加神门、三阴交。

操作方法：四缝点刺挤出少量黄水或乳白色黏液；中脘、天枢施以平补平泻法；脾俞、足三里施以补法。每次15~20分钟，每5~10分钟行针1次，每日或隔日1次，5次为1个疗程。

注解：四缝为经外奇穴，是治疗疳积证之经验效穴；中脘为之募，八会腑之会，下脘具有通滞的功效，脾俞为脾的背俞穴，三穴共奏健脾和胃、消食化滞、和中理气之效；天枢为大肠的腹募穴，足三里为胃的合穴、胃腑之下合穴，二穴伍用可通调肠腑，健脾和胃，以消积滞。

❀ 小结 ❀

本病发病率随着经济生活及文化水平的提高，养育知识的普及，已经呈明显的下降趋势。针灸治疗具有较佳的疗效，尤其四缝穴的点刺为特效用穴，以点刺出黄水或白色黏液为最佳，是临床公认之特效法，临床施治以健脾和胃、消食化滞为治疗原则。

在治疗时一定纠正不合理的饮食习惯，对于哺乳期的小儿一定尽可能地坚持母乳喂养，不可过早断乳，逐渐添加辅食，已断乳的小儿一定纠正偏食的不良饮食，做到定时定量、合理正确的补充营养。

第二节　小儿遗尿

❀ 概述 ❀

小儿遗尿又称为"夜尿症"，俗称为"尿床"。本病是指超过3岁以上的小儿睡眠中自遗、醒后方觉的一种病证。若因小儿贪玩少睡、过度疲劳、睡前多饮等偶然尿床者，不作病态。祖国医学认为，遗尿的病位在膀胱，多因肾气不足、下元虚寒，或脾肺气虚，或肝经湿热等导致膀胱约束无权而发生。

现代医学根据发病的原因分为了原发性和继发性两大类。原发性遗尿患者占大多数，占70%~80%，可见于现代医学中的精神因素、泌尿系统异常或感染、神经系统病变（如癫痫、脑病、脊膜膨出、腰骶椎隐裂等）等。

经典用穴

一、经典单穴

1. 百会

操作方法：常规消毒，向后斜刺 0.5~0.8 寸，得气后，施以补法，每次留针 15~20 分钟，每 5 分钟行针 1 次，起针后再施以温和灸 10~15 分钟，每日 1 次，7 次为 1 个疗程。

注解：百会穴属督脉，且与手足三阳经、足厥阴经之交会穴，总督一身之阳，针刺并艾灸百会穴可升阳举陷，益气固脱，固肾止遗。

2. 少府

操作方法：双侧取穴，常规消毒，直刺 0.3~0.5 寸，得气后，施以泻法，每次留针 15~20 分钟，每 5 分钟行针 1 次，每日 1 次，7 次为 1 个疗程。

注解：少府为手少阴心经之荥水穴，针刺泻之可清心火，宁神志。因心与小肠相表里，当心热下移小肠，可出现心热移于小肠之小溲疾患。当针刺本穴可行气血、利湿热，治疗尿闭、遗尿、阴痒等证。

3. 志室

操作方法：双侧取穴，常规消毒，直刺 0.5~1 寸，得气后，施以补法，每次留针 15~20 分钟，每 5 分钟行针 1 次，每日 1 次，7 次为 1 个疗程。

注解：本穴归属足太阳膀胱经，位于肾俞之外旁，是肾气留驻之处，藏精藏志之室，性善封藏，故有补肾益精、固本封藏之功。因此，对肾虚不固而致的尿频、遗尿、带下、遗精、滑精皆效。

二、经典对穴

1. 大赫与三阴交

操作方法：

大赫：双侧取穴，常规消毒，直刺 0.5~0.8 寸，得气后，施以补法。

三阴交：双侧取穴，常规消毒，直刺 0.5~1 寸，得气后，施以补法。

每次留针 15~20 分钟，每 5 分钟行针 1 次，每日或隔日 1 次，5 次为 1 个疗程。

注解：大赫属足少阴肾经，冲脉与足少阴经之交会穴，内应胞宫、精室，具有温肾壮阳的作用；三阴交属足太阴脾经，且为足三阴经之会，是治疗泌尿生殖系统之要穴。二穴伍用，起到补益肾气、调和气血、通经化湿之效，从而固摄下元而治遗尿。

2. 关元与太溪

操作方法：

关元：常规消毒，直刺 0.5~1 寸，得气后，施以补法。

太溪：双侧取穴，常规消毒，直刺 0.5~1 寸，得气后，施以补法，也可以施以温和灸，或针后加用艾灸 5~10 分钟。

每次留针 15~20 分钟，每 5 分钟行针 1 次，每日或隔日 1 次，5 次为 1 个疗程。

注解：关元属任脉，与冲脉、足三阴经之会，具有温肾壮阳、培元固本之效；太溪为肾的原穴、输穴，为肾脉之根，先天元气之所发，能调节肾脏之元阴元阳。二穴伍用，远近配穴，共奏温阳补肾、固本培元之功。

3. 气海与三阴交

操作方法：

气海：常规消毒，直刺 0.5~1 寸，得气后，施以补法。

三阴交：双侧取穴，常规消毒，直刺 0.5~1 寸，得气后，施以补法。

每次留针 15~20 分钟，每 5 分钟行针 1 次，每日或隔日 1 次，5 次为 1 个疗程，针后再施以温和灸 5~10 分钟。

注：本穴组已在淋证章节叙述，故不再赘述，其运用可参考这一章节。

4. 中极与膀胱俞

操作方法：

中极：常规消毒，排尿后向下斜刺 0.5~1 寸，施以平补平泻法。

膀胱俞：双侧取穴，常规消毒，向脊柱方向斜刺 0.5~1 寸，得气后，施以平补平泻法。

每次留针 15~20 分钟，每 5 分钟行针 1 次，每日或隔日 1 次，5 次为 1 个疗程。

注：本穴组已在癃闭章节叙述，故不再赘述，其运用可参考这一章节。

三、经典多穴

关元、中极、膀胱俞、三阴交、阳陵泉

配穴：肾气不足者，加肾俞、太溪；肺脾气虚者，加肺俞、脾俞；心肾不交者，加通里、大钟；下焦湿热者，加阴陵泉、行间。

操作方法：关元、中极在针刺时先排尿，向下斜刺，使针感向会阴部放散；余穴常规针刺；腹部穴位可加用温和灸。惧针者可用温和灸法。

注解：关元为任脉与足三阴经之交会穴，可培补元气，益肾固本；中极乃膀胱之募穴，配背俞穴膀胱俞，为俞募配穴法，可调理膀胱气化功能；三阴交为足三阴经之交会穴，健脾益气，益肾固本而止遗尿；阳陵泉为八会之筋会，可对膀胱（属于经筋）有良好的调节效用。

❀ 小结 ❀

遗尿为儿科常见疾病，目前现代医学尚无理想的方法，针灸治疗具有确实的作用，一般 7~10 日可达到基本治愈或完全治愈，针灸之法可谓是首选的方法，尤其是艾灸疗法简单实效，患儿易于接受。针灸治疗主要以益肾固摄、调理膀胱为治则。

平时一定养成合理的生活习惯，纠正不良的生活习惯，在白天防止患儿过度疲劳，减少活动量，在睡前减少饮水量。在治疗期间于每晚患儿遗尿时间之前唤醒患儿排尿，一定让患儿在清醒状态下排尿，逐渐养成定时排尿习惯。

第三节　小儿惊风

❀ 概述 ❀

小儿惊风在现代医学中称为"小儿惊厥"。主要表现为四肢抽搐、口噤不开、角弓反张，甚则神志不清，可见于多种疾病过程中。以 1~5 岁小儿为多见。临床根据发病原因和主要特点归结为"四证八候"。四证为痰、热、惊、风，八候即搐、搦、颤、掣、反、引、窜、视。临床根据其表现分为急惊风与慢惊风两类：急惊风起病迅速，症情急暴，多为实证，其发生多因外感时邪、痰热内蕴、暴受惊恐引起；慢惊风多由久病而来，也可由急惊风转变而来，多为虚证，其发生多因先天禀赋不足或久病正虚所致。本病病变脏腑主要在心、肝、脑，慢惊风还与脾、肾关系密切。基本病机为热极生风或肝风内动。

本病可见于现代医学中的高热、脑膜炎、脑炎、原发性癫痫等疾病。

🎗 经典用穴 🎗

一、经典单穴

1. 水沟

操作方法：常规消毒，向上斜刺0.1寸，急性发作时施以雀啄手法，至患者清醒为度，缓解期施以轻度的刺激，留针10~20分钟。

注解：水沟位于天地之间，为督脉和手足阳明经之会，性善交通天地之气，启闭开窍，而有开窍醒神之功，为急救要穴，是治疗惊、狂、痫、厥、中风、中暑等各种神志病变、意识昏迷之常用要穴。

2. 涌泉

操作方法：双侧取穴，常规消毒，直刺0.3~0.5寸，发作时施以强刺激，以恢复正常为度，缓解期施以轻缓手法，每次10~20分钟。

注解：本穴为足少阴经经气所出之井木穴，易于闭塞，故刺之可启闭开窍，苏厥醒神，是治疗多种神志病变之急救要穴。

3. 少商

操作方法：双侧取穴，先按揉指尖使其充血，常规消毒，用一次性刺血针迅速点刺出血，使之出血数滴即可。

注解：少商为手太阴肺经经气所出之井穴，交传手阳明之初，出阴经而入阳经，具金气肃清之力，功善清泻脏热，开瘀通窍，苏厥回逆，为治疗中风昏迷、晕厥休克、中暑惊风之急救要穴。

4. 印堂

操作方法：常规消毒，向攒竹方向斜刺，发作时施以强刺激泻法或点刺出血，平时轻刺激，并加用艾灸。

注解：本穴位居督脉，鼻根之上，泻之能通督泻热，镇静安神，疏风清热，通利鼻窍，是治疗风热头、鼻诸疾和抽搐痉挛等动证之常用穴，小儿惊风之经验效穴。早在《玉龙歌》载："孩子慢惊何可治，印堂刺入艾还加。"

5. 中冲

操作方法：双侧取穴，先充分按揉指尖使其充血，常规消毒，取用一次性刺血针迅速点刺出血，使之出血数滴即可。

注解：本穴为手厥阴心包经之井木穴，本穴如源流之水始出，易于闭塞，是手厥阴经与手少阳经经络气血交接之处，用之可交接阴阳气血。因而，治疗中风之昏迷、晕厥休克、小儿夜啼、急慢惊风等证具有特效。

6. 素髎

操作方法：常规消毒，取用一次性刺血针迅速点刺出血，使之出血数滴即可。

注解：本穴位于督脉之鼻尖，为督脉脉气所发，刺之能清热开窍，苏厥醒神，故治疗昏厥惊风等急性病变甚效。

7. 十宣

操作方法：一般一次取用一侧穴位，常规消毒，迅速点刺使之出血。

注解：十宣位于手指尖端最敏感处，功善宣闭开窍，有开窍醒神，泻热止痉之功，为治疗窍闭神昏之急救醒神要穴。

二、经典对穴

1. 水沟与涌泉

操作方法：

水沟：常规消毒，向上斜刺 0.1 寸，急性发作时施以雀啄手法，平时施以轻度的平补平泻法。

涌泉：双侧取穴，常规消毒，直刺 0.3 寸，急性发作时施以较强的手法，平时施以一般平补平泻法。

急性发作时以患者恢复正常为度，平时留针 10~15 分钟。

注解：水沟属督脉，与手足阳明经之交会穴，具有醒神开窍、宣通督脉之功，是治疗中风、中暑、惊、狂、痫、厥等各种急性病证之要穴；涌泉属足少阴脉气所出之井穴，是治疗厥闭、癫狂等邪实郁闭多种神志病变之急救穴。二穴伍用，上下相济，阴阳相交，共奏醒脑开窍、镇惊息风、清热安神之效。

2. 水沟与十宣

操作方法：

水沟：常规消毒，向上斜刺 0.1 寸，急性发作者施以雀啄手法，平时施以轻度的平补平泻法。

十宣：一般每次取用一侧穴位，常规消毒，取用一次性刺血针头点刺出血。

本组穴位主要用于急性发作时，治疗时以患者恢复为度。

注解：水沟穴属督脉，具有醒神开窍之效，为急救之要穴；十宣为经外奇穴，可泻热化瘀，开窍启闭。二穴伍用，共奏醒脑开窍、清心泻热、镇静安神之效。

3. 百会与水沟

操作方法：

百会：常规消毒，百会穴向后斜刺，进针 0.3~0.5 寸。

水沟：常规消毒，向上斜刺进针 0.1 寸，发作时行雀啄法，平时施以轻度的平补平泻法。

发作时使患者恢复为度，平时留针 10~15 分钟。

注解：百会属督脉，与手足三阳经、足厥阴经之会，具有通督镇静、开窍凝神的作用；水沟属督脉，为手足阳明之会，具有开窍醒神、宣通督脉的作用。二穴伍用，通督宁神，开窍醒神，镇静息风之效益彰。

4. 水沟与少商

操作方法：

水沟：常规消毒，向上斜刺 0.1 寸，急性发作时施以雀啄手法，平时施以轻度平补平泻法。

少商：双侧取穴，常规消毒，取用一次性刺血针点刺出血。

本组穴位主要用于急性发作时，以患者恢复正常为度。

注解：水沟属督脉，具有调和阴阳、醒脑开窍、回阳救逆、镇静安神之效；少商属手太阴肺经之井穴，"病在脏者取之井"，功善清泻脏热，开瘀通窍，为治疗神志突变、意识昏迷等阳实郁闭之证的急救穴。水沟主开，少商主泻，二穴合用，一开一泻，使清热泻火，息风止痉之效更著。

5. 合谷与太冲

操作方法：

合谷：双侧取穴，常规消毒，直刺进针 0.3~0.5 寸，得气后，施以泻法。

太冲：双侧取穴，常规消毒，直刺进针 0.3~0.5 寸，得气后，施以泻法。

每次留针 15~20 分钟，每 5 分钟行针 1 次，每日 1 次。

注：本穴组已在癫狂章节叙述，故不再赘述，其运用可参考这一章节。

6. 大椎与十宣

操作方法：

大椎：常规消毒，取用一次性刺血针点刺，然后加拔罐使之出血。

十宣：一般取用一侧穴位，常规消毒，取用一次性刺血针点刺挤捏出血即可。

本穴组尤适宜小儿高热引起的惊风、神昏者，使症状消失为宜。

注解：大椎为督脉之穴，且与诸阳经之会，可宣通诸阳，具有清热解表之功；十宣为经外奇穴，具有开窍醒神、泻热止痉之功。二穴伍用，泻热开窍之力更著。

7. 百会与印堂

操作方法：

百会：常规消毒，向后斜刺 0.3~0.5 寸，施以平补平泻法。

印堂：常规消毒，向鼻根方向平刺 0.2~0.3 寸，施以平补平泻法，针刺后再施以温和灸 10 分钟。

每次留针 15~20 分钟，每 5 分钟行针 1 次，每日 1 次。

注：本穴组已在癫狂章节叙述，故不再赘述，其运用可参考这一章节。

8. 太溪与太冲

操作方法：

太溪：双侧取穴，常规消毒，直刺 0.5~0.8 寸，得气后，施以平补平泻法。

太冲：双侧取穴，常规消毒，直刺 0.3~0.5 寸，得气后，施以平补平泻法。

每次留针 15~20 分钟，每 5 分钟行针 1 次，每日 1 次。

注：本穴组已在高血压章节叙述，故不再赘述，其运用可参考这一章节。

三、经典多穴

（一）急惊风基本处方

水沟、中冲、合谷、太冲

配穴：外感惊风者，加大椎、十宣或十二井；痰热生风者，加丰隆；惊恐惊风者，加印堂、神门；高热者，加大椎、曲池；牙关紧闭者，加下关、颊车。

操作方法：水沟向上斜刺，施以雀啄手法；中冲点刺出血；余穴常规针刺。以症状消失为度。

注解：水沟为督脉之穴，醒脑开窍，回阳救逆；中冲为心包经之井穴，可泻热开窍，镇静宁神；合谷、太冲合而用之名曰"四关"，可镇痉、镇定。

（二）慢惊风基本处方

百会、印堂、脾俞、肾俞、筋缩、足三里

配穴：肝肾阴虚者，加太溪、太冲；脾肾阳虚者，加命门、神阙；脾虚肝旺者，加行间、太白；口噤者，加合谷、颊车。

操作方法：背俞向脊柱方向斜刺，余穴常规针刺；脾俞、肾俞可加用灸法。

注解：百会、印堂位居督脉，有醒神定惊之功；脾俞、肾俞可益气培元；筋缩可疏筋止搐；足三里可健脾和胃，补益气血。

⊹ 小结 ⊹

针灸治疗惊风具有确实的疗效，尤其对于急性惊风，针灸具有简单易用、见效快速的特点，根据"急则治其标"之原理，可选取相关特效穴位，如水沟、百会、劳宫、涌泉、隐白、少商、阳陵泉、神庭、合谷、太冲等穴强刺激泻法，以醒脑开窍、安神定志、舒筋解痉。急性惊风针灸是最为迅速之法，当病情稳定后，明确原发疾病，再针对原发病施以治疗。在未发之时，以培元固本为要，常选用百会、四神聪、神庭、印堂、神门等穴，用补法，以宣阳通督、安神定志；常合气海、关元、足三里、太白、三阴交、脾俞、肾俞、肝俞等相关穴位，并可加灸以补益气血、培固正气。

第四节　小儿泄泻

⊹ 概述 ⊹

小儿泄泻即小儿腹泻，相当于现代医学所言的急慢性肠炎，是指以腹泻为主要临床表现的一组临床综合征。其发病原因较为复杂，是婴幼儿高发疾病，尤其2岁以下小儿，一年四季皆可发生，尤以夏秋两季最为高发，在小儿疾病中除了呼吸道感染之外小儿泄泻占第二位，也是婴幼儿死亡率极高的一类疾病，因此有必要单独论述，引起重视，合理治疗。

祖国医学认为此病是小儿脾常不足、饮食失调或外感邪气导致饮食运化失司出现的一种疾病。主要病变在于脾胃与大小肠。基本病机为脾失健运，肠道传导失司，清浊不分，相夹而下。

⊹ 经典用穴 ⊹

一、经典单穴

1. 四缝

操作方法：每次一侧取穴，常规消毒，点刺挤出黄白色黏液或血液，每周1次。

注解：四缝为经外奇穴，为治疗小儿腹泻经验效穴，功善消食启脾，健脾除积，凡小儿伤食所致之脾胃诸疾，皆可治之。

2．天枢

操作方法：双侧取穴，常规消毒，直刺 0.5~1 寸，得气后，施以平补平泻法，每日或隔日 1 次，7 次为 1 个疗程。

注解：天枢归属足阳明胃经，为大肠精气会聚于腹部之募穴，是治疗大肠功能失常，腑气不通之要穴，对排便具有双向调节作用。

3．神阙

操作方法：施以温和灸，每次灸 15~20 分钟，每日或隔日 1 次，7 次为 1 个疗程。

注解：神阙位于脐中，腹部正中，内邻脾胃，故灸之能温运脾阳，和胃理肠。

4．长强

操作方法：常规消毒，直刺 0.3~0.5 寸，每次留针 5~10 分钟，不捻转提插，出针后施灸 10 分钟，每日 1 次，5 次为 1 个疗程。

注解：长强穴属督脉，为督脉之别络，与足少阳、少阴之会，针刺并灸之，通调任督，补肾壮阳，调理下焦，清热利肠，故对腹泻有良效。

5．水分

操作方法：常规消毒，直刺 0.5~0.8 寸，施以泻法，每次留针 15~20 分钟，每日 1 次，5 次为 1 个疗程。

注解：水分为任脉与足太阴经之交会穴，位于小肠泌别清浊，分利水湿之处，尤其急性腹泻最具特效，以起到利小便而实大便，从而腹泻而止。

6．申脉

操作方法：常规消毒，直刺 0.3~0.5 寸，施以平补平泻法，每次留针 10~20 分钟，每日 1 次。

注解：小儿腹泻常在此处有明显的压痛反应，是小儿腹泻的反应点，腹泻患儿在此针之可有确实的作用，具有健脾止泻、益气摄血之效。

二、经典对穴

1．天枢与上巨虚

操作方法：

天枢：双侧取穴，常规消毒，直刺 0.5~0.8 寸，得气后，施以平补平泻法。

上巨虚：双侧取穴，常规消毒，直刺 0.5～0.8 寸，得气后，施以泻法。

每次留针 15～20 分钟，每 5 分钟行针 1 次，每日或隔日 1 次，5 次为 1 个疗程。

注：本穴组已在腹痛章节叙述，故不再赘述，其运用可参考这一章节。

2. 天枢与足三里

操作方法：

天枢：双侧取穴，常规消毒，直刺 0.5～1 寸，得气后，施以平补平泻法。

足三里：双侧取穴，常规消毒，直刺 0.5～1 寸，得气后，施以平补平泻法。

每次留针 15～20 分钟，每 5 分钟行针 1 次，每日或隔日 1 次，7 次为 1 个疗程。

注：本穴组已在腹痛章节叙述，故不再赘述，其运用可参考这一章节。

3. 足三里与三阴交

操作方法：

足三里：双侧取穴，常规消毒，直刺 0.5～1 寸，得气后，施以平补平泻法。

三阴交：双侧取穴，常规消毒，直刺 0.3～0.8 寸，得气后，施以平补平泻法。

每次留针 15～20 分钟，每 5 分钟行针 1 次，每日或隔日 1 次，7 次为 1 个疗程。

注：本穴组已在腹痛章节叙述，故不再赘述，其运用可参考这一章节。

4. 天枢与大肠俞

操作方法：

天枢：双侧取穴，常规消毒，直刺 0.5～1 寸，得气后，施以平补平泻法。

大肠俞：双侧取穴，常规消毒，向脊柱方向斜刺 0.3～0.5 寸，得气后，施以平补平泻法。

每次留针 15～20 分钟，每 5 分钟行针 1 次，每日或隔日 1 次，5 次为 1 个疗程。

注：本穴组已在腹痛章节叙述，故不再赘述，其运用可参考这一章节。

5. 建里与足三里

操作方法：

建里：常规消毒，直刺 0.5～0.8 寸，得气后，施以平补平泻法，然后在针柄上置以艾炷施灸 15～20 分钟。

足三里：双侧取穴，常规消毒，直刺 0.5～1 寸，得气后，施以平补平泻法，留针 15~20 分钟。

每日或隔日 1 次，5 次为 1 个疗程。

注解：建里属任脉，位于胃部中下之间，具有建中焦，和脾胃，调升降，消积化湿，行气宽中之效；足三里属足阳明胃经，为足阳明胃经之合穴、胃腑之下合穴，具有调和脾胃、消食化滞、消胀除满、调理气机之效。建里可强健中宫，升清阳；足三里可健脾和胃，降浊气。二穴相配，一升一降，升降协调，共奏健脾和胃、补益中气、补诸虚损之功，则泄泻自除。

6. 天枢与水分

操作方法：

天枢：双侧取穴，常规消毒，直刺 0.5~1 寸，得气后，施以平补平泻法，并在针柄上置以艾炷施灸。

水分：常规消毒，直刺 0.5~1 寸，得气后，施以平补平泻法，并在针柄上置以艾炷施灸。

每次温针灸 20 分钟左右，每日或隔日 1 次，5 次为 1 个疗程。

注解：天枢属足阳明经，为大肠精气汇聚于腹部之募穴，具有疏调和胃、理气消滞、疏通腑气之效；水分属任脉，且与足太阴经之交会，内应小肠泌别清浊，分利水湿。二穴伍用针刺并灸之，可温中散寒，寒散则脾健，脾健则清浊自分，故泻而自止矣。

三、经典多穴

天枢、上巨虚、大肠俞、阴陵泉、神阙

配穴：脾胃虚弱者，加脾俞、足三里；伤食肠胃者，加下脘、梁门；寒湿内盛者，加阴陵泉、关元；肠腑湿热者，加曲池、内庭；久泄虚陷者，加百会、气海；水样泻者，加水分、关元。

操作方法：神阙穴用灸法；余穴常规针刺。急性泄泻者每日 1~2 次，慢性泄泻者每日或隔日 1 次。

注解：本病病位在肠，故取大肠募穴天枢、背俞穴大肠俞，为俞募配穴法，与大肠下合穴上巨虚合用，调理肠腑而止泻；阴陵泉脾经之合穴，为健脾祛湿第一穴，脾病湿盛是致病的关键；神阙穴居中腹，内连肠腹无论急性、慢性泄泻，用之皆宜。

🙰 小结 🙰

本病为儿科常见病、多发病，针灸治疗具有较佳的作用，无论急慢性腹泻皆效，针灸治疗具有疗程短、疗效佳、安全、便捷、操作简单等优势。祖国医学认为本病的发病因素较多，但就其主要原因来看，主要是脾虚不能胜湿，则风寒与热皆得干犯而为病。临床对虚寒证患者，一般以温灸治疗最为得法。其治疗原则以运脾化湿、理肠止泻为原则，常取其大肠及胃的募穴、下合穴、背俞穴为主，治疗方法多以针与灸并用，温肾壮阳，使脾阳得伸，运化有权，从而使胃肠气机调畅，传导正常，则湿滞自化，达到治本的目的。若久泄不愈，气虚下陷，宜加百会、气海升阳益气。

第五节　小儿注意缺陷多动障碍

ஃ 概述 ஃ

小儿注意力缺陷多动症俗称小儿多动症，是儿童时期最常见的一种行为障碍性疾病，主要表现为注意力不集中，自我控制力差，多动，情绪不稳，易冲动任性，参与事件能力差，伴有不同程度的学习困难，但智力正常。多数患者在 4 岁前发病，男孩明显多于女孩。现代医学认为本病的发生与遗传因素、脑发育异常、神经递质失衡、环境因素及产伤等有一定关系。

本病归属于祖国医学中"脏躁""躁动""失志"等范畴，祖国医学认为本病的发生主要与先天禀赋不足、后天护养不当、外伤或情志失调等因素有关。本病病位在心、脑，与肝、脾、肾关系密切。基本病机是脏腑阴阳失调，阴失内守，阳燥于外，心神不宁。

ஃ 经典用穴 ஃ

一、经典单穴

1. 百会

操作方法：常规消毒，向后平刺 0.3~0.5 寸，得气后，施以较强的平补平泻法，每次留针 15~20 分钟，每 5 分钟行针 1 次，每日或隔日 1 次，10 次为 1 个疗程。

注解：百会归属于督脉，为手足三阳经、足厥阴肝经与督脉之所会，是人体诸阳经之总汇，称为诸阳脉之督纲，具有统摄全身阳气的作用，而百会为督脉之极，能贯通诸阳经，为回阳九针之一，具有升阳益气、潜阳镇静、清头散风、开窍凝神之效。因此，对本病有显著的疗效。

2. 神庭

操作方法：常规消毒，向百会方向透刺，得气后，施以平补平泻法，每日或隔日1次，10次为1个疗程。

注解：神，指神志，庭为庭堂。脑为元神之府，穴当发际正中，脑海之前庭，乃元神所居之庭堂，故名神庭，因此针之可具有很强的镇静安神之效，尤其当神庭透刺百会，加强了通阳扶阳之功、镇静安神之效，"阳气者，精则养神"。故神庭透百会能通阳而镇静安神，对本病有特效。

3. 神门

操作方法：双侧取穴，常规消毒，直刺0.2~0.5寸，得气后，施以平补平泻法，每次留针15~20分钟，每5分钟行针1次，10次为1个疗程。

注解：神门归属手少阴心经，为手少阴经脉气所注之输土穴，原气所过和留止少阴心经之原穴，能补能泻，虚实可调。本病病位在心、脑，用之可清心泻火，养血安神，故本病用之可效。

4. 四神聪

操作方法：常规消毒，四穴分别透向百会，施以较强的刺激，得气后留针20分钟，每5分钟行针1次，每日或隔日1次，10次为1个疗程。

注解：本穴位于百会前、后、左、右四方，能健脑聪神，故名四神聪。脑为元神之府，穴当巅顶，内应大脑，神之所居，善调元神之气机，而调神治神，有健脑调神、醒脑开窍之功，因此本病用之最为对症。

二、经典对穴

1. 合谷与太冲

操作方法：

合谷：双侧取穴，常规消毒，直刺0.5~0.8寸，得气后，施以平补平泻法。

太冲：双侧取穴，常规消毒，直刺0.3~0.5寸，得气后，施以泻法。

每次留针15~20分钟，每5分钟行针1次，每日或隔日1次，7次为1个疗程。

注：本穴组已在癫狂章节叙述，故不再赘述，其运用可参考这一章节。

2. 内关与丰隆

操作方法：

内关：双侧取穴，常规消毒，直刺0.5~0.8寸，得气后，施以平补平泻法。

丰隆：双侧取穴，常规消毒，直刺 0.5～1 寸，得气后，施以泻法。

每次留针 15～20 分钟，每 5 分钟行针 1 次，每日或隔日 1 次，7 次为 1 个疗程。

注解：内关穴属手厥阴心包经，为心包经联络于三焦之络穴，八脉交会穴之一，通于阴维脉，具有宽胸理气、和胃降逆、宁心安神、调神通络的功能；丰隆为足阳明胃经之络穴，别行走于足太阴脾经，其性能通能降，具有和胃化痰定喘、清热通腑宁神、疏经活络之效，尤长于降逆祛痰，为祛痰之要穴。二穴伍用，一上一下，一脏一腑，一阴一阳，相互为用，共奏健脾胃、清痰热、安神志之效。

3. 神庭与神阙

操作方法：

神庭：常规消毒，向前平刺 0.3～0.5 寸，得气后，施以平补平泻法，每次 15～20 分钟。

神阙：施以温和灸，每次 10～20 分钟。

每日或隔日 1 次，7 次为 1 个疗程。

注解：神庭归属督脉，为督脉与足太阳、阳明经之会，刺之能通阳，以复阳气，"阳气者，精则养神"，故能通阳而镇静安神；神阙为任脉之穴，既可益精填髓，固本培元，又能调理脾胃，故能养神。二穴合用，通调任督，补益下元，镇静安神。

4. 百会与关元

操作方法：

百会：常规消毒，向后斜刺 0.3～0.5 寸，得气后，施以平补平泻法。

关元：常规消毒，排尿后直刺 0.5～0.8 寸，得气后，施以补法。

每次留针 15～20 分钟，每 5 分钟行针 1 次，每日或隔日 1 次，7 次为 1 个疗程。

注解：百会穴属督脉，且为手足诸阳经之会，是人体诸阳经之总汇，为诸阳脉之督纲，具有统摄全身阳气的作用，而百会为督脉之极，能贯通诸阳经，为回阳九针之一，故有升阳益气、潜阳镇静、清头散风之功；关元穴属任脉，为任脉与足三阴之会，为人身元气之根，元阴元阳交关之所，具有温肾壮阳、益气固脱、培元固本之功。二穴伍用相互制约，相互为用，通调任督，协调阴阳，安神健脑，开窍凝神。

5. 大椎与神阙

操作方法：

大椎：常规消毒，直刺 0.3~0.5 寸，得气后，施以泻法，也可以点刺放血。毫针刺每日或隔日 1 次，点刺放血每周 2 次。

神阙：本穴采用温和灸，每次灸 10~20 分钟，每日或隔日 1 次。

注解：大椎穴归属督脉，为督脉与手足三阳之会，总督全身之阳气，具有通督镇静、解表退热的作用；神阙穴属任脉，位于脐中，为先天之结蒂，后天之气舍，真气之所系，具有固本培元、温中和胃的作用。二穴伍用，一后一前，一督一任，一阳一阴，交通任督，扶正祛邪，协调阴阳，相互制约，相互为用，调畅气机，平衡阴阳则诸证自除。

三、经典多穴

百会、四神聪、神门、内关、三阴交、太冲、太溪

配穴：心脾两虚者，加心俞、脾俞；肝肾阴虚者，加肝俞、肾俞；痰热内扰者，加丰隆、内庭。

操作方法：四神聪分别从四个不同方向刺向百会穴；余穴常规针刺。每次留针 15~20 分钟，每 5 分钟行针 1 次，每日或隔日 1 次。

注解：百会、四神聪穴居于头部，健脑益智，安神定志；神门为心经之原穴，内关为心包经之络穴，合用可宁心安神；三阴交乃脾、肝、肾三经之交会穴，合肾经之原穴太溪、肝经原穴太冲，调养肝、脾、肾，育阴潜阳，镇肝息风。

❀ 小结 ❀

随着医疗水平及经济物质生活水平的提高，家长对儿童身心健康教育的重视，本病检出率越来越多，呈明显上升趋势。但目前现代医学尚无理想的方法，药物治疗主要以利他林为主，但其副作用较大，因此寻求一种理想可靠的方法势在必行。针灸治疗就具有可靠的作用，一般来说需要较长时间的治疗，这需要患儿家长与医者双方良好的沟通，让患儿能够坚持持续治疗。针灸施治以安神定志、育阴潜阳为治则，主要取用督脉、手少阴心经、手厥阴心包经穴位安神定志，取用肝肾二经育阴潜阳、镇肝息风，也可以配用耳穴、穴位贴敷、拔罐及刺血等方法，既简单又安全。

第六节　小儿脑性瘫痪

❀ 概述 ❀

　　小儿脑性瘫痪俗称"脑瘫"，主要表现为先天性运动障碍及姿势异常，包括痉挛性双侧瘫痪、手足徐动症等锥体外系症状，可伴有不同程度的智力低下、语言障碍及癫痫发作等。

　　本病可归属于祖国医学中的"五软""五迟""胎弱""胎怯"等范畴。祖国医学认为，本病的发生常与先天禀赋不足、分娩时难产或产伤、脐带绕颈、后天失养等因素有关。本病病位在脑，与五脏密切相关。基本病机是脑髓失充，五脏不足。

❀ 经典用穴 ❀

一、经典单穴

1. 悬钟

　　操作方法：双侧取穴，常规消毒，直刺 0.5 ~ 1 寸，得气后，施以补法，每次留针 20 分钟，每 5 分钟行针 1 次，每日或隔日 1 次。

　　注解：悬钟穴为八会髓之会，脑为髓之海，针刺本穴可有益髓健脑、充养骨髓之效。本病主要因先天禀赋不足而致，所以用悬钟治疗本病就有显著疗效。

2. 百会

　　操作方法：常规消毒，向前平刺 0.3 ~ 0.5 寸，得气后，施以平补平泻法，每次留针 20 分钟，每 5 分钟行针 1 次，每日或隔日 1 次，10 次为 1 个疗程。

　　注解：百会穴属督脉，是人体诸阳经之总汇。其穴在头顶之上，内通于脑，针刺可有健脑益智、安神定志、升阳益气之效。

3. 三阴交

　　操作方法：双侧取穴，常规消毒，直刺 0.5 ~ 1 寸，得气后，施以平补平泻法，每次留针 15 ~ 20 分钟，每 5 分钟行针 1 次，每日或隔日 1 次，10 次为 1 个疗程。

　　注解：三阴交穴归属足太阴脾经，为足三阴经之会穴，既能补脾养血，又能补肾固精，滋阴柔肝，从而起到育阴潜阳宁神之效，所以对本病有较好的调治作用。

二、经典对穴

1. 百会与四神聪

操作方法：

百会：常规消毒，向前平刺 0.3~0.5 寸，得气后，施以较强的平补平泻法。

四神聪：常规消毒，四穴均向百会穴方向平刺 0.5 寸，得气后，施以平补平泻法。

每次留针 20~30 分钟，每日或隔日 1 次，15 次为 1 个疗程。

注：本穴组已在失眠章节叙述，故不再赘述，其运用可参考这一章节。

2. 悬钟与足三里

操作方法：

悬钟：双侧取穴，常规消毒，直刺 0.5~0.8 寸，得气后，施以补法。

足三里：双侧取穴，常规消毒，直刺 0.5~1 寸，得气后，施以补法。

每次留针 20~30 分钟，每 10 分钟行针 1 次，每日后隔日 1 次，15 次为 1 个疗程。

注解：悬钟归属足少阳胆经，为八会髓之会，具有填精益髓、充髓壮骨之效；足三里属足阳明胃经，为足阳明胃经之合穴、胃腑之下合穴，足阳明经多气多血，脾胃为后天之本，气血生化之源，因此用之可有健脾养胃、充养后天之功。二穴相配，悬钟充先天髓海之不足，足三里养后天气血之虚衰，使脑髓、肢体、筋脉得养，神机得用，则诸证自除。

3. 百会与风池

操作方法：

百会：常规消毒，向前平刺 0.3~0.5 寸，得气后，施以平补平泻法。

风池：双侧取穴，常规消毒，向鼻尖方向斜刺 0.2~0.3 寸，得气后，施以平补平泻法。

每次留针 20~30 分钟，每 10 分钟行针 1 次，每日或隔日 1 次，10 次为 1 个疗程。

注解：百会属督脉，位于巅顶，督脉入络脑，脑为元神之府，有安神醒脑之效。百会为"三阳之五会"，督脉为"阳脉之海"，故可调节一身之阴阳；风池属足少阳胆经，为手足少阳、阳维之所会，阳跷脉之所入，具有疏风解表、平肝息风、清利头目的作用。二穴伍用，共奏祛风散邪、解痉安神、调整阴阳之效。

三、经典多穴

百会、四神聪、印堂、风府、大椎、足三里、悬钟

配穴：肝肾不足者，加肝俞、肾俞；心脾两虚者，加心俞、脾俞；语言障碍者，加哑门、廉泉、通里；上肢瘫痪者，加肩髃、手三里、合谷、外关；下肢瘫痪者，加环跳、风市、阳陵泉；足内翻者，加昆仑；足外翻者，加太溪、三阴交。

操作方法：四神聪分别向百会穴方向斜刺；风府向鼻尖方向斜刺；余穴常规针刺；施以较强的刺激手法；四肢穴位加用温和灸或者温针灸；每次留针 20~30 分钟，每日或隔日 1 次，10 次为 1 个疗程。

注解：百会、四神聪、风府开窍益智，宁神醒脑；印堂与大椎宣通督脉经气，通督镇静；足三里为胃的下合穴，培补后天之本，化生气血，滋养筋骨、脑髓、五脏；悬钟八会髓之会，益髓充脑、强壮筋骨。

小结

小儿脑瘫属于复杂性疾病，治疗较为棘手，治疗的关键在于早发现、早治疗，现代医学目前尚无理想的方法，针灸治疗就是较为可行的方法之一，同时需要配合康复训练、推拿、物理疗法、语言和智力训练、药物等综合方法，针灸治疗越早效果越好，及时介入，需要坚持长程持续治疗。

针灸治疗以健脑益智、通经活络、增强肌力为治则，常以督脉、手足阳明经穴位为主，尤其头部穴位，再根据每个患者具体的症状加配相关穴位，一般相对来说要施以强刺激，留针时间宜长。

第七节　小儿夜啼

概述

小儿夜啼是小儿特有的疾病，多见于 6 个月内的婴儿，婴儿越小越容易发病。本病是指小儿经常在夜间啼哭，间歇发作或持续不已，甚则通宵达旦；也有每夜定时啼哭，白天如常。持续时间少则数日，多则一两个月，一般会持续 50 天左右，俗称为"苦七"，就是说要哭七七四十九天的意思，民间俗称为"夜哭郎"。

祖国医学认为本病的发生主要因脾寒、心热、惊吓、伤食四个方面因素而致，其中以心热为多见。

❀ 经典用穴 ❀

一、经典单穴

1. 印堂

操作方法：常规消毒，向下平刺 0.1~0.2 寸，得气后，施以平补平泻法，即可出针，1 次不愈者于第 2 日再同法治疗 1 次，一般 1~2 次可愈。

注解：印堂属督脉，具有通督而镇静安神、疏风清热之效，因此用之即效。

2. 中冲

操作方法：双侧取穴，常规消毒，先将手指充分按揉使其充血，取用一次性刺血针迅速点刺出血，使之出血几滴即可，1 次不愈者隔日再同法施治 1 次，一般 1~2 次可愈。

注解：中冲为手厥阴心包经之井穴，具有清心泻热、开窍醒神的作用。小儿夜啼多因邪热内犯于心，心经伏热，烦躁而啼，故于本穴点刺出血治疗而有特效。

3. 胆穴

操作方法：双侧取穴，可以点刺出血，也可以指掐 2~3 分钟，每日 1 次，一般 1~3 次可愈。

注解：胆穴为董氏奇穴之穴位，其穴位在中指背第 1 节两侧中点，本穴治疗小儿夜啼具有特效，因此临床常称本穴为"夜哭穴"。

二、经典对穴

中冲与百会

操作方法：

中冲：双侧取穴，先将指尖充分按揉，使其充血，常规消毒，一手捏紧指尖，取用一次性刺血针迅速点刺出血，挤捏出血 3~5 滴即可。

百会：施以温和灸，每次灸 10 分钟。

注解：中冲为手厥阴心包经之井穴，心包代心受邪，点刺可具有清心泻热的功效，如《针灸资生经》载："上灯啼，鸡鸣止者，灸中指甲后一分，中冲穴一壮。"百会属督脉，位于巅顶至高之处，为升提阳气、清热开窍、健脑醒神之要穴。中冲偏于泻热，热随血出也；百会重于散寒，气升而寒自散也。中冲功专宁神，热得泻而神自安，百会主升，有开窍之功，二穴伍用，有寒则散，有热则泻，寒散热泻，寒热自平，夜啼而止。

三、经典多穴

百会、神庭、神门、大陵

配穴：心热者，加通里、中冲；脾寒者，加中脘、神阙；惊吓者，加劳宫、内关。

操作方法：诸穴浅刺 0.1 寸左右，留针 5~10 分钟，不行针，每日 1 次，一般 1~3 次可愈。

注解：百会穴属督脉，具有镇静安神、醒脑开窍的作用；神庭具有宁心安神、清利头目之效；神门穴属心经，为手少阴心经之原穴，具有宁心安神止惊的作用；大陵穴属督脉之原穴，且为本经之子穴，刺之可清热宁心，宽胸和胃。

❀ 小结 ❀

本病为婴幼儿时期的特有疾病，一般为生理性，现代医学难以明确其病因，也尚无有效的方法，针灸调理具有较佳的疗效。可有多种方法处理，可以贴敷、点刺、也可以艾灸等，若能正确处方，一般 1~3 次即可达到治疗效果，针刺时要明确病因，据证施治，主要以清心安神、镇静除烦为治则。因为本病发生于婴儿，所以针刺宜浅，强度宜轻。针刺施治无不良反应，见效快，可谓是治疗本病之佳法。

参考文献

［1］ 皇甫谧. 针灸甲乙经 ［M］. 北京：商务印书馆，1959.

［2］ 杨上善. 黄帝内经太素 ［M］. 北京：人民卫生出版社，1955.

［3］ 王冰. 黄帝内经素问 ［M］. 北京：人民卫生出版社，1963.

［4］ 山东中医学院. 针灸甲乙经校释 ［M］. 北京：人民卫生出版社，1980.

［5］ 胡玲，刘清国. 经络腧穴学 ［M］. 上海：上海科学技术出版社，2013.

［6］ 张智龙. 针灸临床穴性类编精解 ［M］. 北京：人民卫生出版社，2009.

［7］ 王洪图，贺娟. 黄帝内经白话解 ［M］. 北京：人民卫生出版社，2004.

［8］ 吕玉娥，吕运权，吕运东. 吕景山对穴 ［M］. 北京：人民军医出版社，2011.

［9］ 杨朝义. 70 个常用重要穴位临证精解 ［M］. 北京：中国医药科技出版社，2017.

［10］ 高树中. 一针疗法 ［M］. 济南：济南出版社，2007.

［11］ 张勋. 针灸对穴自学百日通 ［M］. 北京：中国科学技术出版社，2021.

［12］ 杨金生，王兵，王晓红. 单穴治病一针灵 ［M］. 北京：化学工业出版社，2010.

［13］ 王富春，宋柏林. 百病一针灵 ［M］. 沈阳：辽宁科学技术出版社，2011.

［14］ 杜元灏，董勤. 针灸治疗学 ［M］. 北京：人民卫生出版社，2016.

［15］ 高树中，杨骏. 针灸治疗学 ［M］. 北京：中国中医药出版社，2012.

［16］ 黄龙祥. 杨继洲. 针灸大成 ［M］. 北京：人民卫生出版社，2006.

后 记

本书终于结稿了，这是余在目前所有出版的拙作中编著用时最长的一本书。其原因主要有三：一是在本书动笔之时，恰逢日常工作量剧增，增加了新的门诊坐诊量，每天平均增加了 30 多位就诊患者，并且在两个城市间往返；二是本书字数稍多一点，超过了 20 万字；三是本书涵盖内容较为广泛，从经典有效单穴治疗，到历代经典对穴施治，再到多穴组方治疗。由于以上三个方面的主要因素，使得本书超过了一年的时间才完成。本书在动笔之时就得到了辽宁科学技术出版社寿亚荷编审及责任编辑丁一的支持，在未完稿时，就签订了本书出版合同，所以增加了责任感与动力感，加速了本书的写作速度，在此向寿亚荷编审、丁一编辑深深地致谢，感谢一直以来对余的支持与帮助！

本书写作主要以临床实用为出发点，可以说"实用"是本书的灵性所在。针灸的生命力，离不开临床的确切疗效。本书所写内容多数经过了余数年的临床实践验证，具有实效性、可靠性。余参阅了已出版的历代相关经典著作，使得本书更加丰满充实，但由于余专业知识水平的缺陷，虽然尽心尽力，刻苦勤奋，孜孜不倦来弥补学识之不足，但其内容涵盖多，这一相关方面的专著甚少，缺乏相关经验，加之时间仓促，故其谬误、不足之处，谨望同道不吝赐教，以使本书日臻完善 [交流微信（杨朝义）15966990292]。

余学步杏林，已三十余个寒暑，蓦然回首，弹指一挥间，几十年的临床实践让余感受到了针灸的神奇与博大精深，这些年来，余将主要精力扑在针灸事业上。余不断临床、教学、研究、创新，愿为继承和发扬祖国医学，竭尽绵薄之力。所以余利用一切闲暇时间写一些临床心得，供同道参考借鉴，真诚地希望余的拙作能给喜欢中医针灸的朋友带来学习的兴趣和收获，给针灸临床工作者带来一定的启发，这就是本人写书的目的。

杨朝义

2022 年 8 月 30 日于青岛崂山